ERで必要な検査値一覧
（主に本書に出てくるものを中心にまとめた）

生化学検査

● 血清蛋白質
- TP（血清総蛋白） 6.3〜7.8 g/dL
- 血清アルブミン 3.7〜4.9 g/dL

● アミノ酸・窒素化合物
- Cr, Cre（血清クレアチニン） 男性は0.65〜1.09 mg/dL，女性は0.46〜0.82 mg/dL
- BUN（血中尿素窒素） 9〜21 mg/dL

● 血清酵素
- ALT（GPT） 6〜43 IU/L
- AST（GOT） 11〜33 IU/L
- γ-GTP 成人男性は10〜50 IU/L，成人女性は9〜32 IU/L
- LDH（乳酸脱水素酵素） 120〜245 IU/L
- AMY（アミラーゼ） 60〜200 IU/L
- ALP（アルカリホスファターゼ） 80〜260 IU/L
- CK（クレアチンキナーゼ） 男性は57〜197 IU/L，成人女性は32〜180 IU/L
- CK-MB（クレアチンキナーゼ-MB） 25 IU/L（免疫阻止-UV法），5 ng/mL以下（CLIA）

● 血清ビリルビン
- T-Bil（総ビリルビン） 0.2〜1 mg/dL
- D-Bil（直接ビリルビン） 0〜0.3 mg/dL

● 電解質・金属
- K（カリウム） 血漿（清）中濃度 3.5〜4.9 mEq/L
- Ca（カルシウム） 血漿（清）中濃度 8.5〜10.5 mg/dL（4.2〜5.2 mEq/L）
- Cl（塩素） 血漿（清）中濃度 96〜108 mEq/L
- Na（ナトリウム） 血漿（清）中濃度 135〜149 mEq/L

● 血液ガス
- 血漿 HCO_3^- 濃度 24±2 mmol/L
- $PaCO_2$（動脈血 CO_2 分圧） 36〜44 mmHg
- PaO_2（動脈血 O_2 分圧） 107−0.4×年齢（安静臥位，ルームエアで）mmHg
- 動脈血 pH 7.38〜7.42

内分泌学的検査

● 糖代謝
- Glu（グルコース） 空腹時血漿血糖 70〜110 mg/dL
- Lactate（乳酸） 成人は0.44〜1.78 mmol/L（4〜16 mg/dL），小児（8〜15歳）は0.55〜1.99 mmol/L（5〜18 mg/dL）

血液・凝固・線溶系検査

● 血球検査
- Hb（ヘモグロビン） 男性は13.5〜17.6 g/dL，女性は11.3〜15.2 g/dL
- Hct（ヘマトクリット） 男性は39.8〜51.8%，女性は33.4〜44.9%
- WBC（白血球数） 4,000〜8,000/μL
- Plt（血小板数） 15〜35×10^4/μL

● 凝固・線溶系検査
- PT-INR 0.9〜1.1
- APTT（活性化部分トロンボプラスチン時間） 27〜40秒
- FG, Fib（フィブリノゲン） 200〜400 mg/dL
- FDP（フィブリン/フィブリノゲン分解産物） 10 μg/mL 未満（total-FDP）（血清），100 ng/mL 未満（FDP-E）（血清），5 μg/mL 未満（P-FDP）（血漿）
- D-dimer LPIAでは1.0 μg/mL 未満，ELISAでは0.5 μg/mL 以下

感染症検査

● 感染・炎症マーカー
- CRP（C反応性蛋白） 0.3 mg/dL 以下

救急 レジデントのTIPS

編集

ERカンファレンス

編集幹事（五十音順）

大谷典生　聖路加国際病院 救急部
菊野隆明　国立病院機構東京医療センター 救命救急センター
木村昭夫　国立国際医療研究センター病院 救急科
辻　　聡　国立成育医療研究センター病院 救急診療科

医学書院

救急レジデントの TIPS

発　行	2012年6月15日　第1版第1刷ⓒ
編　集	ER カンファレンス
発行者	株式会社　医学書院
	代表取締役　金原　優
	〒113-8719　東京都文京区本郷 1-28-23
	電話　03-3817-5600（社内案内）
印刷・製本	三報社印刷

本書の複製権・翻訳権・上映権・譲渡権・公衆送信権（送信可能化権を含む）は㈱医学書院が保有します．

ISBN978-4-260-01388-8

本書を無断で複製する行為（複写，スキャン，デジタルデータ化など）は，「私的使用のための複製」など著作権法上の限られた例外を除き禁じられています．大学，病院，診療所，企業などにおいて，業務上使用する目的（診療，研究活動を含む）で上記の行為を行うことは，その使用範囲が内部的であっても，私的使用には該当せず，違法です．また私的使用に該当する場合であっても，代行業者等の第三者に依頼して上記の行為を行うことは違法となります．

JCOPY 〈㈳出版者著作権管理機構　委託出版物〉
本書の無断複写は著作権法上での例外を除き禁じられています．複写される場合は，そのつど事前に，㈳出版者著作権管理機構（電話 03-3513-6969，FAX 03-3513-6979，info@jcopy.or.jp）の許諾を得てください．

執筆者一覧（執筆時在籍者を含む，五十音順）

【聖路加国際病院】
大谷典生	聖路加国際病院	救急部
岡田一宏	前・聖路加国際病院	救急部
近藤　豊	琉球大学大学院	救急医学
佐久間麻里	前・聖路加国際病院	救急部
佐野常男	大島郡医師会病院	内科
世良俊樹	東京医科歯科大学	救急災害医学/ERセンター
中瀬　孝	前・横浜労災病院	救急センター
長嶺育弘	公立豊岡病院	但馬救命救急センター
福田龍将	東京大学大学院	救急医学
本間洋輔	東京ベイ・浦安市川医療センター	救急科
望月俊明	聖路加国際病院	救急部

【国立病院機構東京医療センター】
上村春良	医療法人春陽会	うえむら病院(佐賀市)
上村吉生	国立病院機構東京医療センター	救命救急センター
黒島義明	国立病院機構東京医療センター	脳神経外科
阪本奈美子	弘前大学大学院准教授・法医学	
鈴木　亮	国立病院機構東京医療センター	救命救急センター
妹尾聡美	国立病院機構災害医療センター	放射線科
高橋　生	心臓病センター榊原病院	循環器内科
布施　淳	国立病院機構東京医療センター	循環器科
森　朋有	東京大学大学院	公共健康医学
吉田拓生	国立病院機構東京医療センター	救命救急センター

【国立国際医療研究センター病院】
伊中愛貴	国立国際医療研究センター病院	救急科
稲垣剛志	国立国際医療研究センター病院	救急科
阪本太吾	国立病院機構水戸医療センター	外科
竹川良介	大阪大学医学部附属病院	高度救命救急センター
中尾俊一郎	国立国際医療研究センター病院	救急科
萩原佑亮	東京都立小児総合医療センター	救命救急科
森川美樹	順天堂大学医学部附属浦安病院	救急診療科
和田智貴	東京大学医学部附属病院	救急部・集中治療部

【国立成育医療研究センター病院】
伊藤友弥	国立成育医療研究センター病院	救急診療科
植松悟子	国立成育医療研究センター病院	救急診療科
浦田　晋	国立成育医療研究センター病院	救急診療科
北岡照一郎	茨城県立こども病院	小児救急集中治療科
境野高資	国立成育医療研究センター病院	救急診療科
辻　聡	国立成育医療研究センター病院	救急診療科
余谷暢之	国立成育医療研究センター病院	総合診療部

【執筆協力】
嶋田聖子	JR東京総合病院	皮膚科

序

　このたび『救急レジデントのTIPS』を上梓することになりました．本書は，国立国際医療研究センター病院，東京医療センター，聖路加国際病院，国立成育医療研究センター病院の救急部門所属の若手を中心に執筆されたものです．

　これら4施設の救急部門は，毎月1回，「ERカンファレンス」と称する合同カンファレンスを開催しています．そこでは，救急診療に関する教育的な症例を共有し，実際の臨床現場で救急医が直面している問題をディスカッションします．いずれの病院も救急患者の受け入れ実績が豊富で，若い医師を育てる教育病院としても歴史があります．回を重ね，お互いの交流が深まっていくなかで，「このERカンファレンスの内容を臨床現場の実践知として書籍化できないか」といった声が上がり，本書が企画されました．

　執筆陣はまさに救急医療の最前線で日々奮闘している救急部門スタッフです．教科書的な知見はもちろん，現場を数多く経験しているからこその気づきや，診療の際に危険な見逃しを回避するためのちょっとしたコツ（TIPS）を症例提示形式で記述しています．

　マニュアルにそった救急診療は一通りできるようになったけれど，想定外の転帰をたどる症例を経験した方々，マニュアルで処理しきれない症例や実臨床に潜む落とし穴の怖さを知るようになった方々に，次のステップに進む際の読みものとして，ぜひ本書を手にとっていただきたいと思います．

　本書にあげられた各症例は，執筆者自身が若手医師として，もしくは指導医として経験した現場を題材に書き起こされていますが，読み進めると症例の多くは初療医の診療過程で何らかのつまずきがあることにお気づきになるでしょう．試行錯誤する若手医師にぜひご自身を重ねて，知識の整理はもちろん，救急診療におけるちょっとしたコツを汲み取っていただければ幸いです．そして，明日の救急診療に潜むピットフォールを少しでも避けるべく，本書が皆様のお役に立つことを願っています．

　最後に，異動により編集幹事を引き継がれたものの，本書企画当初よりご尽力いただいた森朋有先生（前・東京医療センター），阪本太吾先生（前・国立国際医療研究センター）に，この場を借りて御礼申し上げます．

2012年5月

編集幹事を代表して
聖路加国際病院 救急部
大谷典生

口絵

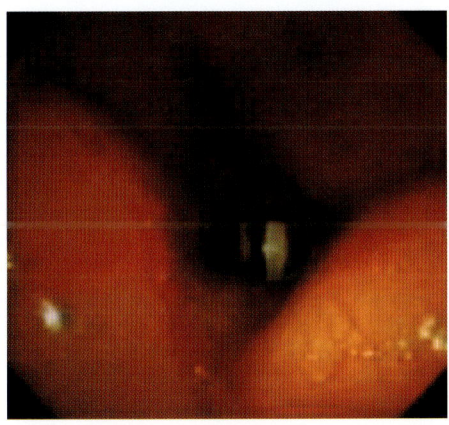 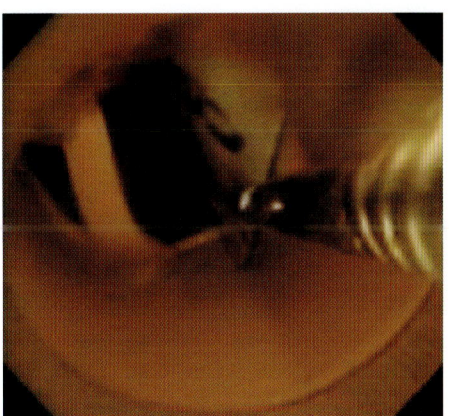

Ⅰ-1　CASE 05　薬を PTP シートごと飲んだって本当？　（☞15頁）

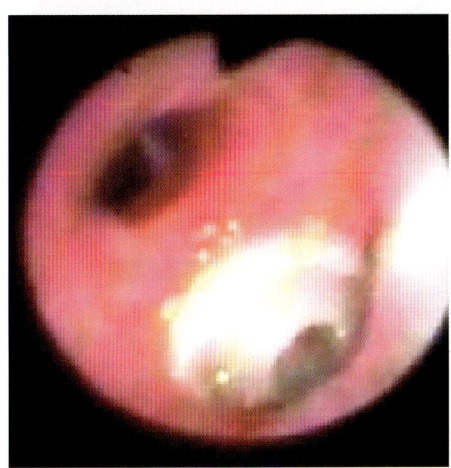

Ⅰ-3　CASE 01　その咳いつから？
（☞41頁）

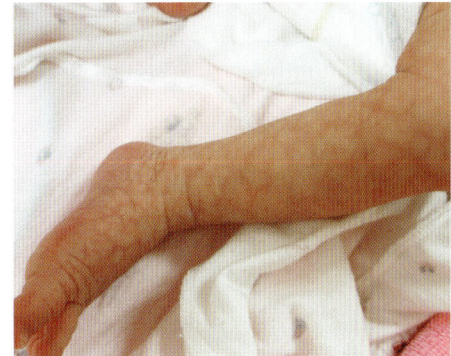

Ⅰ-3　CASE 02　スタートダッシュ
敗血症性ショックの治療　（☞43頁）

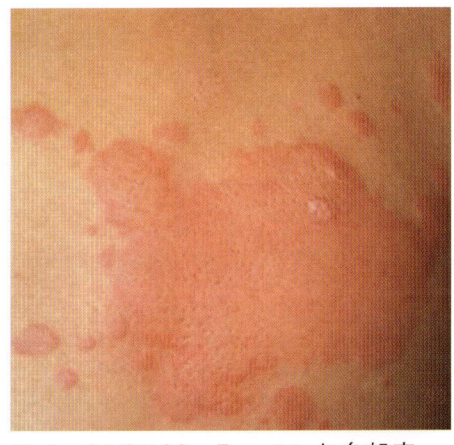

Ⅱ-1　CASE 02　ラーメンと自転車
とアナフィラキシー　（☞75頁）

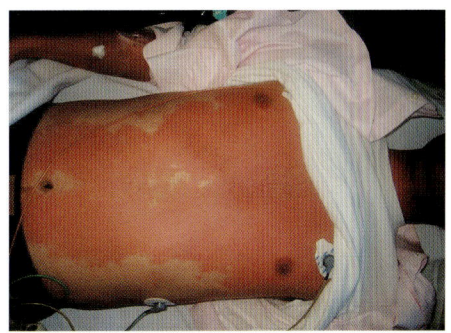

Ⅱ-1　CASE 03　アナフィラキシー
ショック　多数同時発生？　（☞78頁）

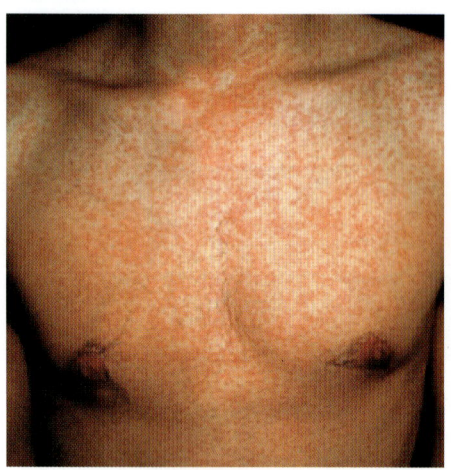

Ⅱ-1　CASE 09　薬剤アレルギー……待てよ！　（☞ 98頁）

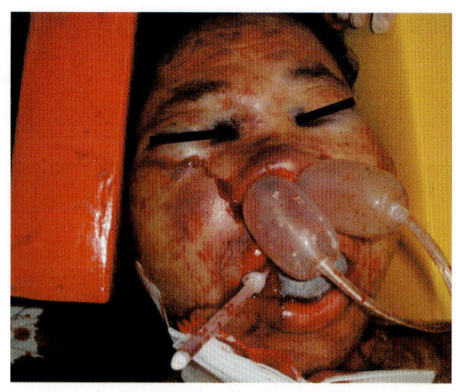

Ⅱ-2　CASE 04　おそるべし！　顔面外傷における鼻出血　鼻出血に S-B tube？　（☞ 183頁）

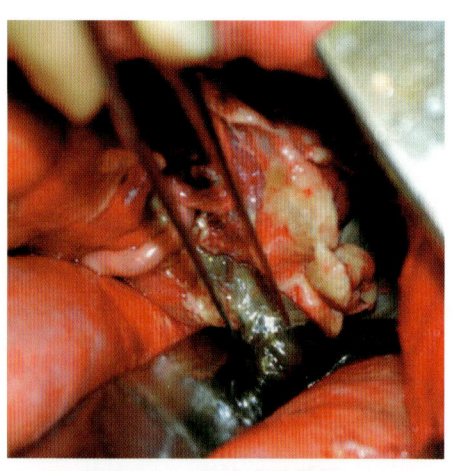

Ⅱ-4　CASE 03　胸水多量警報　（☞ 228頁）

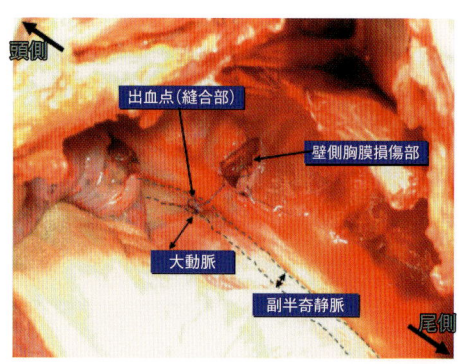

Ⅲ-2　CASE 02　あなどるなかれ　肋骨骨折端も立派な凶器　（☞ 258頁）

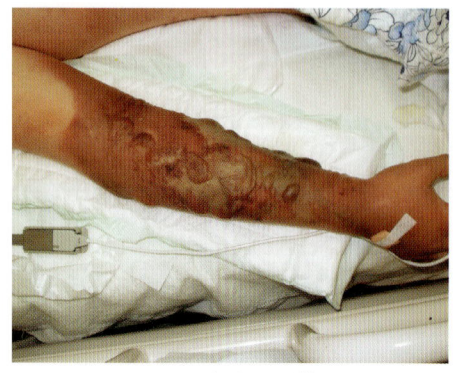

Ⅲ-2　CASE 04　点滴回診始めました　（☞ 265頁）

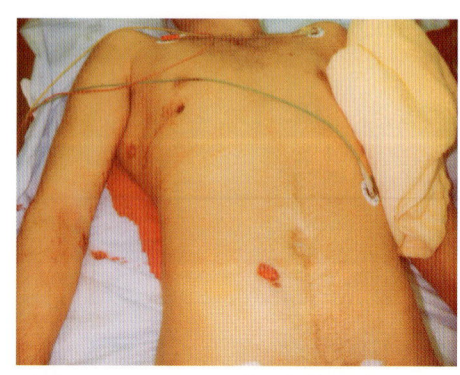

Ⅲ-3　CASE 02　日曜の午前2時　あなたの施設の実力は？　（☞ 270頁）

viii　口　絵

目次

Ⅰ Walk in（救急外来） 1

1 内因性疾患 —————————————————— 2
- CASE 01　本当に一般的な市中肺炎？　2
- CASE 02　喘息発作にステロイド……　何か留意することはないですか　5
- CASE 03　食欲不振，発熱，軟便　不明熱か腸炎か　8
- CASE 04　カラオケで熱唱後に嚥下時痛？　11
- CASE 05　薬をPTPシートごと飲んだって本当？　14
- CASE 06　首の偽痛風を知っていますか　17
- CASE 07　遅れてきた気道緊急　20
- CASE 08　魚骨が腸管穿通？　23
- CASE 09　開腹歴のない腸閉塞　原因は何を考えますか　26
- CASE 10　若年の片麻痺　裏の裏まで見抜けますか　29
- CASE 11　外傷もないのに四肢麻痺？　32
- CASE 12　難関な軟感！　35

2 外傷 —————————————————————— 38
- CASE 01　歩いて来る大腿骨頸部骨折？　38

3 小児救急 ————————————————————— 41
- CASE 01　その咳いつから？　41
- CASE 02　スタートダッシュ　敗血症性ショックの治療　43
- CASE 03　赤ちゃんの発熱　どうしよう……　46
- CASE 04　風邪だと思っていたら……　心筋炎はおそろしい　50
- CASE 05　子どもがけいれん……　君ならどうする？　54
- CASE 06　子どもの意識障害　鑑別は？　57
- CASE 07　診察・検査で上気道狭窄を悪化させない！　61
- CASE 08　真夜中は危険？　腹痛の鑑別　64
- CASE 09　小児の頭部打撲　CTの適応は？　68

Ⅱ Ambulance（救急外来） 71

1 内因性疾患 —————————————————— 72
- CASE 01　遺伝するアナフィラキシー　72
- CASE 02　ラーメンと自転車とアナフィラキシー　75

- CASE 03　アナフィラキシーショック　多数同時発生？　78
- CASE 04　血圧の下がっている大動脈解離　82
- CASE 05　いくつになっても……　85
- CASE 06　熱とショックは感染症？　88
- CASE 07　元気がない……　感染源不明の敗血症？　92
- CASE 08　副鼻腔炎で敗血症性ショック？　95
- CASE 09　薬剤アレルギー……　待てよ！　98
- CASE 10　女性を診たら妊娠の可能性を考えろ！　101
- CASE 11　風邪は万病のもと？　104
- CASE 12　意識障害の鑑別　どこまであげられますか　107
- CASE 13　心電図変化のある意識障害　110
- CASE 14　タコ（つぼ）とクモ（膜下出血）　112
- CASE 15　感染を契機に生じたDKA？　115
- CASE 16　高齢者の意識障害は内因性？　118
- CASE 17　家族の目は患者を365日モニタリングしている　121
- CASE 18　複数科にまたがる妊婦の意識障害　124
- CASE 19　末梢性めまいだと思ったのに……　126
- CASE 20　地下8mの作業溝に潜む謎　有毒ガスか低酸素か　129
- CASE 21　感染源はどこだ？　132
- CASE 22　突然発症の激しい心窩部痛　136
- CASE 23　心窩部痛でも婦人科疾患？　138
- CASE 24　喘息ではなかったの？　141
- CASE 25　挿管できない？　144
- CASE 26　心不全じゃないんですか　147
- CASE 27　隠れた心不全の敵を探せ！　151
- CASE 28　大量喀血！　どう対処しますか　154
- CASE 29　高齢者の腹痛と心房細動といったら……　157
- CASE 30　若者の腹痛・嘔吐は急性胃腸炎？　160
- CASE 31　身近にある鉄中毒　163
- CASE 32　脳梗塞　詰まるのは動脈とは限りません　165
- CASE 33　体動時の突然の腰痛＝ぎっくり腰？　168
- CASE 34　復温の早ワザ簡単レシピ　171

2 外傷，飲酒，中毒など —————————————174

- CASE 01　意識清明の頭部外傷はここに注意！　174
- CASE 02　高齢者の頭皮挫創でショック　177
- CASE 03　FAST陰性って信じていいの？　180
- CASE 04　おそるべし！　顔面外傷における鼻出血　鼻出血にS-B tube？　183
- CASE 05　修復は計画的に　185

CASE 06　過換気が立派な病気なこともあり……　188
　　CASE 07　飲酒で意識障害と思ったら……　191
　　CASE 08　本当にただの酔っぱらいですか　194
　　CASE 09　アルコールは摂取した患者だけでなく救急医も惑わす　197
　　CASE 10　抗精神病薬内服中患者の意識障害　200
　　CASE 11　トイレの水まで！　202
　　CASE 12　一酸化炭素中毒の遅発性脳症　205
　　CASE 13　今日もまた急性薬物中毒の患者が来たけど……　208

3　小児救急　211
　　CASE 01　腰椎穿刺のタイミング　211
　　CASE 02　小児重症頭部外傷の裏側　214
　　CASE 03　子どもの心肺蘇生はいつまで？　216

4　その他　220
　　CASE 01　Free air とかくれんぼ　220
　　CASE 02　感染症の free air　223
　　CASE 03　胸水多量警報　226
　　CASE 04　命よりも大事な腎臓？　229
　　CASE 05　患者にできる最後の画像検査　232
　　CASE 06　多様な病歴をもつ急性大動脈解離　235
　　CASE 07　尿管結石だと思っていたら……　238
　　CASE 08　ER 処置室で行う緊急手術　241
　　CASE 09　併用注意薬剤による徐脈　244

III　救急病棟，ICU，カンファレンスルーム　247

1　救急病棟　248
　　CASE 01　その患者　本当に awake ですか　248
　　CASE 02　埋め込まれた時限爆弾　251

2　ICU　254
　　CASE 01　高度肥満患者の呼吸管理　254
　　CASE 02　あなどるなかれ　肋骨骨折端も立派な凶器　258
　　CASE 03　挿管したら抜けません？　261
　　CASE 04　点滴回診始めました　264

3　カンファレンスルーム　267
　　CASE 01　開口障害のある患者　外傷の既往がなくても……　267
　　CASE 02　日曜の午前2時　あなたの施設の実力は？　270

索引　275

ワンポイントメモ

1. 浮腫の程度　7
2. Heckerling スコアのポイント数と肺炎の可能性　10
3. パーキンソン病の重症度分類(Hoehn-Yahr 分類)　16
4. 徒手筋力テスト(MMT)　40
5. 生後 3 か月未満児の発熱に対する対応　49
6. PAT(pediatric assessment triangle)　60
7. Pediaric Trauma Score　67
8. 転送を判断する基準(ACSCOT の基準)　81
9. Diehr のルールでのポイント数と肺炎の可能性　91
10. Sepsis(敗血症)とそれに付随する病態の定義　97
11. ABCD スコア　103
12. 尿路感染症に対する静注抗菌薬選択の例　117
13. 非定型的 TIA 症候および TIA と考えられない症候(NINDS-Ⅲ分類, 1990)　128
14. NYHA(ニューヨーク心臓協会)の心機能分類　135
15. 日本中毒情報センター起因物質別相談件数と家庭用品別相談件数　143
16. 各種異物摘出術の比較　146
17. Killip の分類：心不全の臨床所見による分類　150
18. Canadian Cardiovascular Society(CCS)狭心症分類　159
19. 2010 年改訂関節リウマチ診断基準(米国リウマチ学会と欧州リウマチ連盟の共同提唱)　170
20. クモ膜下出血の神経学的重症度(Hunt & Hess グレード)　193
21. BPD の診断基準(DSM-Ⅳ-TR)　210
22. 酸欠症の重症度の症状　250
23. クモ膜下出血の神経学的重症度(WFNS 分類)　257
24. 外傷時の破傷風の免疫学的予防対策　260

I

Walk in（救急外来）

1. 内因性疾患 ——————— 2 頁
2. 外傷 ——————— 38 頁
3. 小児救急 ——————— 41 頁

1 内因性疾患

CASE 01

緊急度：★　重症度：★★　対応医：後期研修医　転帰：ICU入院

本当に一般的な市中肺炎？

症例

忙しい準夜勤帯にAさん（24歳，女性）が，前日からの発熱，咳嗽を主訴に来院した．後期研修医のS君は，風邪で受診かと思い，すぐに帰宅させるつもりで診察を始めた．意識清明，体温37.4℃，血圧92/60 mmHg，脈拍84/分，呼吸数20/分，SpO₂ 96%，PaO₂ 68.0 mmHgであった．身体所見上は肺雑音を聴取しなかったものの，胸部単純X線にて右肺野の濃度上昇あり（図1），血液検査でもWBC 14,800/μL，CRP 4.81 mg/dLと軽度の炎症反応を認めた．

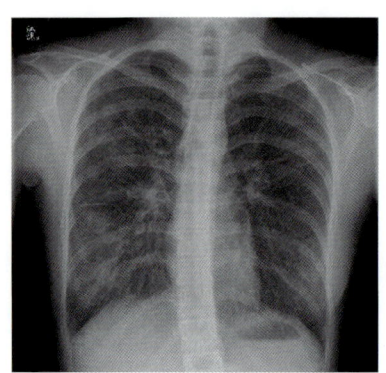

図1　初回来院時胸部単純X線

経過

後期研修医のS君は画像と血液検査結果より，急性肺炎を考えた．

患者は全身状態も比較的良好であり，S君は先日カンファレンスで勉強した市中肺炎の重症度判定スコアを思い返し，スコアリングを行ったところ，PORT study，A-DROPにても外来診察可能のカテゴリーとなったため，自信をもってクラブラン酸/アモキシシリン（CVA/AMPC）1,500 mg/分4の処方で帰宅指示とした．

しかし，翌日夜間に呼吸困難が増悪したとのことで，同居者が救急車にて再びER搬送となった．来院時，すでに努力様呼吸を呈しており，両肺野に断続性ラ音（coarse crackle）を聴取した（図2）．

血液検査では，WBC 20,700/μL，CRP 12.82 mg/dLと上昇しており，血液ガス分析（FiO₂ 80%）ではpH 7.414，PaCO₂ 36.8 mmHg，PaO₂ 92.0 mmHg，HCO₃⁻ 22.9 mmol/Lであった．

胸部CTにて，小葉間隔壁の肥厚を伴うびまん性の濃度上昇を認めた（図3）．前日の「比較的軽症であろう」という病状説明とは打って変わり，「非常に重症であり，さらに病状が進行すれば気管挿管のうえ，人工呼吸管理の可能性がある」という説明のもと，急性呼吸不全の精査加療目的でICUに入室となった．

入院後，呼吸状態はさらに増悪したため気管挿管を施行し，人工呼吸管理を余儀なくされた．メチルプレドニゾロンパルス療法（m-PSL）1 g/日を3日間点滴静注開始．気管支鏡

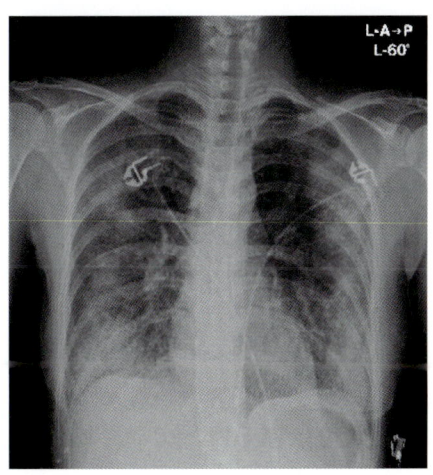

図2 2回目来院時胸部単純X線

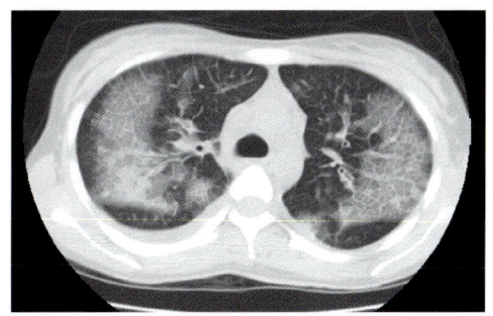

図3 2回目来院時胸部CT

検査を施行した．結果，細菌は検出されず，抗酸菌も陰性であった．CD 4/8 比も 1.2 と正常．抗菌薬はシプロフロキサシン（CPFX）投与とした．呼吸状体は，ステロイドパルス施行後安定し軽快傾向を認めた．入院第 5 病日に施行した胸部 CT では両側の肺野陰影は軽減しており第 6 病日より呼吸器の weaning（離脱）開始，第 7 病日には抜管できた．血液検査結果ではクラミジアは否定，KL-6 陰性（肺線維症は否定），β-D グルカン陰性（真菌症は否定），ANCA 陰性（血管炎は否定），マイコプラズマやオウム病なども否定されている．また PCR ではニューモシスチス，レジオネラとも検出しなかった．

入院第 10 病日には，胸部単純 X 線にて両側の肺水腫はほぼ消失し，退院となった．最終的に，原因としては画像所見からも allergic reaction に伴う変化であろうという判断となった．具体的には内服開始したばかりの経口避妊薬が被疑薬として考えられたものの，確証は得られなかった．

診断

急性呼吸不全（薬剤性疑い）

解説

S 君が勉強していたとおり，市中肺炎の入院基準（重症度判定）の指標として，PORT study（アメリカ感染症学会の市中肺炎ガイドラインのなかで示された危険度算出システム）や A-DROP（日本呼吸器学会の成人市中肺炎診療ガイドラインの重症度判定システム）といったものが知られています．

しかしながら，これらは一般的な「市中肺炎」であることが前提であり，そこが揺らいでしまうと，当然のことながら，これらスコアをつけて判断すること自体に疑義が生じます．今回，初療において，これら指標をもって重症度判定をした S 君は，想定外の転帰に

動揺したに違いありません．

　現在，各種病態・疾患において，ガイドラインや指針が提示されています．比較的経験値の低い医師であっても「ガイドラインに準拠した」診療は，自信をもって実践できるものといえます．しかし，**本来のそのガイドラインや指針の前提にあるものを取り違えてしまうと，病状判断を誤る場合があり**，時として勇み足な説明（本症例においては，比較的軽症であろうとの説明）をする場合があるため，十分な理解が必要といえます．

　救急外来で目にする呼吸不全の原因疾患は多岐にわたります．確かに一般市中肺炎の頻度は高いですが，そのようななか，本当に一般市中肺炎として扱ってよいかは常に検討する必要があります．

　本症例においては，初回診察時の胸部単純 X 線で，肺葉区分によらない右肺野の非限局性 infiltration（浸潤）を認めた時点で，「おや，何か普通の肺炎と違う」と思うことができれば，もう少し早期の対応ができました．その時点で，胸部 CT 撮影という選択肢があり，図 3 のような CT 像が確認できれば，通常の細菌性肺炎とは異なる像であることがわかったのではないでしょうか．非限局性の distal spare された間質影を確認できれば，一般市中肺炎とは異なり，何らかの allergic reaction に伴う肺野病変を考えることは比較的容易であったでしょう．

　本症例では一般市中肺炎の重症度判断基準を理解していた後期研修医の S 君はよく勉強していたと褒めるべきところですが，「呼吸不全＋肺野の infiltration＝一般市中肺炎」と短絡的に判断してしまったのは残念でした．ここは反省すべき点といえるでしょう．

> **TIPS**
> ・肺野に異常陰影をきたす急性呼吸不全は，市中肺炎ばかりではない．
> ・各種ガイドラインや指針を使用するときは，その背景因子の評価が正しいかをいま一度確認する

■参考文献

1) 日本呼吸器学会呼吸器感染症に関するガイドライン作成委員会：日本呼吸器学会，「呼吸器感染症に関するガイドライン」．成人市中肝炎診療ガイドライン．日本呼吸器学会，2000
2) 田中竜馬：ARDS 総論，ALI/ARDS とは一体何かを俯瞰する LDS Hospital 呼吸器内科・集中治療科．INTENSIVIST 1 号（創刊号）．2009

（公立豊岡病院 但馬救命救急センター　長嶺育弘）

CASE 02

緊急度：★★★　重症度：★★★　対応医：初期研修医　転帰：ICU入院

喘息発作にステロイド……
何か留意することはないですか

症例

高校教師のCさん(23歳，女性)は，慢性副鼻腔炎と喘息でときどき病院にかかることがある．最近体調を崩しており，当日風邪を引いたため近くの病院を受診した．薬をもらって内服して様子をみていたが，同時に息苦しさも出現したとのことで救急室受診となった．来院時の意識レベルクリア，血圧102/68 mmHg，脈拍108/分，呼吸数24/分，発熱38.1℃，SpO$_2$ 92%であった．意識はしっかりしているものの，熱もあり息苦しそうであった．

経過

初期研修医のJ君は救急ローテートも2か月目になり，独歩で来院する患者の診察には結構自信がついていた．特に風邪や気管支喘息は最近流行っていることもあり，かなりの症例数を診察していると感じていたのである．看護師から「風邪の患者さんが来ていますよ」との声かけがあって早速自己紹介を済ませ，すぐに診察に移った．

聴診をすると胸部両側にwheeze Grade 2(表1)を聴取した．すぐにJ君は「看護師さん，これは……風邪じゃない．気管支喘息だ．ベネトリン®・ネブライザーとソル・メドロール® 40 mgを準備して！(やっぱり俺って相当できる……)」と言い，ベネトリン®・ネブライザーを開始した．しかしベネトリン®・ネブライザーを行ってもなかなかCさんの状態が改善してこない．そのためJ君は次に，ソル・メドロール® 40 mgを点滴開始した．

その直後よりCさんが「先生，苦しい……」と言い，その後意識レベルが徐々に低下していく．J君もびっくりして，「あれ，何かおかしいな？」と思っているうちに，次第に血圧60/36 mmHg，stridor(＋)の状態に急変．そのときに偶然近くに上級医のM先生が通りかかり，状況をみてすぐに気管挿管して人工呼吸器につなぎ，バイタルサインを安定させた．

「J君，一体何があったんだ？」．J君は状況を説明．すると話を聞いた上級医のM先生

表1　Wheezeの強度分類(Johnsonの分類)

Grade 0	聴取せず
Grade 1	強制呼気で呼気喘鳴あり
Grade 2	安静時呼気で呼気喘鳴あり
Grade 3	安静時呼吸で吸・呼気喘鳴あり
Grade 4	いわゆる silent chest

表2 アスピリン(NSAIDs)喘息の診断基準(日本アスピリン喘息研究会より)

気管支喘息患者で以下の1項目以上を満足する場合にアスピリン喘息と診断する.
I．酸性非ステロイド性抗炎症薬(アスピリン様解熱鎮痛薬)による明らかな発作誘因歴が認められる.
II．酸性非ステロイド性抗炎症薬(アスピリン様解熱鎮痛薬)の負荷試験により気管支狭窄反応が陽性である．ただし，ピラゾロン系(ピリン系)薬剤にのみ反応が陽性の症例は除く．

注）1）アスピリン喘息を疑う臨床像の特徴は，鼻茸，慢性副鼻腔炎の手術歴または合併を有する通年性の内因型喘息であり，しばしばステロイド依存性を示す．I型アレルギーの合併も時に認められる．
　　2）明らかな発作歴とは，アスピリン様解熱鎮痛薬の内服，注射，坐薬などの使用直後から2時間程度までの間に喘息発作をきたした場合をいう．時には，意識障害を伴うほどの大発作となる．前駆症状として水様性鼻水，咳嗽，顔面紅潮を伴うことが多い．稀に皮疹，嘔吐，下痢を伴う．
　　3）診断を確定するためには負荷試験を実施することが望ましい．方法としては吸入，内服，舌下，静注負荷試験などがある．気管支狭窄の判定基準は1秒量の基準値より20％以上の低下をもって陽性とするが，負荷試験および判定基準の標準化については今後の検討課題とする．

はすぐに「それはコハク酸アレルギーだよ！　そんなのも知らないのか．彼女はアスピリン喘息だったんだよ」と言った．

今回の出来事は風邪を引いて近医にもらった薬が非ステロイド性抗炎症薬(NSAIDs)であり，内服後の呼吸苦はアスピリン喘息による発作であったと考えられた(表2)．また，その後J君が点滴したソル・メドロール®にコハク酸エステルが含まれており，コハク酸アレルギーによるアナフィラキシーショックを起こしたものと考えられた．

診断

アスピリン喘息患者のコハク酸アレルギーによるアナフィラキシーショック

解説

成人の気管支喘息の約10％はNSAIDsによって発作が誘発されるといわれてきました．しかしながら2004年Jenkins Cによる報告では成人の気管支喘息の21％を占めるとし，**予想以上にNSAIDs誘発性の気管支喘息が多いことがわかってきています**[1]．一般にこれらをアスピリン喘息(AIA：aspirin induced asthma)と言いますが，本症はアスピリンに加えてNSAIDs全般に喘息発作を起こします．その機序としてはCOX(cyclooxygenase)-1を阻害することによりPG(prostaglandin)の産生が抑制され，CysLTs(cysteinyl leukotriene)の過剰産生が過敏症状を誘発すると考えられています．

本症を臨床的に疑うポイントは現病歴，既往歴を十分問診し，また身体所見で鼻茸や慢性副鼻腔炎などがないかをチェックすることです．特に鼻茸はAIAの約70％に合併するといわれています．**AIAが疑われたうえで最も注意すべき点は，ほかの薬や食物の交叉過敏性です**．例としては本症例のような，コハク酸エステル型副腎皮質ステロイド(ソル・メドロール®，ソル・コーテフ®，水溶性プレドニン®など)，安息香酸ナトリウム(防腐剤)，タートラジン(食用黄色4号)などがあります．

AIAの治療としてはほかの気管支喘息の治療と同様ですが，本症のようにコハク酸エステル型副腎皮質ステロイドやNSAIDsなどで発作が誘発された場合にはボスミン® 0.3 mg

を筋肉内注射します．またステロイドの使用に関してはコハク酸エステル型副腎皮質ステロイドの代わりにリン酸エステル型副腎皮質ステロイド（リンデロン®）をゆっくり点滴静注するなどの対応が必要となります．

> **TIPS**
> ・気管支喘息の患者をみたらアスピリン喘息（AIA）を鑑別において治療を！　コハク酸アレルギーを忘れずに．

■ 参考文献

1) Jenkins C：Systematic review of prevalence of aspirin induced asthma and its implication for clinical practice. BMJ 328：434-439, 2004
   ☞アスピリン喘息の review です．

（琉球大学大学院 救急医学　近藤 豊）

ワンポイントメモ―1

● 浮腫の程度

浮腫の程度	下半身浮腫の場合の浮腫の分布範囲	圧痕の深さと回復の速さ
1+	足首以下の浮腫	わずかな指圧痕（2 mm），すぐに消える
2+	下腿以下の浮腫	やや深い指圧痕（4 mm），10～15 秒程度で消える
3+	大腿以下の浮腫	深い指圧痕（6 mm），1 分以上消えない，四肢全体が腫脹
4+	腹部まで達する浮腫	非常に深い指圧痕（8 mm），2～5 分消えない，四肢が腫脹で変形している

CASE 03 食欲不振，発熱，軟便　不明熱か腸炎か

緊急度：★★　重症度：★★　対応医：初期研修医　転帰：消化器内科入院

症例

高血圧の既往のあるTさん（58歳，男性）は，来院1週間前より，全身倦怠感，食欲低下が出現．その後，心窩部痛，37℃台の微熱が出現するようになった．鎮痛薬にて様子をみていたが改善に乏しく，来院3日前には38℃台の発熱がみられるようになった．来院前日に近医で上部消化管内視鏡検査を施行されたが異常を指摘されず，発熱，食欲不振が持続し軟便も出現したため救急外来へ独歩で受診した．

経過

来院時，意識は清明で体温37.4℃，血圧160/101 mmHg，脈拍111/分，呼吸数18/分であった．身体所見では，心窩部に軽度の圧痛を認めるのみであった．初期研修医のJ君は，「軟便があるから腸炎かな．それとも不明熱かな．全身状態は良さそうだけど発熱が続いているし，症状は軽いが経過も長引いているため，念のため……」などと思い，血液検査，エコー検査を施行．

血液検査にてWBC 21,400/μL，CRP 27.77 mg/dLと炎症反応の高度上昇，AST 66 IU/L，ALT 104 IU/L，T-Bil 1.4 mg/dL，ALP 1,155 IU/L，γGTP 210 IU/Lと肝胆道系酵素の上昇を認め，PT-INR 1.40と凝固機能障害を認めた．

エコー検査ではよく見えなかったため，慌てて腹部造影CT検査を施行した（図1）．「胆石はないし腫瘍もなさそう……．何が起きているのかわからないけど，とにかくヤバそ

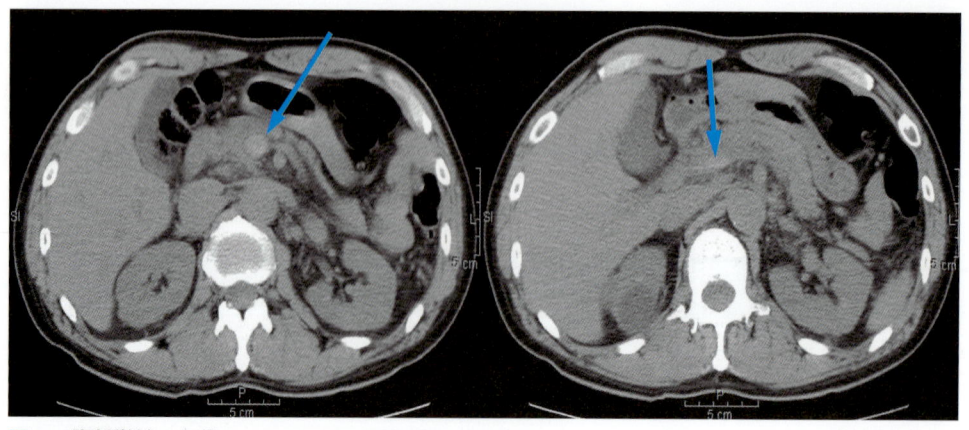

図1　腹部単純CT像
門脈，脾静脈にかけて高濃度の血栓

う……」．そんな思いでJ君は上級医のM先生に相談した．

相談を受けたM先生は，一緒に診察を行ったうえで，腹部CTを読影(図1)．腹部CTで認められる門脈，脾静脈にかけて高濃度の血栓を指摘し，門脈血栓症，門脈炎の診断となった．

血液培養からは腸管感染からと思われる *Bacteroides* が検出された．

診断

門脈血栓症，化膿性血栓性門脈炎

解説

門脈血栓症は，小児と成人の両方にみられます．成人では，肝硬変，胆道系や腸管の感染症（憩室炎，虫垂炎，炎症性腸疾患，Behçet病，アメーバ腸炎など），膵炎，胆嚢炎などの炎症性疾患，肝細胞がんなどの腫瘍塞栓，膵がん，胆管がんなどの圧迫・浸潤による門脈閉塞などがあります．稀なものとして，血液凝固障害をきたすような悪性腫瘍，アンチトロンビンⅢ欠損症，先天性プロテインC・先天性プロテインS欠損症，factor Ⅴ/Ⅱ異常，抗リン脂質抗体症候群などがあります．

臨床所見としては，門脈血流が比較的保たれている場合は，症状がなかったり，軽微であることが多く，黄疸も稀ですが，上腸間膜静脈が閉塞し腸管虚血になった場合は腹痛が増悪し，手術が必要になることもあります．また，門脈が急性に完全閉塞するとショック，DIC（播種性血管内凝固症候群），多臓器不全となるため注意が必要です．

診断はドップラーエコーや造影CT・MRIが有用ですが，今回のように腹部単純CTで高吸収域(high density area)の血栓があれば10日以内に形成したものといわれています．血液培養は，門脈炎の場合，血液培養が85%で陽性になるといわれています．

治療に関して，抗凝固薬の投与とその期間に関しては，現在のところコンセンサスはありませんが，急性の場合は特に考慮されます．化膿性血栓性門脈炎は稀な疾患ですが20%が重症敗血症になるという報告もあり，**治療が遅れると致死的になるため，迅速に診断し広域抗菌薬で治療する必要があります**．

起因菌としては，*Bacteroides fragilis* が最も多く，*Escherichia coli* などのグラム陰性桿菌，嫌気性菌が多く報告されています．

TIPS

- 腸炎と思っても重篤な門脈血栓症，門脈炎が隠れていることがある．
- 稀であるが本疾患を思い浮かべて，そのつもりでエコーあるいはCTで画像診断をしよう（知らないと疑えない）．

CASE 03 食欲不振,発熱,軟便　不明熱か腸炎か

■ 参考文献

1) Chirinos JA, Garcia J, Alcaide ML, et al：Septic thrombophlebitis diagnosis and management. AM J Cardiovasc Drugs 6：9-14, 2006
　☞敗血症による血栓症のレビュー
2) Valla DC, Condat B：Portal vein thrombosis in adult：Pathophysiology, pathogenesis and management. J Hepatol 32：865-871, 2000
　☞門脈血栓症のレビュー

（東京医科歯科大学　救急災害医学/ER センター　世良俊樹）

ワンポイントメモ—2

● Heckerling スコアのポイント数と肺炎の可能性

以下のそれぞれを 1 点と定める.	
・体温＞37.8℃	
・心拍数＞100 拍/分	
・肺雑音を聴取する	
・肺の聴診において呼吸音低下部位がある	
・喘息がない	
合計ポイント数	肺炎の可能性（％）
0	＜1
1	1
2	3
3	10
4	25
5	50

＊5％ のベースライン有病率（検査前確率）に基づく.
(Heckerling PS, Tape TG, Wigton RS, et al：Clinical prediction rule for pulmonary infiltrates. Ann Intern Med 113：664-670, 1990)

CASE 04

緊急度：★　重症度：★　対応医：初期研修医　転帰：救急科入院

カラオケで熱唱後に嚥下時痛？

症例　特に既往のないHさん（19歳，男性）．体型はやせ形で高身長，イケメンである．来院前日夜間，友人とカラオケで熱唱し帰宅後就寝．来院当日起床すると，なんとなく，食事時に嚥下時の咽頭痛があるのと，呼吸時の胸痛があるため独歩でERを受診した．嗄声はなく，呼吸苦もない．最近感冒症状などなく，咳嗽もなかった．喫煙は20本/日．

経過

先週からER研修に入ったばかりの初期研修医J君がHさんに対応した．

バイタルサインは，意識清明で，血圧120/80 mmHg，脈拍80/分，体温35.8℃，呼吸回数14/分，SpO₂ 99％（室内気）と異常を認めなかった．

身体所見上は，咽頭発赤なく，口腔内異常所見なし，頸部stridor（喘鳴）も聴取せず，呼吸音も左右差なし，心音も正常で胸部の圧痛などもない．

Hさんは目の前でかなり痛がっていたが，J君は，身体所見上異常所見を全く見出せず，少々戸惑った．しかし，まずは検査をしてみることにした．胸痛であるため，心電図をチェックし，胸部単純X線検査をオーダーした．心電図は明らかな異常はなく，X線の結果は図1である．

これら検査の結果特に異常所見がないため，J君はHさんにしばらく喉を安静にして帰宅させるつもりであった．上級医のM先生へプレゼンテーションしたところ，M先生はX線像に目を止め，眉間にしわを寄せ，何度もなめるようにX線像を確認した．そして一言，「胸部CTのチェックを」との指示がJ君に伝えられた．

胸部CTの結果は図2のとおり縦隔気腫を伴うものであった．縦隔気腫の精査として，特発性食道破裂を除外するため，緊急で食道造影検査を施行し食道には異常がないことが確認され，特発性縦隔気腫（SPM：spontaneous pneumo-mediastinum）の診断となった．

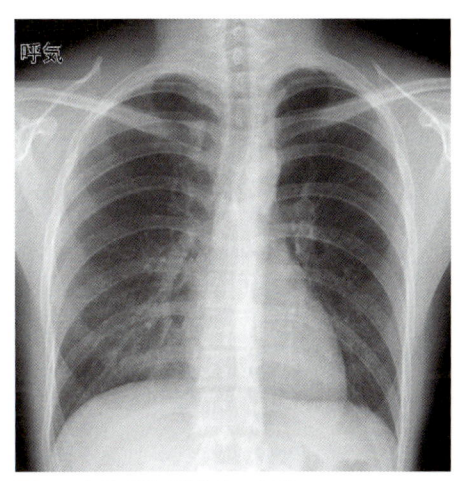

図1　来院時胸部単純X線像

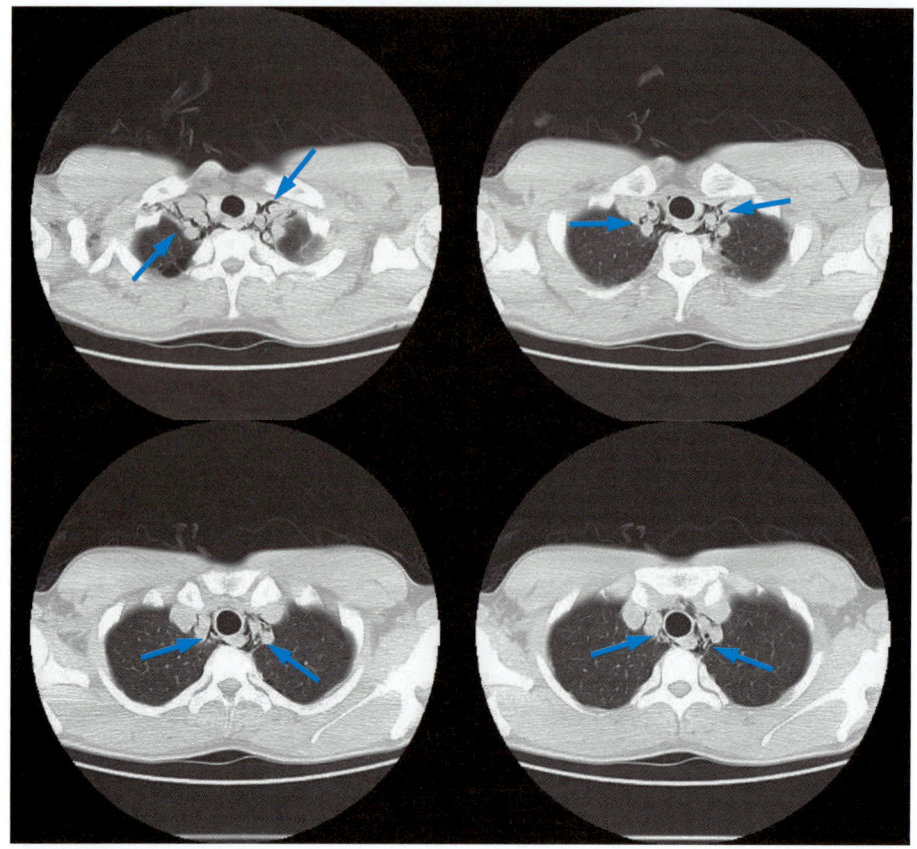

図2　胸部CT像
縦隔気腫を伴う（矢印）．

診断

特発性縦隔気腫（SPM）

解説

　特発性縦隔気腫（SPM）とは縦隔気腫のなかで，外傷，医原性などによらないものと定義され，若年男性に多く，発生頻度は低いが予後は良好な疾患群であるといわれています．近年はCT技術の進歩など検査技術の向上により報告が増加してきています．発生頻度は救急外来受診3万人に1人などとも報告されていますが，実際はもう少し多いと考えられます．

　愁訴としては胸痛，呼吸苦，皮下気腫が古典的3徴といわれており，これらがあればSPMを疑います．身体所見上は心拍に一致して捻髪音を聴取するHamman's signと呼ばれる所見を認めることもあります．発症は，急激な胸腔内圧上昇により，末梢肺胞から空気が漏れ，それが血管鞘にそって，中枢縦隔に広がるという機序（＝Macklin effect）によるといわれています．

X線撮影は，正面像のみでは約50％を見逃すという報告があり，側面像撮影を加えることもポイントです．原則として気胸の発生および気腫の増悪を確認すべく2日程度の入院を考慮することを勧める報告が多いです．

　本症例のポイントは画像読影能力です．図1において縦隔内の気腫を読むことができなければ，残念ながらこの症例の診断はつけられません．X線の読影時のチェックポイントとして，心臓周囲の明瞭な境界（pericardial lucent sign）や，左右横隔膜が連続するcontinuous diaphragm signを見逃さないことがあります．

　さて，縦隔気腫が見つけられたならば，次は縦隔気腫がなぜ健康な成人に発生したかを検討しなければなりません．ここで，最も大事な鑑別疾患が特発性食道破裂です．別名Boerhaave症候群ともいわれ，食道が破裂し，胸腔内に食残などが漏出し，感染などを起こし，死亡率も40％を超える報告もあるくらい危険な疾患です．

　今回の症例でも食道造影が施行されていましたが，この疾患を除外することが最も重要で，逆にこれが除外されれば，SPMとは予後良好な疾患といわれています．

TIPS

- 若年，やせ形気胸体型では，縦隔気腫を想定する．単純X線撮影での心臓周囲の明瞭影および連続する横隔膜をチェックする癖をつける．特発性縦隔気腫（SPM）は予後良好な疾患であり，特発性食道破裂を除外することが重要．

■ 参考文献

Newcomb AE, Clarke CP：Spontaneous pneumomediastinum：A benign curiosity or a significant problem？ Chest 128；3298-3302, 2005
　☞特発性縦隔気腫についてまとまっている論文

（聖路加国際病院 救急部　望月俊明）

CASE 05

緊急度：★★　重症度：★　対応医：後期研修医　転帰：救急科入院

薬を PTP シートごと飲んだって本当？

症例

Tさん(73歳, 女性)は認知症で神経内科に通院中. 5年ほど前から認知症が悪化して, 内服薬で外来フォローされている. 同居している息子が薬剤を管理しているため, 内服量を間違えることはないとのこと. ある日の夕食後, 普段どおり息子が内服薬を渡し, その後Tさんは服用した. その後, 咽頭違和感, 嗄声, 咳嗽が出現し, 喀痰に血液が混じっていたため, 息子が確認したところ誤ってPTPシートごと飲んでしまったかもしれないとのこと. いまひとつ状況ははっきりしないが, 不安もあって, 外来を受診した.

経過

来院時, 咽頭痛, 嗄声, 咳嗽は続いていた. Tさんは軽度呼吸苦も訴えていたため, 救急当直中の後期研修医S君は, 喉頭展開して覗いて見たが異物は確認できなかった. しかし, 息子さんの話を聞くと, 普段は息子さんが確認のためPTPも含めて捨てるが, 今日はPTPがすべて確認できなかったとのことであり, 誤飲は否定できなかった.

症状も続いているため, S君は, まずは頸部のX線軟線撮影を施行したが, 明らかな異物は指摘できなかった. 次に頸部から胸部にかけてのthin-slice CT撮影を施行したところ, かろうじて声門直下に異物を発見した(図1).

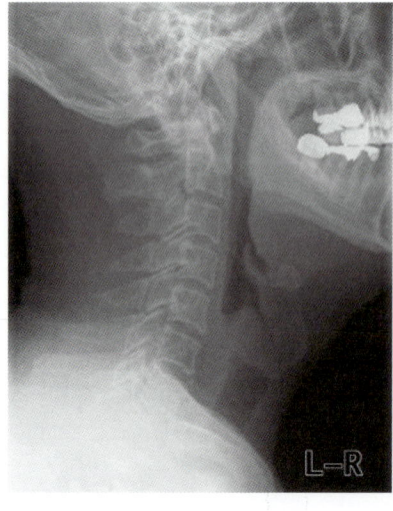
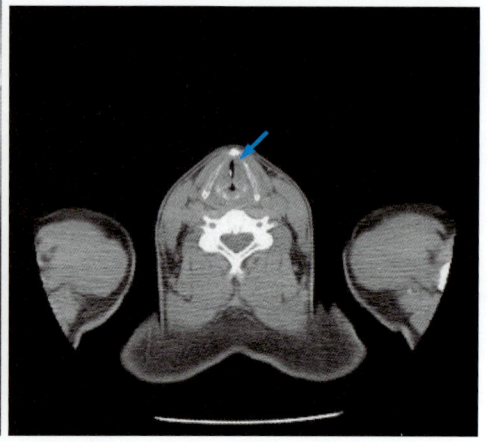

声門直下に異物(矢印)

図1　頸部X線(側面像)と頸部CT像

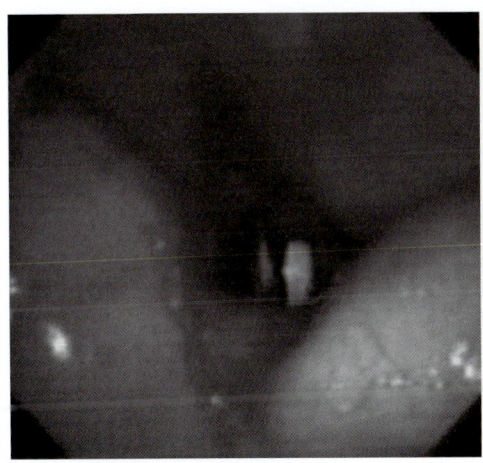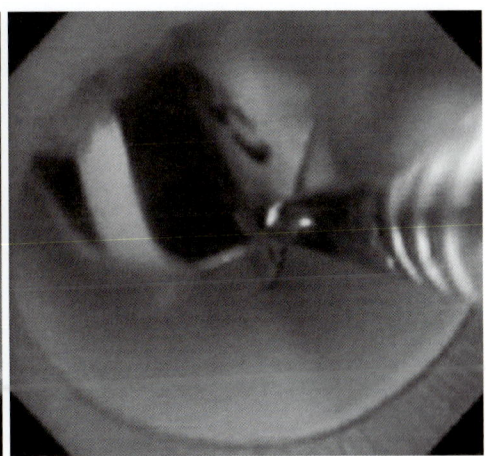

図2　気管支鏡所見　（☞カラー口絵）

　S君はPTP誤飲と診断し気管支鏡での摘出を試みた．局所麻酔下に気管支鏡を施行したところ，声門直下にPTPが1シート確認できた．しかし，咳嗽反射が強く分泌物多量であったためawakeでは摘出困難と判断し，鎮静下での摘出を試みることとした．鎮静を行い，気道確保はLMA(laryngeal mask airway)を使用した．再度気管支鏡にて確認し鉗子にてPTPを挟んでそのままLMAとともに抜去した(図2)．
　PTP摘出の過程で，喉頭浮腫が強いことが判明したため，経過観察目的にて入院としたが，入院後経過良好であり，翌日には自宅へ独歩退院となった．

診断

PTP誤飲

解説

　異物誤飲は小児と高齢者，認知症患者に多くみられますが，PTPの誤飲は小児には少なく高齢者，認知症患者に多い傾向があります．PTP誤飲では気道，消化管に誤飲されることがありますが，非常に小さいため診断にも摘出にも難渋します．X線透過性は高く，**X線撮影でははっきり抽出されないため，診断のためには吸気呼気の胸部単純X線撮影(Holzknecht signの確認)やCTが有用です．**
　PTPの角が鋭的なため消化管穿孔をきたすこともあり，消化管穿通の手術を施行したところPTPによる穿通であったとの報告もあります．一般的には，まずは内視鏡的摘出を試みますが，さまざまな鉗子を使用した報告や異物を細かくして摘出するなどの報告があり，いろいろな工夫がなされています．また，内視鏡による異物除去後には，PTP通過時の刺激に起因すると思われる喉頭浮腫による上気道閉塞も起きるため注意しましょう．
　誤飲報告が多数であったため，PTPシートは2000年に2錠以上のシートカットとするなどの対策が施され，誤飲数は減少しています．

通常のCTスライス幅では，PTPサイズを考慮すると，十分検出できない可能性があるため，積極的診断のためには，thin-slice CT が有用です．今回も，喉頭鏡による直視下には確認できず，またX線でもはっきり異物の確認はできませんでしたが，頸部から胸部にかけての thin-slice CT にて診断に至っています．

また摘出に関しては，内視鏡下での摘出が選択され，声門直下であればLMA使用による摘出が有効であり，似たような症例では試みる価値は十分にあると考えられます．

TIPS

- PTP誤飲の診断は thin-slice CT による診断が有効
- 声門直下の異物除去は LMA 使用による摘出術が有効

■参考文献

1) 平林秀樹：気道・食道異物の除去．外科治療 94；659-663，2006．
2) 駒田謙一，大谷典生，石松伸一，他：CT にて診断できた PTP 包装による気道異物の一例．日本救急医学会関東地方会雑誌 27；30-31，2006．

(前・横浜労災病院 救急センター　中瀬 孝)

ワンポイントメモ—3

●パーキンソン病の重症度分類(Hoehn-Yahr 分類)

1) 一側性障害のみで，機能障害はないか，軽度．
2) 両側性障害があるが，体のバランスは保たれている．
3) 歩行時の方向変換は不安定となり，立位で押せば突進し，姿勢反射障害はあるが，身体機能の障害は軽ないし中等度．
4) 機能障害高度であるが，介助なしで起立，歩行がかろうじて可能．
5) 介助がない限り寝たきり，または車椅子の生活．

CASE 06

緊急度：★　重症度：★　対応医：後期研修医　転帰：救急外来

首の偽痛風を知っていますか

症例

Eさん（85歳，女性）は，左膝の変形性関節症で近医整形外科で鎮痛薬を処方されている．ある日，夕食を食べていると突然後頸部に強い痛みが生じ，その後も痛みが持続するとのことで救急外来を受診した．特に頸部を回旋させたときに痛みが増強するようであった．

来院時は意識清明でありGCS 15（E 4 V 5 M 6），血圧150/70 mmHg，脈拍70/分，体温37.5℃であり，発熱がみられたが，特に先行する感冒様症状などはみられなかった．

経過

救急外来での診療にも慣れてきた後期研修医のS君は，クモ膜下出血や髄膜炎などの生命に危険を伴う疾患は絶対に見逃してはいけないと気を引き締めて診察にあたった．項部硬直の有無を確認しようと頸部を前屈させると強い痛みを訴え，jolt accentuation testで頸部を左右に回旋させても強い痛みを訴えた．

全身状態は良好であったが，発熱もあり，ひょっとするとこれは髄膜炎かもしれないと考えたが，「突然発症の強い後頸部痛」という言葉が気になっていたS君は，まずはクモ膜下出血の除外のために頭部CTを撮影した．頭部CTでは明らかな出血はなく，やはり髄膜炎かもしれないと考え腰椎穿刺を行った．しかし，予想に反して髄液の外観は無色透明であり，細胞数は0であった．

血液検査ではCRP 4.5 mg/dLと軽度の炎症反応の上昇を認めたが，そのほかは特に異常を認めなかった．

期待を裏切られたS君は，残念そうに「少なくとも，緊急性のある疾患ではなさそうです．頭痛，発熱があって，少し炎症反応も上がっていますので，もしかしたら風邪の引き始めかもしれませんね」と説明し，NSAIDsを処方し帰宅経過観察の方針とした．

しかし，Eさんから「風邪でこんなに痛みが出るんですか．こんなに痛くちゃ帰れませんよ」と強く迫られたため，その場でNSAIDsを投与し外来で少し経過観察することとした．しばらくしてEさんの頸部痛はすっかり改善し，Eさんは「やっぱりただの風邪だったんですかね」と少々不満げに帰る準備を始めた．

様子をみていた上級医のM先生がS君に「crowned dens syndrome（CDS）の可能性はないかい？」と尋ねたところ，S君の頭のなかは「？？？」となってしまった．M先生はS君とEさんにCDSの疾患概念について説明し，追加で頸椎CTを撮影することとした．

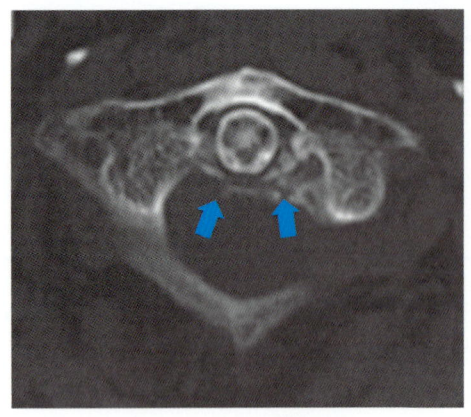

図1　C1-C2レベルでの頸椎CT
環椎の横靱帯の石灰化の所見が認められる(矢印).

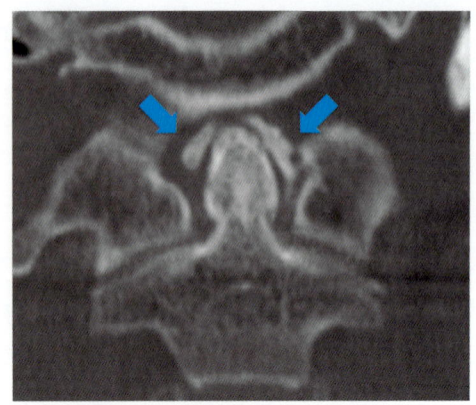

図2　頸椎CTの冠状断
翼状靱帯にそった石灰化を認める(矢印).

　頸椎CTで軸椎歯突起周囲に石灰化を認め(図1, 2), 特徴的な後頸部痛の症状とあわせて, EさんのCDSと診断された.

　結果的には,「風邪の引き始め」と診断したS君と同じく, NSAIDsの処方で帰宅経過観察の方針となったが, Eさんの不安はすっかり解消された.

診断

Crowned dens syndrome(CDS)

解説

　頸部痛は成人の約5%に生じる比較的ありふれた症状ですが, その原因はさまざまです. 救急外来では, クモ膜下出血, 椎骨動脈解離, 髄膜炎などの生命に危険を伴う疾患や, 頸椎・頸髄損傷のように重大な機能障害をきたしうる疾患を見逃してはならないことは, 議論の余地がありません. 一方で, 本症例のように**生命への危険がなく, 重大な後遺症も残さない疾患に対し, 救急外来でどこまで対応できるかは医師の力量が問われる**ところです.

　緊急性のない疾患の場合, 対症療法のみ行い後日専門外来を受診するよう勧めるというのも1つの方法だと思いますが, 可能であれば診断を確定したうえでより適切な対処を行いたいものです.

　本症例のCDSも, 診断がつかなかったからといって大きな問題が起こるわけではありませんし, 結果的には対症療法が著効する可能性が高いですが, 患者にとっては激痛の原因が不明なままというのは精神的に大きなストレスになります.

　CDSは, 初めから念頭において診察・検査にあたらなければ, 迷宮入りしてしまいかねない疾患であり, その疾患概念を知っておくことが重要です.

　CDSは放射線診断学上の診断名であり, 頸椎CTでの軸椎歯突起周囲の石灰化が重要で

す．calcium pyrophosphate dihydrate（CPPD），basic calcium phosphate（BCP）の結晶沈着が原因で炎症が誘発されます．臨床的には，軸椎歯突起の偽痛風であり，高齢者に多く，発熱を伴う後頸部痛が特徴であり，頸部の前屈や回旋で強い痛みを生じます．NSAIDsで速やかに症状が改善するのも特徴で，数日〜数週間で症状は消失します．

TIPS
- 発熱を伴う後頸部痛は Crowned dens syndrome（CDS）も考慮すべし．
- ただし，クモ膜下出血，椎骨動脈解離，髄膜炎などの危険な疾患をまず除外することが重要である．

■ 参考文献

1) Aouba A, Vuillemin-Bodaghi V, Mutschler C, et al：Crowned dens syndrome misdiagnosed as polymyalgia rheumatica, giant cell arteritis, meningitis or spondylitis：an analysis of eight cases. Rheumatology（Oxford）43：1508-1512, 2004
2) Wu DW, Reginato AJ, Torriani M, et al：The crowned dens syndrome as a cause of neck pain：report of two new cases and review of the literature. Arthritis Rheum 53：133-7, 2005
　☞症例を通じて Crowned dens syndrome を学べます．

（東京大学大学院 救急医学　福田龍将）

CASE 07 遅れてきた気道緊急

緊急度：★★★　重症度：★　対応医：初期研修医　転帰：耳鼻科入院

> **症例**　Fさん(50歳, 女性)は，自転車で走行中によそ見をしていたところ，バランスを崩して転倒．その際に前頸部をガードレールに強打した．そのほかに痛みがあるところはなく，歩行もできたため，いったん自宅に帰ろうとした．しかし，帰宅の途中もぶつけた前頸部に痛みが続いていたため，「首に異常があるのではないだろうか」と心配になり，家の近所にある整形外科クリニックを受診した．受診時に嗄声を認めていたため，同クリニックの医師から総合病院での精査を勧められ，紹介状を持参して来院した．

経過

　来院時，歩行可能で頸部を触りながら救急外来に入室．診察にあたった初期研修医のJ君の第一印象は，ABCD(airway, breathing, circulation, dysfunction of CNS)に問題なく全身状態良好．呼吸と循環は安定しており外出血もなかった．本人の症状と病歴からも前頸部の局所的な外傷でまず間違いはないようだ．

　しかし，来院時も嗄声が続いており，本人は「首をぶつけた後からだんだん声がかれてきた」と話していた．診察した所見では右前頸部に軽度の腫脹と発赤，圧痛を認めたが，皮下気腫はなく，頸部雑音は聴取しなかった．身体所見からははっきりしないが，頸部の血管損傷も疑って頸部ドップラーエコー，頸部造影CTを施行してみた．しかし，画像上では異常所見は特に認めなかった(図1)．

　J君は「上気道炎でも嗄声は起きるし，今回の外傷が嗄声の原因ではないかもしれない．画像上では骨折や血管損傷もなさそうだし，緊急性はないだろう」と考え，いったん帰宅して経過観察してみるようFさんに提案してみた．

　けれども，Fさんは嗄声を気にしていて帰宅に対して不安げな様子．あまりに本人が心配しているのでJ君は本人に納得してもらう意図も含め，耳鼻科にコンサルテーションし，喉頭ファイバースコープで声帯の動きに異常がないかをチェックしてもらうことにした．

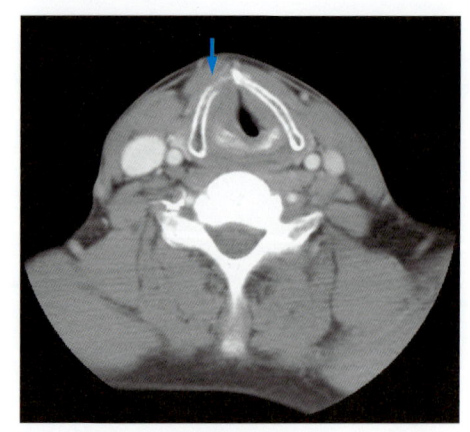

図1　来院時の頸部造影CT像
右前頸部に軽度の皮下血腫を認める(矢印)のみ．
声帯周囲はCTではわかりにくくなっている．

外来にやって来た耳鼻科の医師がファイバースコープで咽喉頭をチェックしたところ右下咽頭の梨状窩周囲に血腫を認め，粘膜下血腫の診断．気道狭窄のリスクを考慮して経過観察目的に入院となった．後になって耳鼻科の医師から報告を受けたJ君は肝を冷やし，画像だけに頼らず患者さんの訴えには耳を傾けるべきだ，と改めて思い知った．

診断

喉頭粘膜下血腫

解説

喉頭外傷は穿通性損傷に比べ鈍的損傷でみられることは稀といわれています．しかし，重症例では気道緊急を呈することもあり有症状の頸部外傷では常に考慮する必要があります．なお，受傷時に無症状であっても24〜48時間経過してから急激に気道狭窄症状が出現する場合もあり，十分注意しなければなりません．また，致死的な損傷でなくても診断が遅れることで後遺症として気道狭窄，発声，嚥下などの機能に障害が残ることもありますので早期診断は重要です．

一方，喉頭外傷でも経過中症状が全く出現しなければ外科的な治療を要することはほとんどないといわれており，やはり症状の認識が診断のカギとなります．また，本症例のように頸部に直接的な打撲による衝撃が加わること以外にも頸部にかかる剪断力による損傷や，胸部の前後圧迫による胸腔内圧の過度の上昇によって起こる損傷もあり，受傷機転も診断のヒントとなるでしょう．

喉頭外傷で最も多い症状は嗄声や失声などの発声困難です．本症例でも嗄声が残っていたことが診断につながったポイントとなりました．そのほかに喉頭外傷を疑わせる症状としては呼吸困難，喘鳴(stridor)，嚥下痛，乾性咳嗽，喀血，前頸部の軟部組織損傷(圧痛，発赤，腫脹，皮下血腫)，皮下気腫，喉頭隆起などの構造物の変形があげられます．

気道が確保されていれば喉頭外傷の診断には喉頭ファイバースコープによる観察が最も適しています．なお，この観察前に気管支ファイバースコープを施行して気道開存を確認し，万が一に備え意識下挿管の準備をしておいたほうがよいという専門家もいます．喉頭の構造物の変形や喉頭外傷で多くみられる合併損傷の評価には頸部CTが適しています．

本症例では会話可能で呼吸も安定しており特別な気道確保は来院時に考慮されませんでしたが，無呼吸やバイタル不安定など気道緊急を呈している場合は気道確保が最優先です．気道緊急の場合は経口気管挿管を最初に試みます．しかし，咽喉頭に大きな血腫や裂傷などがあると挿管困難となることも多く，裂傷に誤って挿管チューブを迷入させてしまうと創部を拡大させるばかりか気道を完全に閉塞させてしまう危険があります．

挿管困難であれば局所麻酔のみで意識下での気管切開が最も推奨されています．輪状甲状靱帯切開は手技の際に喉頭の損傷を拡大させるおそれがあるため避けたほうが無難でしょう．気道緊急でなくても気道狭窄の進行が疑われる場合は，気管支ファイバースコープを用いた意識下での気管挿管が推奨されます．

治療は大きく手術と保存的療法に分かれます．気管切開を要する気道閉塞，拡大する皮下気腫・皮下血腫，軟骨が露出する裂創，声帯麻痺，喉頭構造物の大きな変形や多発骨折などがあれば手術適応になります．軟骨や骨の露出のない粘膜損傷や，本症例のような軽度の粘膜下血腫のみで気道が安定していれば保存的療法の適応です．

一般に気道確保が不要で喉頭のみの単独損傷であれば保存的療法で問題ないことが多いといわれています．ただし，保存的療法を選択した場合は後になって気道狭窄が進行する可能性もあるためファイバースコープによる頻回のチェックが必須です．保存的療法では発声禁止，加湿，ステロイド，抗菌薬，H_2ブロッカーなどの使用を勧める報告もありますがその効果についてはいまだ結論は出ていません．

本症例も保存的療法の適応ですが，入院後はファイバースコープで頻回のチェックを行う必要があるでしょう．

TIPS

- 症状のある頸部外傷では喉頭外傷を常に考慮する．診断の遅れは気道狭窄や機能障害をまねくため，疑ったら迅速なファイバースコープによる評価を！

■ 参考文献

1) 日本外傷学会・日本救急医学会(監修)：外傷初期診療ガイドライン，改訂第3版．へるす出版，2008
   ☞初期診療の概要を把握するのによい．
2) Atkins BZ, Abbate S, Fisher SR, et al.：Current management of laryngotracheal trauma：Case report and literature review. J Trauma 56：185-190, 2004
   ☞総論として読むのによい．

（前・聖路加国際病院 救急部　岡田一宏）

| CASE 08 | 緊急度：★★　重症度：★★　対応医：後期研修医　転帰：消化器外科入院 |

魚骨が腸管穿通？

症例

　Gさん（29歳，女性）は左内膜症性囊胞，子宮粘膜下筋腫を指摘されており，治療目的で経口避妊薬内服中のOL．6月に友人の結婚式があり，メデタイにちなんで鯛の刺身を食べたという．結婚式のお祝い騒ぎから数日後，いつものように職場に通っているときに右下腹部痛に気づいた．「まあこれくらい大丈夫」と思い仕事を終え，自宅で経過をみていたが改善しない．また，前日より生理が始まったが生理のときの腹痛とはちょっと感じが違う．いつもは細かいことは気にしない性格のGさんも「もしかしてこれが噂のモウチョウかしら？」と思い救急外来受診へ．

　来院時のバイタルサインは血圧118/74 mmHg，脈拍62/分，体温36.3℃，SpO_2 99%．

経過

　最近急性虫垂炎の診断に自信を持てるようになった後期研修医のS君．右下腹部痛と聞いて「僕の得意分野だ」と思いすぐにGさんの診察に移った．診察所見では右下腹部の自発痛は強いが圧痛は軽度，反跳痛はなし，聴診上では腸管蠕動音の亢進という所見であった．来院時の検査結果を表1に示す．「何かいつものアッペと違う，婦人科疾患なのかな……．よし婦人科にコンサルテーションしよう」と言って勢いよく婦人科の医師を呼んだ．

　間もなく婦人科医が診察し，「こんなの婦人科の病気じゃないわよ．子宮に粘膜下腫瘍はあるけど今回の腹痛とは無関係だし，cervical motion tendernessもないので骨盤内炎症性疾患（PID：pelvic inflammatory disease）でもありません」と言われ，S君はうなだれた．

　「じゃあ一体何だろう．腸管蠕動音は亢進しているし腸管に異常があるのかな．よしCT検査してみよう」と言って腹部造影CT検査を施行した．明らかな虫垂の腫大はなく，また腹水なども認めずS君は異常がないと思った．その矢先に放射線科の医師から電話があり「回腸末端近くに高濃度に写っている線状のモノがあるけど，魚骨だと思うよ」とのことだった．

表1　来院時の検査結果

血液	生化学	尿
WBC 11,800/μL Hb 12.3 g/dL CRP 0.2 mg/dL T-Bil 0.6 mg/dL	ALT 10 IU/L AST 18 IU/L BUN 15.2 IU/L Cre 0.57 mg/dL	HCG（−） OB（−）

慌ててS君は再度腹部CTを見直すと，回腸遠位に2 cmの骨と思われる高濃度病変を見つけた(図1)．結局魚骨による腸管穿通の診断にて加療目的にて消化器外科に入院となった．S君は「そういえば鯛を食べたと言っていたけど，まさかこんなことになるなんて……」と呆然としていた．

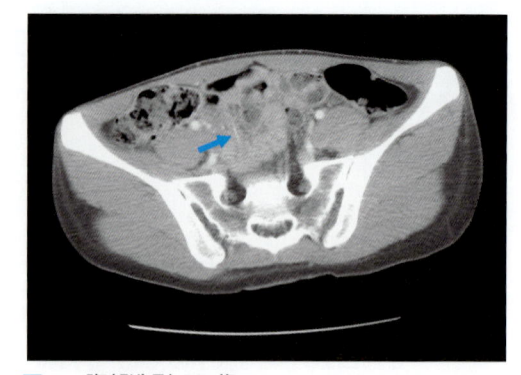

図1　腹部造影CT像
回腸遠位に2 cmの骨と思われる高濃度病変あり(矢印)．

診断

魚骨による腸管穿通

解説

　今回は魚骨による腸管穿通の症例でした．**一般に消化管異物のほとんどが自然排出されますが，本症例のように腸管穿通をきたすことがあります**．日本人では魚骨によるものが多く，欧米では食生活の違いからか肉骨によるものが多い傾向にあります．

　穿通をきたす危険因子としては，魚骨の長さや形状，憩室や癒着などの器質的な要因などがあげられ，また**好発部位としては回腸，横行結腸，S状結腸に多くみられます**．これらの部位は後腹膜に固定されていないため蠕動による腸管の動きが大きいことが関連している可能性があります．

　なお，腸管穿通の病態としては急性炎症型と慢性炎症型の2通りがあります．急性炎症型は経口摂取後すぐに発症し腹膜炎を呈する状態で，全体の10%程度と考えられています．一方，慢性炎症型は腸管穿通のほとんどを占め，腹腔内膿瘍，炎症性肉芽腫を形成することがあります．

　診断には今回のように腹部CT検査が最も有用です．もしも魚骨による腸管穿通を疑い腹部CT検査を施行して，画像に描出されなければヘリカルCTや3DCTも有用です．一方，MRI検査はCTより石灰化の描出能に劣るためお勧めできません．治療に関しては，腹膜炎を呈していなければ本症例のように保存的加療をとることもありますが，外科的手術を要することも多いです．また，場合によっては内視鏡的治療も有用な場合があります．

　ちなみに，本症例では数日後腹痛が消失したため，腹部CT検査を施行したところ魚骨はなくなっていました．そのため保存的加療でよくなっていますが，もしも腹膜炎の症状が認められれば外科的手術が必要となっていたかもしれません．

　最後にS君はなんとなく婦人科にコンサルテーションをし，その後腹部造影CT検査を施行しましたが，現病歴をしっかりと聴取したうえで身体所見をとっていればスムーズに診断できたと考えられます．

> **TIPS**
> ・女性の右下腹部痛だからといって急性虫垂炎や婦人科疾患とは限らない！
> ・詳細な history taking が診断のカギ

■ 参考文献

1) Eisen GM, Baron TH, Dominitz JA, et al：Guideline for the management of ingested foreign bodies. Gastrointest Endosc 55：802-806, 2002
 ☞異物誤飲の際のマネージメントをまとめてある文献
2) Gonzalez JG, Gonzalez RR, Patino JV, et al：CT findings in gastrointestinal perforation by ingested fish bones. J Comput Assist Tomogr 12：88-90, 1988
 ☞本症例同様，魚骨誤飲に伴う腸管穿孔の報告

（琉球大学大学院 救急医学　近藤　豊）

CASE 09　緊急度：★★　重症度：★★　対応医：初期研修医　転帰：消化器外科入院

開腹歴のない腸閉塞 原因は何を考えますか

症例

これまで特に病院など通院歴のないCさん（38歳，男性）は来院当日の昼食にうどんを食べた後から，1時間ごと周期的に下腹部の鈍痛を自覚するようになり，夕方になり嘔吐も一度認め，腹痛の周期が短くなってきたため，当院救急外来を独歩受診した．下痢はしていないが，最終排便は来院1時間前にあり，軟便であったが，血便などは認めなかった．最終摂食は昨晩の夕食で，特に生ものなどは食べていない．腹部の手術の既往はなく，このような痛みも初めてであった．

経過

　救急での研修もある程度積み，少し腹痛患者診療にも自信をもち始めた初期研修医2年目のJ君が対応した．診察時のバイタルサインは，意識清明で，血圧130/80 mmHg，脈拍100/分，体温37.1℃，SpO$_2$ 99％（室内気）と大きな異常は認めなかった．腹部触診上は，下腹部に限局した圧痛を認めるが，明らかな反跳痛などなく，背部CVA tendernessや，Murphy's sign，McBurney's tendernessも認めなかった．

　当初J君は，患者の全身状態も良く，腹部手術歴もないこと，食後発症の間欠的腹痛で，診察時の腹部所見も乏しいこと，排便も直近に軟便を認めたことから，急性腸炎の診断として，上級医のM先生に帰宅の許可を得るプレゼンテーションを申し出た．

　当然のごとく，J君はM先生から鑑別診断を要求され，腸閉塞の除外を指示され，腹部単純X線を撮ることとなった．結果は図1の所見で，J君は開腹歴のない腸閉塞に初めて遭遇した．その後補液，血液検査など準備している間に，**腹痛が間欠的なものから，持続痛となり増強，嘔吐も胆汁性のものを頻回に認めた**．

　その後，原因検索のため行った腹部CT（図2）にて小腸捻転の診断となった．すぐに外科医にコンサルテーションとなり，緊急開腹術を施行．術中所見は，SMA（superior mesenteric artery，上腸間膜動脈）を中心に腸管が反時計回りに捻転しており広範な小腸虚血があるも，捻転解除後血流改善し，腸切除は行わずに済んだ．

診断

小腸捻転による腸閉塞

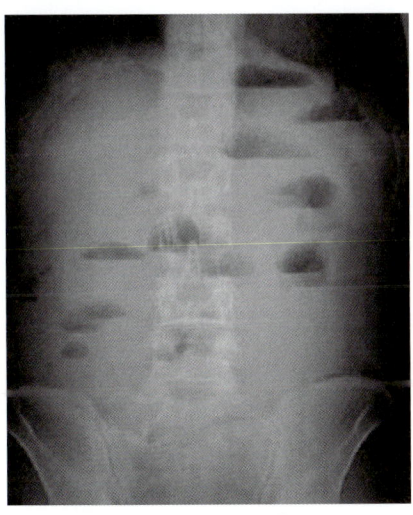

図1 来院時腹部単純X線像

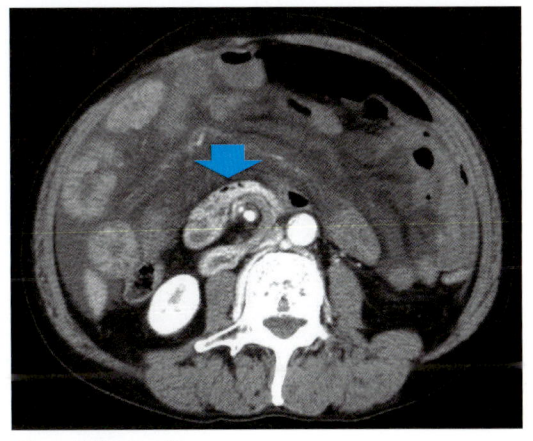

図2 腹部CT像
SMAを中心に小腸が反時計回りに捻転している（矢印）．

解説

　腸閉塞は常日頃から遭遇するcommon diseaseです．しかし，今回のように**開腹歴のない腸閉塞**は病歴，身体所見から強く疑い，検査を進めなければ容易に見逃される疾患でもあります．ここでいう腸閉塞とは，閉塞機転を有するbowel obstructionを指し，麻痺性イレウス（paralytic ileus）はイレウスとして，今回は別疾患としておいておきます．

　通常腸閉塞の原因は開腹術後の癒着による閉塞が15〜42％と多く，圧倒的に開腹術後の合併症として認識されていますが，今回のように開腹歴を伴わない，腸閉塞が約半数以上あることを念頭においておくことは重要です．

　では開腹歴のない腸閉塞の原因は何を考えたらよいでしょうか．表1にまとめます．バラエティに富んでおり，ちょっとした症例の宝庫で面白いとは思いませんか．内外ヘルニアは原因として比較的多く，これは身体所見において，必ず，両鼠径部をチェックし，大腿，鼠径，閉鎖孔のヘルニアの有無をチェックすることの重要性を示しています．また，腸閉塞の初療時の大事なポイントとして，もう1つは，strangulationか否かを確認することです．これは腸管が虚血にあるか否かということで，開腹せずに確定診断をつけることは非常に困難で，challengingな命題です．

　症状としては，間欠痛から持続痛へ変わる痛みや腹膜刺激徴候などが，虚血を疑わせる所見です．検査所見としては，画像所見での腹水の有無，血液検査における乳酸値の上昇，CKの上昇などが腸管虚血の際に認められます．しかし，血液検査値は虚血が進行しなければ上昇しないものでもあり，それがないからといって虚血を否定することはできません．

　腸閉塞において外科医は常に，"never let the sun rise or set on a mechanical bowel obstruction"を意識しているといいます．腸閉塞は時間との戦いであり，手術のタイミングが遅れれば広範な腸切除を要する可能性がある疾患であることを，ERでの初療医も十分に認識して診療に当たる必要があります．

表1 開腹歴のない腸閉塞の原因

原因		特徴
ヘルニア	鼠径ヘルニア	男性,外鼠径ヘルニアは嵌頓注意
	大腿ヘルニア	やせ形高齢女性
	臍ヘルニア	肝硬変,腹水ある人に多い
	閉鎖孔ヘルニア	やせ形高齢女性,Howship-Romberg 徴候
	傍ストーマヘルニア	ストーマ周囲のヘルニア
	白線ヘルニア	壮年期男性
	子宮広間膜ヘルニア	骨盤内の closed loop
	内ヘルニア	急激発症　疑わないと診断困難
狭窄	小腸アニサキス	肝周囲の腹水,限局性の小腸肥厚
	放射線照射後	婦人科腫瘍などに対する放射線照射歴
捻転		closed loop を作りやすい
胆石イレウス		胆石の存在　高齢者に多い
腸重積		幼児　粘血便
腫瘍		高齢者　GIST(消化管間質腫瘍)
バンド		細い結合組織によるしめつけ

TIPS

・開腹歴のない腸閉塞は多岐にわたる症例が隠れている.
・腸閉塞の診断がついたら,虚血の有無を評価し,十分な補液,胃内減圧を行い外科医へのコンサルテーションのタイミングを逃さない.

■ 参考文献

1) 松浦謙二:手術を要する疾患　虫垂炎,ヘルニア,腸閉塞(特集 ER における腹部救急疾患の診療). 救急医学 34:171-178, 2010

(聖路加国際病院 救急部　望月俊明)

| CASE 10 | 緊急度：★★　重症度：★★　対応医：初期研修医　転帰：神経内科入院→ICU入室 |

若年の片麻痺
裏の裏まで見抜けますか

症例

Hさん（35歳，女性）はパニック発作と卵円孔開存の指摘がある．起床時より右上下肢が動かしづらいとのことで，大騒ぎしながら救急に駆け込んできた．来院時意識清明，血圧134/72 mmHg，脈拍80/分，呼吸24/分，SpO₂ 99％だった．

経過

初期研修医のJ君は「そんなに慌てなくても……．パニック発作の既往もあるし，もしかして解離性障害？」と思いながら診察を始めた．

神経学的所見を取ったところ，右上下肢の筋力低下と知覚障害，右顔面神経麻痺を認めた．Barré徴候は右で陽性だった．血液検査では，低血糖，電解質異常など片麻痺の原因となるような異常所見は認めなかった．心電図は正常洞調律だった．

「まさかこの年齢で脳卒中を起こすわけがないし，解離性障害だとしたら演技がうまいなぁ．ベッドで様子をみてみよう」と考えていたところ，Hさんから「脳の病気かもしれないから頭の検査もしてください」と言われた．まさかと思いながら頭部CT撮影をしたところ，左中大脳動脈領域に低吸収域（low density area）を認め，脳梗塞が疑われた．

J君は冷汗をかきつつ，30歳代の脳梗塞は珍しいと思いながらも，「そういえば卵円孔開存が若年性脳梗塞の原因になると本で読んだことがある」と思い出し，「卵円孔開存が原因による脳梗塞でしょう」と説明した．

起床時より症状があるため最終確認が昨夜であること，CTですでに低吸収となっていることより，発症3時間以上経過していると判断し血栓溶解療法は選択せず，経過観察およびリハビリテーションのため入院とした．

最初はショックが隠せなかったHさんだが，原因もわかり気を取り直したようで，ベッド上でのリハビリテーションも積極的だった．いよいよ立位でのリハビリテーションが始まるということで，笑顔で立ち上がったところ，Hさんの顔色がみるみる真っ青に……！同時に胸痛と呼吸苦も訴え始めた．

J君も真っ青になり慌ててバイタルサインを確認したところ，意識レベルJCS 1Rと不穏状態．かつ，血圧80/50 mmHg，脈拍120/分，呼吸数20/分，SpO₂ 80％（室内気）とショックと呼吸不全を呈していた．

上級医であるM先生を呼んで一緒に診察したところ，肺塞栓を発症したことが発覚した……．Hさんは即座にICU入室となり，抗凝固療法にて一命を取り留めた．

その後の検査で下肢静脈に血栓を認めた．また，本人に詳しく聞いたところ，経口避妊

薬を内服しているとの情報を得た．本人は避妊のために服用しているので，薬と思っていなかったとのことだった．

M先生からは「卵円孔開存だけでは脳梗塞にはなるとは言い切れない．そのほかに静脈血栓があったと考えられるから，静脈血栓の検索と，喫煙，経口避妊薬，抗リン脂質抗体症候群などの凝固障害といった静脈血栓のリスクまで精査するべきだった」との指摘があった．また，「下肢静脈血栓を伴う脳梗塞を発症した卵円孔開存であるため，予防のためにワルファリンによる抗凝固療法が必要である」と指導を受けた．

診断

奇異性脳塞栓，肺塞栓，下肢静脈血栓

解説

脳梗塞は年齢に対し指数関数的に多く発症します．しかし，若年性脳梗塞という言葉どおり**若年層でも脳梗塞は発症します．**

発症1週間以内入院の全脳卒中に占める若年者の割合は国内で50歳以下で8.9%，45歳以下で4.2%，40歳以下で2.2%で，発症率は10万対5〜70人といわれています．

脳梗塞の病型では若年者はそのほか（アテローム，心原性，ラクナ梗塞，以外）が多いです．45歳を境に動脈硬化を原因とする脳卒中が増加するといわれています．

若年性脳梗塞の原因を表1に示します．

若年者の脳梗塞の原因で多いものは，①動脈解離，②もやもや病，③抗リン脂質抗体症候群です．わが国は欧米と比較し椎骨脳底動脈解離，もやもや病が多い傾向があります．若年性脳梗塞の独立リスクとしては男性，喫煙，卵円孔開存があります．

さて，今回の症例にあった卵円孔開存による奇異性脳塞栓について考えてみましょう．

奇異性脳塞栓とは静脈でできた血栓が肺でトラップされることなく静脈−動脈シャントを通じ動脈系へ移動し，その血栓が原因で起こる脳塞栓のことです．原因として卵円孔開存，肺動静脈瘻などがあります．

卵円孔開存の有病率は26%で4人に1人はもっている計算になります．心房中隔瘤合併例では血栓ができやすいため，さらに脳梗塞発症のリスクが高いといわれています．

若年性脳梗塞患者では，卵円孔合併率が梗塞がない患者に比べ有位に多いというデータ

表1 若年性脳梗塞の原因

血管病変	動脈解離，もやもや病，静脈洞血栓症，外傷，高安病線維筋形成不全，川崎病，Marfan症候群，Ehlers-Danlos症候群
心原性	卵円孔開存，心房粘液腫，心房細動，心筋炎
凝固障害	抗リン脂質抗体症候群，多血症，鎌状血球症，先天性プロテインC欠損症，先天性プロテインS欠損症，アンチトロンビンIII欠損症，抗カルジオリピン抗体
その他	妊娠・分娩，経口避妊薬，偏頭痛，コカイン，SLE，医原性

表2 静脈血栓のリスク

静脈うっ血	外科手術後，骨折後，悪性腫瘍，外傷，静脈瘤，肥満，うっ血性心不全，運動機会の減少（四肢麻痺，長時間の座位，エコノミークラス症候群）
静脈うっ血と血液凝固異常	妊娠，経口避妊薬，エストロゲン補充療法
血液凝固異常	抗リン脂質抗体症候群，先天性プロテインC欠損症，先天性プロテインS欠損症，アンチトロンビンIII欠損症，抗カルジオリピン抗体
静脈壁異常	喫煙，血管収縮物質，化学療法，感染症，ホモシスチン尿症，Behçet病，Buerger病

がありますが，卵円孔開存をもっている人の脳梗塞年次発生率は0.1%程度です．そのため，卵円孔開存単独では脳梗塞のリスクとはいえないという報告もあります．

卵円孔開存は本来左房圧のほうが右房圧より高値であるため左右シャントとなっています．しかし右房圧が上がる状況，例えば腹圧がかかる姿勢，咳，排便などValsalva負荷のかかるときに一時的に右左シャントが発生します．そのときに**静脈系の血栓がシャントを通じ右房から左房に移動すると脳梗塞の原因となります**．つまり①静脈血栓，②右左シャントが脳梗塞発症のためには必要です．

静脈血栓のリスクとしては表2に示すようなものがあります．

そのため**下肢静脈エコーでの血栓検索に加え，経口避妊薬などの内服歴の聴取，妊娠，悪性腫瘍，骨折などの既往歴の聴取，喫煙などの生活歴の聴取，抗リン脂質抗体などの凝固異常の検索が必要**です．特に脳梗塞を発症した若年女性の38%で経口避妊薬の使用があり，経口避妊薬は喫煙などと合併するとリスクが増大するといわれています．今回のHさんのように薬と思っていない場合もあるので注意が必要です．

卵円孔開存のみの例では抗凝固薬の予防投与は勧められていません．しかし，脳梗塞を発症した例では予防投与が必要となっています．

下肢静脈血栓が認められる場合，下肢静脈血栓の予防と同様にワルファリンでの抗凝固療法（PT-INR 2.0〜3.0）が推奨されています．認められない場合はアスピリン325 mg/日による抗血小板療法でも同等の効果があるといわれています．

TIPS

・若年でも脳梗塞はありうる．凝固亢進のリスクをチェック．肺塞栓に注意

■ 参考文献

1) 篠原幸人，小川 彰，鈴木則宏，他：脳卒中治療ガイドライン2009．協和企画，2009
2) 峰松一夫，矢板正弘，米原敏郎，他：若年者脳卒中診療の現状に関する共同調査研究若年者脳卒中共同調査グループ（SASSY-JAPAN）．脳卒中 26：331-339，2004．
　☞日本における若年性脳卒中の症例をまとめた文献

（東京ベイ・浦安市川医療センター　救急科　本間洋輔）

| CASE 11 | 緊急度：★★　重症度：★★　対応医：初期研修医　転帰：ICU入院 |

外傷もないのに四肢麻痺？

症例

特に既往のないKさん(56歳，男性)．来院4日前から，「手に力が入らずペットボトルのフタを開けられない」「歩行中に突然両足に力が入らなくなり崩れ落ちてしまう」などの症状を自覚していた．症状は一時的で寛解するため，経過をみていた．来院2日前から症状は進行し，後頸部痛を自覚．瞼が重いような感じもあり，来院前日には歩行も困難となったため実兄に連絡し，抱きかかえられ当院救急外来を受診した．独身独居で，アルコール摂取量は多いが，出来合のものを中心に3食はとっていた．しかし，来院3日前からは手足に力が入らず食事摂取量は低下．高血圧の既往はなし．1か月ほど前から軟便があり近医で整腸剤を処方されていたが，そのほかの内服薬は処方されていなかった．

経過

初期研修医のJ君が診察を担当．バイタルサインは意識清明，血圧130/90 mmHg，脈拍90/分，呼吸数16/分，体温36.7℃，SpO$_2$ 96％．見た目は元気そうでよく喋り，四肢は動かしづらそうに見えるが，感覚異常はなく，離握手もでき，足首も動かせる．軽い頸部痛を認めるくらいで，そのほかは異常がなかった．

J君は，第一印象で「ちょっと精神的な要素がありそうだな」と感じていた．しかし，まずは頸椎の病変を除外しようと頸椎X線をオーダーし，とりあえずの採血を行った．X線は異常所見なく，いよいよ精神的要素が強いと確信し始めたJ君は上級医のM先生に今後の方針を相談した．

上級医のM先生はプレゼンテーションを聞くや，すぐさま患者の診察に向かい，詳細な神経診察を始めた．そして，四肢の腱反射減弱と，四肢近位筋優位に徒手筋力テスト(MMT：manual muscle testing)，3/5程度の筋力低下を指摘した．血液検査の結果は表1のとおりであり，K 1.7 mEq/Lと著明な低値を示していた．結果，低K血症に伴う周期性四肢麻痺が疑われ，ICU入院となった．

入院後，20 mEq/時でKの補正を開始し，第2病日の血中濃度は2.2 mEq/Lであったが，筋力低下は徐々に改善を認め，第3病日にはほぼ筋力は病前程度にまで回復した．神経筋機能検査，脊髄MRIを施行しても明らかな異常を認めず，K値の改善とともに徐々に筋力低下の症状は改善．第5病日には点滴でのK補正も不要となり，第14病日に独歩退院となった．

当初は周期性四肢麻痺が第1の鑑別にあがっていたが，既往，家族歴，炭水化物の大量

表1 来院時血液検査

血算	PaO₂ 77.5 mmHg	Ca 7.9 mg/dL
WBC 6,700/μL	HCO₃⁻ 36.4 mmol/L	Alb 3.5 g/dL
Hb 14.7 g/dL	FiO₂ 21%	ALT 55 IU/L
Plt 264,000/μL	生化学	AST 133 IU/L
血液ガス	Na 145 mEq/L	CK 4,541 IU/L
pH 7.534	K 1.7 mEq/L	BUN 5.0 mg/dL
PaCO₂ 43.4 mmHg	Cl 96 mEq/L	Cre 0.47 mg/dL

摂取歴，甲状腺機能亢進症などなく否定された．入院後の検査所見より低K血症のほか，低Mg血症，高HCO₃⁻，尿中Ca排泄低下を認めていた．

その結果，鑑別疾患としては，原発性アルドステロン症，利尿薬乱用，Gitelman症候群，あるいは低Mg自体腎からのK排泄をうながすことから低Mg血症の原因となるアルコール依存，下痢などがあげられた．

蓄尿結果などから，ホルモン，尿細管でのチャネルの異常などはなく，今回の低Kの原因はアルコール大量摂取による摂取不足と併発する低Mg血症による尿中K排泄亢進，慢性下痢による腸管排泄によると考えられた．

診断

低K血症に伴う筋力低下

解説

今回の症例のポイントは，全く動かないわけではなく「何となく力が入りにくい」という，一見不定愁訴と勘違いしそうなところにあります．上級医のM先生がいなくとも，とりあえずの採血をしていた初期研修医のJ君は何とか診断にはこぎつけた可能性があります．しかし，結果オーライでは，いつかは失敗してしまうため，普段から系統的診察を心がけておくことが大切です．

ポイントは筋力低下を主訴とする患者の診察です．筋力低下のある患者を診るときは，**まず責任病巣を決めるところから始める**ことが大切です．運動系を末梢から中枢，すなわち，筋，下位運動ニューロン，上位運動ニューロンとさかのぼって診察していけばよいわけです．筋，神経筋接合部，末梢神経，神経叢，神経根，脊髄，脳幹，内包，運動野とたどり，どの部分に異常があるかをまず考えましょう．

身体所見での一助となるものを表2に示します．解剖学的異常部位が同定できたら，その部位において発生しうる8つの機序，すなわち ① 血管障害，② 腫瘍，③ 外傷，④ 先天性疾患，⑤ 感染と炎症，⑥ 中毒と代謝，⑦ 変性，⑧ 筋疾患のいずれかの疾患があるかどうかを考えればよいわけです．解剖学的な異常部位と，生理学的な異常メカニズムを系統的に整理して診察する癖をつけることが，唯一の正診への近道です．

CASE 11　外傷もないのに四肢麻痺？

表2　それぞれの障害部位における運動障害の特徴

	上位ニューロン障害 (運動野から脊髄前角まで)	下位ニューロン障害 (脊髄前角から筋まで)	
		末梢神経障害	筋障害
筋萎縮	ないか軽度	あり(遠位筋優位)	あり(近位筋優位)
筋緊張	通常亢進	低下	低下
表在反射	低下	低下から消失	低下から消失
Babinski 徴候	陽性のことが多い	陰性	陰性
線維束性攣縮	なし	あり	なし
感覚障害	ある時ない時両方	あり	なし
血清 CK 値	正常	正常	上昇

TIPS
- 四肢筋力低下と四肢麻痺は似て非なるもの！
- 筋力低下をきたしていたら，必ず近位優位か遠位優位か確認する．
- 筋力低下の原因として電解質異常は忘れない！

参考文献
1) 水野美邦：神経内科ハンドブック，鑑別診断と治療，第 4 版．医学書院，2010

(聖路加国際病院 救急部　望月俊明)

CASE 12

緊急度：★★　重症度：★★　対応医：後期研修医　転帰：ICU入院

難関な軟感！

症例

特に既往歴のないFさん（64歳，男性）．仕事が終わって飲酒し，就寝した．翌朝起きてみると右足のひどい疼痛および腫脹に気づき，さらに翌日近医を受診．精査目的で当院に転送となった．ここ2日ほど悪寒もあったとのこと．来院時は意識清明，血圧154/90 mmHg，脈拍132/分，体温34.9℃，呼吸数24/分，SpO_2 98%（室内気）で，右下腿は発赤・腫脹・疼痛が顕著であったものの握雪感はなく，明らかな外傷は認めなかった．

経過

ほかに身体所見で異常は指摘できなかった．血液検査では動脈血液ガス分析ではpH 7.315，$PaCO_2$ 17.8 mmHg，PaO_2 98 mmHg，HCO_3^- 9.1 mmol/L，BE −17 mmol/Lと著明な代謝性アシドーシスを認めた．BUN 68.2 mg/dL，Cre 5.17 mg/dLであり，CRP 45.5 mg/dLと炎症反応著明，WBCは6,400/μL，Plt 15.7万/μL，PT-INR 1.13，FDP 13.2 μg/dL，電解質や肝機能に異常なく，CK 175 IU/Lであった．右下腿の感染症による全身性炎症反応症候群（SIRS）で臓器不全も疑われたため，重症敗血症と診断した．

急速輸液を開始し，各種培養を採取し，広域スペクトラム抗菌薬を投与した．下腿CTでは明らかなガス像も認めなかった．

右下腿潰瘍部の滲出液より迅速キットで溶血性連鎖球菌が検出され，鏡検でも同菌が同定された．緊急で外科的デブリドマンが必要と考え整形外科にコンサルテーションし，膝上で緊急下腿切断術を施行し，ICUへ入室となった．

診断

壊死性軟部組織炎，重症敗血症

解説

溶血性連鎖球菌感染症のなかには数時間でショック状態に陥ってしまう劇症型溶血性連鎖球菌感染症もしくはtoxic shock like syndrome（トキシックショック様症候群）という病態もありますが，本症例は，溶血性連鎖球菌による壊死性軟部組織感染症と考えます．

壊死性軟部組織感染症は，皮膚（蜂窩織炎など）や筋膜（筋膜炎）への壊死組織を形成する感染症です．どちらの場合も菌体による強い組織破壊力と毒素性の強い全身炎症反応によ

り，多臓器不全に陥りやすく，致死率も高いです．

分類：壊死性蜂窩織炎は，クロストリジウムによるもの，それ以外の嫌気性菌によるもの，混合感染によるものなどに分類でき，壊死性筋膜炎は，嫌気性菌と好気性菌の混合感染である1型(術後や糖尿病患者に多い)，1種類の菌による感染である2型(通常A群溶血性連鎖球菌による)と分類できます．

診断：診断の遅れが外科的デブリドマンの遅れにつながり，致死率が上昇してしまうため，可能な限り早期診断したいところです．

初期の臨床所見としては，説明のつかない疼痛，水疱形成，全身症状などがあります．疼痛は糖尿病や鎮痛薬服用のためみられないこともあり，皮膚所見に乏しいものもあるようです．壊死性筋膜炎1型の場合，好発部位は糖尿病なら足，術後の頭頸部，Fournier壊疽で有名な会陰部です．症状が進行してくると発熱，倦怠感など全身の炎症症状がみられるとともに，局所からは悪臭が漂います．握雪感は約10％の患者でみられる所見です．この状態にまで発展してしまうと，容易に診断がつきます．

早期診断のツールとして，いくつか報告されていますが，どれも確定的なものはありませんが，血液検査所見では，白血球数(WBC)の左方移動を伴った上昇，凝固異常，および血清乳酸値(Lactate)，血清クレアチニン(Cr)，クレアチンキナーゼ(CK)の上昇が参考になります．

診断ツールの1つとして，後向き研究で導かれたリスクスコアがあります(表1)．

点数の合計が6ポイント以上なら壊死性筋膜炎の可能性が高くなり，8ポイント以上ならかなり疑われる(75％以上)．壊死性筋膜炎の患者のなかでは，75～80％の患者が8ポイント以上であり，7～10％の患者しか6ポイント未満にならないそうです．つまり，このリスクスコアは軟部組織感染症が強く疑われるときのみ有用です．

単純X線写真やCT，MRIなどの画像検査は，ガス産生する菌による場合は有用です．単純CTでガス産生や病変の評価をするのが診断を遅らせないために最も有用かもしれません．MRIでの評価は感度が高すぎる可能性があります．しかし，もし壊死性軟部組織感染症と判断したら，早期に外科的処置をするべきです．

培養に関しては，A群溶血性連鎖球菌による壊死性筋膜炎の場合60％で陽性となります．しかし混合感染の場合，この結果のみで治療方針を決められません．皮膚や水疱の吸引液培養もよいですが，やはり外科的に深部組織を採取し，グラム染色および培養するのが確定診断にもつながります．

表1 壊死性筋膜炎のリスクスコア

		ポイント
血清CRP	≧150 mg/dL (15 mg/dL)	4
白血球数	15,000～25,000/μL	1
	>25,000/μL	2
ヘモグロビン	11.0～13.5 g/dL	1
	<11.0 g/dL	2
血清ナトリウム	<135 mEq/L	2
血清クレアチニン	>1.6 mg/dL	2
血糖値	>180 mg/dL	1

表2 深部皮膚組織および壊死性軟部組織感染症

特徴	壊死性筋膜炎1型	壊死性筋膜炎2型（特発性壊疽性筋炎）	ガス壊疽	化膿性筋炎	ウイルス性/寄生虫性筋炎
発熱	++	++++	+++	++	++
びまん性疼痛	+	+	+	+	++++[(1)]
局所の疼痛	++	++++[(2)]	++++	++	++
全身症状	++	++++	++++	+	+
ガス産生	++	−	++++	−	−
明らかな侵入部位	++++	±[(3)]	++++[(4)]	−	−
糖尿病	++++	±	−	−	−

[(1)] インフルエンザによる疼痛は筋肉痛を伴う．胸膜痛（流行性胸膜痛など）や旋毛虫症も時に重度の局所痛を伴う．
[(2)] 重度の疼痛はA群溶血性連鎖球菌感染による壊死性筋膜炎による．1型の壊死性筋膜炎では糖尿病性神経症を伴っているため痛みはそれほど重度でないこともある．
[(3)] A群溶血性連鎖球菌感染による壊死性筋膜炎の患者の約半数は明らかな感染の侵入部位を認めない．
[(4)] 外傷に伴うガス壊疽は *Clostridium perfringens*，*C. septicum*，*C. histolyticum* によることが多く，侵入部位も明らかである．一方，*C. septicum* による特発性壊疽性筋炎は，侵入部位は明らかでない．腸管から菌血症となり，組織に侵入する．

治療：まず大量輸液による循環管理そして嫌気性菌もカバーする広域スペクトラムの抗菌薬投与を行います．切開して皮下，筋膜周囲をみて検体を採取します．壊死を伴っている場合には，壊死が認められた範囲より広めにデブリドマンを行い，四肢であれば必要に応じて切断を行います．一度デブリドマンを行った後も頻回の洗浄が必要であり，切断端も注意深く毎日観察しなければなりません．発赤や腫脹が強い場合には，追加でデブリドマンや再切断を行うことも少なくありません．糖尿病がベースにあることも多く，適切な栄養管理が必要となります．

TIPS

- 壊死性軟部組織炎は，早期診断を心がける（表2）．

参考文献

1) UpToDate.com：Necrotizing infections of the skin and fascia
2) Anaya DA, Dellinger EP：Necrotizing soft-tissue infection：Diagnosis and management. Clin Infect Dis 44：705-710, 2007
3) Wong CH, Khin LW, Heng KS, et al.：The LRINEC（laboratory risk indicator for necrotizing fasciitis）score：A tool of distinguishing necrotizing fasciitis from other soft tissue infections. Crit Care Med 32：1535-1541, 2004
4) 青木 眞：レジデントのための感染症診療マニュアル，第2版．pp781-790，医学書院，2008

（国立国際医療研究センター病院 救急科 中尾俊一郎）

2 外傷

CASE 01　緊急度：★　重症度：★　対応医：初期研修医　転帰：整形外科入院

歩いて来る大腿骨頸部骨折？

症例　心筋梗塞の既往があるが，日常生活動作（ADL）の自立した非常に元気なDさん（77歳，男性）．受診前日の夜，雨天のなか右手で傘をさして自転車走行中，上り坂でバランスを崩して右側へ転倒し，右殿部をアスファルトに打ちつけた．股関節に強い痛みがあるものの，歩けないわけではなかったため，日常生活を続けた．しかし，翌日になって股関節の痛みの増強があったため救急外来を独歩受診した．

経過

診察にあたった初期研修医のJ君は，歩いて受診した時点で骨折はないだろうと思っていた．しかし，身体所見にて右大転子後面の圧痛と股関節の内旋・外旋時に疼痛を認めたため，念のため股関節の単純X線検査を行った（図1）．

単純X線検査では明らかな骨折線を指摘できず，放射線科医にも読影を依頼したが，骨折はないとの評価であった．J君は骨折がない旨の説明を行い，松葉杖で免荷のうえ，近医で経過観察を行うように勧めた．

ところが，意外にもDさん本人から強い入院希望があったため，J君は渋々整形外科のオンコール医師へコンサルテーションを依頼することとなった．コンサルテーションを求められた整形外科医は，身体所見より骨折を否定できないと判断し，現時点で骨折がない旨の説明をすべきでなかったとJ君に指摘した．Dさんは安静と精査加療のため，希望どおり入院することとなった．

入院後に行われたMRI検査では，大腿骨頸部にT1強調画像（図2）で低信号域，T2強調画像（図3）にて周囲骨髄に高信号域を認め，転位はないものの骨折が確実に存在することが判明した．Dさんは待機的にHanson pin固定術を施行し，その2週間後に退院となった．

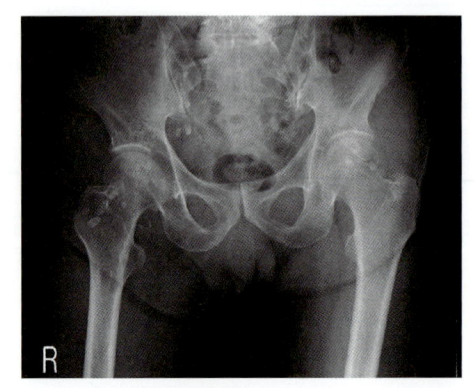

図1　単純X線写真像

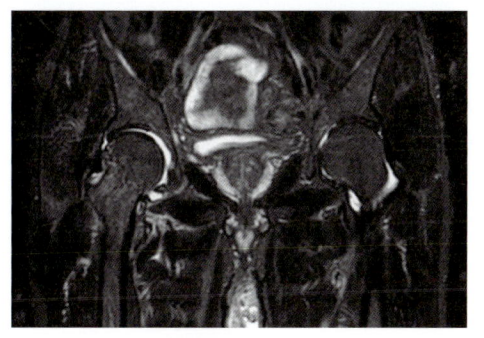

図2　MRI T1 強調画像　　　図3　MRI T2 強調画像

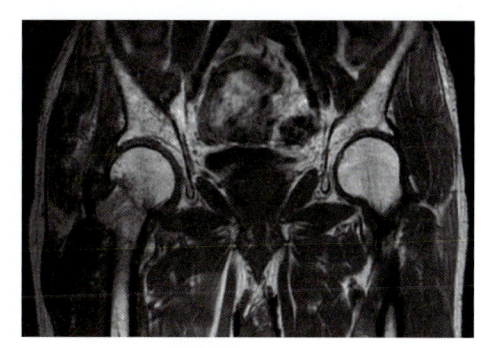

診断

右大腿骨頸部骨折

解説

　単純X線上骨折線が認められないが，実際に骨折が存在することを不顕性骨折といいます．近年，MRIの普及に伴い，以前には見過ごされていた不顕性骨折の診断が容易になったものの，この症例のように患者が歩いて受診した場合，骨折はないだろうと先入観をもったJ君の気持ちは理解できます．

　しかし，**大腿骨近位部不顕性骨折の発生頻度は5%前後との報告が多く，決して稀ではないことを念頭におく必要があります**．そして実際の臨床においては，ほとんどズレのない不顕性骨折であれば歩行してくる患者がいることも事実であるので先入観は禁物です．

　では，単純X線検査が陰性であった場合，その診断には，どのような検査が行われるべきでしょうか．CT検査，MRI検査，骨シンチグラムなどが診断に有用か検証されてきましたが，CT検査については推奨しうる十分な報告がないため，MRI検査，骨シンチグラムによる診断が勧められます．

　MRI検査と骨シンチグラムを比較すると，骨シンチグラムには偽陽性，偽陰性があり，また侵襲的であるのに対し，**MRI検査は極めて精度が高く，非侵襲的である点から最も勧められる検査**といえます．MRI検査における頸部骨折は，一般的にT1強調画像でhigh，T2強調画像でlowのびまん性，または線状の信号像として見られます．

　頸部骨折に限らず，単純X線にて骨折線のはっきりしない，骨折が疑われる症例に遭遇します．**単純X線にて骨折線がわからなくとも，大切なのは身体所見です**．特にheel knock pain（足底部叩打時に股関節へ響く痛み）や，rotation pain（患側下肢の内旋・外旋時に生じる股関節痛）を認めた場合，骨折を疑い，原則は患肢安静のうえ，積極的に精査を行う姿勢が肝要です．

TIPS

- 大腿骨頸部骨折は，受傷機転・身体所見を根拠に，積極的に疑う．
- 単純X線で診断がつかない場合，MRI検査にて精査を行う必要がある．

■ 参考文献

1) Evans PD, Wilson C, Lyons K：Comparison of MRI with bone scanning for suspected hip fracture in elderly patients. J Bone Joint Surg 76-B：158-159, 1994
2) Rizzo PF, Gould ES, Lyden JP, et al：Diagnosis of occult fractures about the hip. Magnetic resonance imaging compared with bone-scanning. J Bone Joint Surg 75-A：395-401, 1993
　☞ 上記2論文とも，老人のoccult hip fractureに対してMRIが有用であることを提示した論文

（大島郡医師会病院 内科　佐野常男）

ワンポイントメモ—4

●徒手筋力テスト（MMT）

5	normal	強い抵抗を加えても，完全に運動しうるもの
4	good	ある程度の抵抗に打ち勝って，正常可動域いっぱいに運動できる
3	fair	抵抗を加えなければ，重力に抗して正常可動域いっぱいに運動できる
2	poor	重力を除外してやれば，正常可動域いっぱいに運動できる
1	trace	筋のわずかな収縮は起こるが，関節は動かない
0	zero	筋の収縮がまったくみられない

3 小児救急

CASE 01　緊急度：★★★　重症度：★★★　対応医：後期研修医　転帰：PICU入院

その咳いつから？

> **症例**　Aちゃん(10歳，男児)は受診5日前から咳が増悪し，4日前から38℃台の発熱を呈していた．3日前からグッタリして，自宅で1日中寝て過ごしていた．2日前に近医を受診し，精査目的に当科紹介受診となった．前医での胸部単純X線写真では左肺野全体の含気低下が認められていた．

経過

診察時 PAT (pediatric assessment triangle) は「悪い」と判断されたため，酸素投与を開始した．軽度の多呼吸 (呼吸数 26/分) を認めたが，SpO_2 は酸素投与下で 98% であった．呼吸音に左右差があり，左肺野で減弱しており，軽度の wheeze を聴取した．陥没呼吸は認めなかった．心拍数 95/分，血圧 120/70 mmHg で循環は安定し末梢循環も良好であった．神経学的異常はなく，体温は 37.2℃ であった．

後期研修医のS君が詳しく経過を聞いてみると，咳は2か月前より持続していた．慢性咳嗽の鑑別として気道異物を疑い，母親に誤飲を疑わせるエピソードを確認したところ，3か月前にジュースを飲んでいた際にグラグラしていた左上前歯を一緒に飲みこんでいた．その直後に激しい呼吸困難に見舞われたが，5分程で呼吸困難は落ち着いた．それ以降咳がずっと続いているとのことだった．

以上のエピソードと理学所見より気道異物を疑い，気管支内視鏡検査を施行したところ，左主気管支に歯と思われる石灰化異物が認められた (**図1**)．当院呼吸器科医にコンサルテーションして，全身麻酔下にて異物 (歯牙) が摘出された．

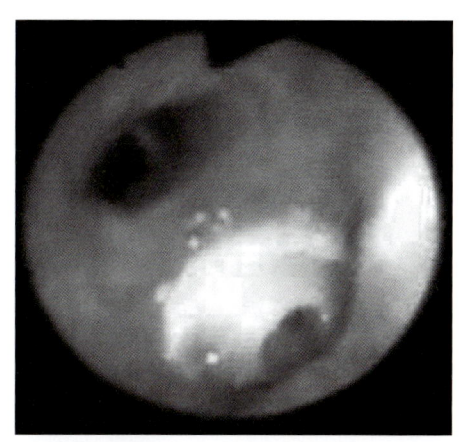

図1　気管支ファイバー検査で描出された異物 (☞カラー口絵)

診断

気管支異物(歯牙)

解説

　咳の鑑別疾患は多岐にわたります．救急の現場では，まず致死的な疾患から除外する必要があります[1]．致死的な原因としては，アナフィラキシー，クループ，気管支喘息，細気管支炎，気道異物，重症肺炎，百日咳，うっ血性心不全があげられます．身体所見および検査所見，病歴などを参考に，診断を進めることになりますが，診察時にはまず PAT を用いた初期評価を行い，評価と介入の手順を考えます．苦しそうな小児を目の前に延々と病歴を聴取する姿は，救急診療の現場にふさわしくありません．

　今回の症例のように気道異物は慢性咳嗽の鑑別疾患としても重要です．突然の咳やむせ込みを主訴に救急を受診する場合には比較的疑いやすいのですが，慢性の経過であった場合には，気道異物が念頭になければ，有効な情報が得られないことが多いのです．

　気道異物では「異物の誤飲のエピソードの有無」が最も感度が高いといわれており，14〜45％の症例では身体所見が正常との報告もあります．また，胸部単純 X 線は半数以上が正常で最も感度が低い検査ともいわれています．理学所見や胸部単純 X 線に異常がなくとも，病歴から気道異物を疑う姿勢が重要です．当院での気道異物症例(他院からの転院例も含む)は過去 2 年間(2006 年 1 月〜2007 年 12 月)で 16 例でした．発症から摘出までの時間は中央値で 3 日，最長で 89 日でした．異物が疑われるまで，咳の原因として一般的な上気道炎，細気管支炎，気管支喘息，肺炎などと診断，治療されることが多く，非典型的な経過(慢性の咳嗽など)の精査の際に発見される傾向がみられました．① 新たに生じた呼吸促迫，喘鳴，咳嗽では常に気道異物を考慮する．② 誤嚥のエピソードの有無を常に確認するなど，気道異物を念頭においた姿勢が重要と考えられます[2]．

TIPS

・小児の咳では必ず気道異物を鑑別の 1 つとして考慮する．

■ 参考文献

1) Fleisher GR, Ludwig S：Textbook of pediatric emergency medicine, 6 th ed. Chapter 14, Cough. Lippincott Williams & Wilkins. Baltimore, 2010
　☞ 小児救急のバイブル，通称「フライシャー」です．
2) Daines CL, Wood RE, Boesch RP：Foregin body aspiration：An important etiology of respiratory symptoms in children. J Allergy Clin Immunol 121：1297-1298, 2008
　☞ 気道異物に関する最近のケースレポートです．

(国立成育医療研究センター病院 救急診療科　伊藤友弥)

CASE 02　緊急度：★★★　重症度：★★★　対応医：後期研修医　転帰：PICU入院

スタートダッシュ 敗血症性ショックの治療

症例

特に既往のないEちゃん（生後10か月，女児）．体重10 kg．39℃の高熱と活気不良，哺乳不良を主訴に救急外来を受診した．トリアージナースがEちゃんの顔色不良に気づき，ただちに10 L/分の酸素投与が開始された．自発開眼はあるが筋緊張は低下し，痛み刺激に弱く逃避するのみで，呼吸数70/分，SpO$_2$ 100%だが全身に網状チアノーゼ（図1）を認めた．脈拍は210/分（整），血圧は触診で収縮期80 mmHg，CRT（毛細血管再充満時間）は6秒と延長していた．

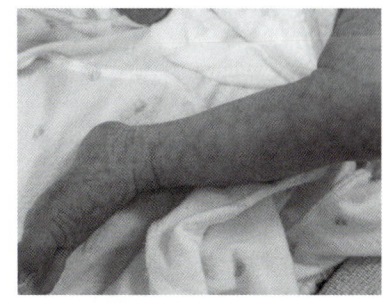

図1　下肢の網状チアノーゼ
（☞カラー口絵）

経過

看護師からの連絡を受けた後期研修医のS君はすぐに診察を開始した．呼吸も速いうえに，血圧は維持できているが頻脈に加えて末梢循環も不良なため代償性ショックに陥っていると判断した．すぐに点滴と採血の指示を出した．敗血症を疑ったS君はEGDT（early goal-directed therapy）を思い浮かべた．「たしかCVP（中心静脈圧）8 mmHg，MAP（平均動脈圧）65 mmHg，時間尿量0.5 mL/kg/時，SvO$_2$＞70%を6時間以内に達成する……あれ小児の場合もこれでいいのかな……？」．しかし四肢末梢は冷感が強く血管は虚脱しており，末梢静脈路確保は困難を極めた．結局少量の逆血が得られ血液培養を提出できたのみで静脈路は確保できず，汗だくになりつつもベテラン看護師の視線に気付き観念したS君は上級医のM先生を呼んだ．

M先生はS君にカテーテル尿採取を指示し全身を評価した後に，すばやく脛骨に骨髄針を留置．骨髄液の迅速血糖がlowであることを確認し，ブドウ糖と広域抗菌薬としてセフォタキシム100 mg/kgを投与．さらに循環が安定するまで生理食塩水を20 mL/kgずつボーラス投与した．生理食塩水を200 mLずつ4回，計800 mL投与したところで循環・意識はともに回復し強く啼泣し始めた．S君がカテーテル尿を採取すると，尿は白濁し，尿沈渣に多数の白血球を認めた．Eちゃんは尿路感染症による敗血症性ショックと判断され，全身状態の安定化後PICUに搬入された．

診断

尿路感染症による敗血症性ショック

解説

　尿路感染症は小児の発熱の原因として一般的ですが，解剖学的に尿路が短いこと・未熟な免疫能・膀胱尿管逆流などの先天奇形などにより腎盂腎炎から菌血症・敗血症に進展してしまうことがあります．同様に髄膜炎や敗血症をみた際には，原疾患の鑑別として常に尿路感染症を考えなければなりません．

　小児敗血症は「感染またはその疑いの結果存在する SIRS（全身性炎症反応症候群）」と定義されます（表1）．また小児 SIRS の診断基準ではバイタルサインの崩れが重要視されます．これら感染症に伴う生理学的異常を早期に認知し，敗血症として迅速に対処することが予後の改善に重要です．「敗血症＝血液中に細菌が存在することではない」ことを再度認識しましょう．敗血症性ショックでは抗菌薬の投与が1時間遅れるごとに生存率が平均7.6％ずつ減少したという報告もあり，ショックの原因が非感染性と確定できない場合には，血液・カテーテル尿の培養を提出し，ただちに広域抗菌薬の初回投与を行います．

　小児敗血症ショックアルゴリズムを図2に示しますが，初療開始後1時間で重要なことは前述の初回抗菌薬投与に加え，高流量酸素投与・生理食塩水や細胞外液などの等張液20 mL/kg のボーラス投与（安定化するまで繰り返す）および低血糖の是正です．循環不全で末梢静脈路確保が困難なのであれば，骨髄路を確保します．重症例では低血糖の合併も多く，採血時に迅速血糖の測定は必須です．低血糖に対しては20％ブドウ糖 2〜5 mL/kg の投与を行い，速やかに是正します．輸液蘇生に際してブドウ糖含有製剤を用いてはいけません．高血糖により血漿浸透圧が上昇し，浸透圧利尿によりさらなるショックの増悪をきたすことが知られています．輸液蘇生中に肺水腫をきたすことがあり酸素投与の継続と気道確保と人工呼吸管理の準備も必要になります．

　小児の EGDT では6時間以内に，①四肢冷感の消失と CRT の回復，②正常血圧，③

表1　小児敗血症の定義[2]

SIRS（全身性炎症反応症候群）
以下のうち2つもしくはそれ以上を満たすもの （ただし，核心温もしくは白血球数はどちらか必ず一方を満たす） ・核温（直腸，膀胱，口腔内など）＞38.5℃ もしくは＜36℃ ・各年齢における +2 SD 以上の頻脈もしくは，1歳未満であれば，月齢の10パーセンタイル以下の徐脈 ・各年齢における +2 SD 以上の呼吸数 ・各年齢において，白血球数の相対的上昇もしくは減少または10％以上の未熟好中球の存在
・敗血症：感染症もしくはその疑いの結果存在する SIRS ・重症敗血症：心血管機能異常または ARDS またはほかの2つ以上の臓器機能異常を伴った敗血症 ・敗血症性ショック：最初の1時間で 40 mL/kg 以上の容量負荷にもかかわらず存在する心血管機能異常を伴った敗血症

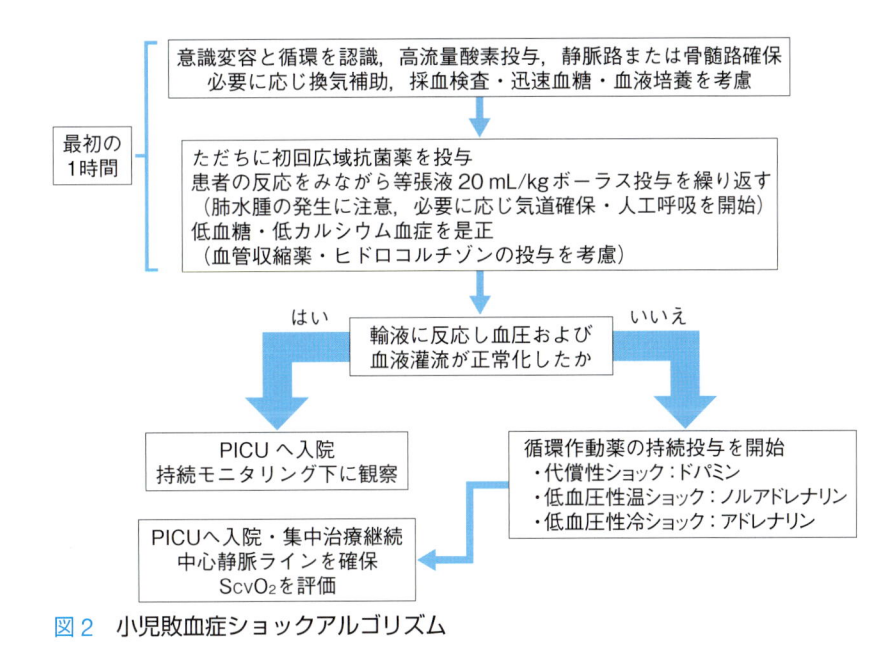

図2 小児敗血症ショックアルゴリズム

最初の1時間

- 意識変容と循環を認識，高流量酸素投与，静脈路または骨髄路確保 必要に応じ換気補助，採血検査・迅速血糖・血液培養を考慮
- ただちに初回広域抗菌薬を投与 患者の反応をみながら等張液20 mL/kgボーラス投与を繰り返す（肺水腫の発生に注意，必要に応じ気道確保・人工呼吸を開始） 低血糖・低カルシウム血症を是正（血管収縮薬・ヒドロコルチゾンの投与を考慮）

輸液に反応し血圧および血液灌流が正常化したか

- はい → PICUへ入院 持続モニタリング下に観察
- いいえ → 循環作動薬の持続投与を開始
  - 代償性ショック：ドパミン
  - 低血圧性温ショック：ノルアドレナリン
  - 低血圧性冷ショック：アドレナリン

→ PICUへ入院・集中治療継続 中心静脈ラインを確保 $ScvO_2$を評価

意識状態の回復，④時間尿量1 mL/kg/時，⑤血中乳酸値の低下とBE（過剰塩基）上昇，⑥$SvO_2>70\%$のすべてを達成することとされています．それには初療開始後1時間内での輸液蘇生を含む蘇生処置が重要です．本症例では幸い輸液蘇生に反応を認め，PICU搬入後も厳重なモニタリング下に加療継続となりました．輸液蘇生に反応が乏しい場合は，鎮静，筋弛緩下に挿管，動脈ラインと中心静脈路を確保し，カテコラミンを開始します．また副腎不全を疑えばヒドロコルチゾン2 mg/kg（最大投与量100 mg）を投与します．PICUでの全身管理が必要になることもあり，転院搬送の判断を遅らせてはなりません．

TIPS

- 敗血症性ショックには，高流量酸素投与，積極的な等張液投与，抗菌薬投与，を速やかに開始すること．重症小児では常に低血糖の可能性を考慮する．ただし輸液蘇生にブドウ糖含有製剤は用いない．

■参考文献

1) American Heart Association：PALSプロバイダーマニュアル AHAガイドライン2005準拠．シナジー，2008
   ER医必読の小児救急専門書
2) Goldstein B, Giroir B, Randolph A：International pediatric sepsis consensus conference：Definitions for sepsis and organ dysfunction in pediatrics. Pediatr Crit Care Med 6：2-8, 2005

（国立成育医療研究センター病院 救急診療科　境野高資）

| CASE | 緊急度：★★★　重症度：★★★　対応医：後期研修医　転帰：PICU入院 |

03　赤ちゃんの発熱どうしよう……

症例

Fちゃん（生後3か月，男児）．忙しいゴールデンウイークのまっただなか，夕方の救急外来の待合室には親子が30人以上並んで待っており，一部は待ちくたびれて殺伐とした雰囲気も漂っていた．そんななか，診察室に生後3か月のFちゃんが母親に抱っこされて入って来た．今日の昼から40℃の発熱を認めたという．咳や鼻汁といった感冒症状もなく，母親は突然の発熱で不安な様子だった．

経過

　小児科の後期研修医S君は，3か月目での発熱ということで血液検査，尿検査も含めて一通りの検査をしようと考えた．Fちゃんは活気がなく，診察時にもあまり啼泣しなかった．咽頭発赤はなく，胸腹部の診察所見でも特に異常所見を認めなかった．S君の脳裏には一瞬髄膜炎も浮かんだが，大泉門の膨隆もなく，自信のない髄液検査は後回しにすることにした．血液検査，尿検査をしたところ，混濁した尿が得られた．「尿路感染症ですね」．S君は母親に得意気に尿路感染症の説明を行い，結果が出るまでの間に次の患者の診察をしようと隣のブースに移動して数分後，小児科の上級医M先生の「早くモニターをつけて」という声が聞こえてきて，なにやら騒がしい雰囲気が伝わってきた．

　患者の診察を終えて，何事か駆けつけてみるとM先生がFちゃんに生理食塩水をボーラス投与していた．「この子どうしたの？」急かすようにM先生に問いただされたS君は，事の次第も把握できないまま，「発熱で受診された生後3か月の乳児なんですが，尿検査で濃尿を認めたので尿路感染症だと思っています」．「バイタルサインはどうだったの？手足をよく見てごらん」．M先生の声にFちゃんの服を脱がせてよく診察をすると下肢には網状チアノーゼが著明に認められた．モニターでは心拍数が236/分と頻脈を呈していた．「血圧は64 mmHgでギリギリだけど，代償性ショックの状態だよね．さあ突っ立ってないで早くボーラス替わって．血液と尿の培養は採ったんだよね，さっさとセフォタキシムを打たないと．それと落ち着いたら腰椎穿刺も考えないとね」．M先生が早口で周りに次々と指示を出すのを聞いて，S君は血の気が引くのを感じながらM先生からシリンジを受け取った．

診断

　尿路感染症，敗血症性ショック

解説

　救急外来を受診する小児のうち「発熱」を主訴とするのは全体の30〜40%で，最も多い主訴にあたります．発熱の程度は，体温計の数字で客観的かつ明確に示されるため，急な発熱に驚き不安を感じて救急外来に駆け込む母親も多いのです．救急外来の担当医はその不安に理解を示しつつ，細菌性髄膜炎や敗血症などの緊急性を要する発熱か否かを鑑別することを第一の目的として診療を開始しなければなりません．「夜中にたかが発熱で来るなんて．きっと風邪だろう」という考えや先入観で診察に臨むことは，自らピットフォールに入ろうとするも同然です．

　発熱を主訴として救急外来を受診する小児に対し，まず考えなければならないことは，「緊急性が高い発熱か否か」です．そのためには，確定診断にこだわらずに，全身状態・呼吸循環動態の把握と安定化に努めることが重要です．発熱に限らず，「緊急性が高いか否か」を判断するためには解剖学的な異常（咽頭発赤，聴診上の呼吸音異常など）よりも生理学的な異常（意識レベル，努力呼吸の有無，末梢循環不全の有無など）に注目すべきです．後期研修医のS君も確定診断を優先するあまり，生理学的な異常に早期に気づかずにいました．

　全身状態の評価ではまず「観察」から始めます．診察室に入ってから診察が始まるのではなく，待合室でどのように待っているか，名前を呼んでどのように診察室に入ってくるかはとても重要な観察項目です．一般的に，絵本を読んだり，テレビに見入ったり，走り回ったりしている小児に重篤な疾患が隠れている可能性は低いだろうし，しっかりとした足取りで入室してくる小児は全身状態が保たれていると判断して大きな問題はないであろうと考えられます．診察室に入った後も，いきなり服を脱がせようとはせずに，顔色，周囲への反応（おもちゃなどを用意しておくとよい），新生児・乳幼児であれば四肢運動の活発さなどで全身状態を把握しようとする姿勢を身につけましょう．

　全身状態の観察に引き続き，生命維持に最も重要な呼吸・循環動態の把握を短時間で行います．発熱の有無に関係なく，全身状態不良で呼吸循環動態に異常がある場合は，心肺蘇生のABCにそったアプローチで全身状態の安定化を優先します．具体的には，意識レベル，バイタルサイン（呼吸数，脈拍数，体温），呼吸促迫や末梢循環不全の徴候のチェックが重要です．呼吸促迫の評価としては，胸骨上・肋間・肋骨弓下陥没呼吸，鼻翼呼吸，呻吟を，末梢循環の評価にはCRT（capillary refilling time，毛細血管再充満時間：正常は2秒未満），末梢皮膚温（ショックでは冷たく湿った状態となる），末梢動脈触知を用いるのが簡便かつ迅速です．バイタルサインは年齢ごとに正常値が大きく異なることを念頭におく必要があります（表1）．筆者の施設では表をラミネート加工し，研修中の全員に配布しています．

　小児の発熱の大部分はウイルス感染によるもので，対症療法と経過観察で事足りることが多いのですが，生後3か月未満の乳児はほかの年齢群に比べて，①免疫応答システムが未熟である，②細菌感染のリスクが高い（重症細菌感染症の割合は8.5〜12%との報告がある），③重症細菌感染であってもその症状がわかりにくく，非特異的である——という点に留意する必要があります．そのため，原則として専門医へのコンサルテーションを考

表1　小児のバイタルサイン表[1)]

年齢	呼吸数			脈拍数		
	2 SD	1 SD	正常域	2 SD	1 SD	正常域
0～3か月未満	10～80	20～70	30～60	40～230	65～205	90～180
3～6か月未満	10～80	20～70	30～60	40～210	63～180	80～160
6～12か月未満	10～80	17～55	25～45	40～180	60～160	80～140
1～3歳未満	10～40	15～35	20～30	40～165	58～145	75～130
3～6歳未満	8～32	12～28	16～24	40～140	55～125	70～110
6～10歳未満	8～26	10～24	14～20	30～120	45～105	60～90

表2　生後3か月未満の発熱時に対する治療指針[2)]

生後1か月未満の発熱	・full sepsis workup（一般血液検査，CRP，血液培養，尿一般・培養，髄液一般・培養，呼吸器症状があれば胸部単純X線検査） ・原則として入院 ・培養結果判明まで抗菌薬投与（アンピシリン＋セフォタキシム）
生後1か月～3か月未満の発熱	・重篤感，B群溶血性連鎖球菌などの病歴，リスクファクターがあれば，full sepsis workupを行い入院，培養結果判明まで抗菌薬投与 ・全身状態良好でリスクファクターがなければ，partial sepsis workup（一般血液検査，CRP，血液培養，尿一般・培養，呼吸器症状があれば胸部単純X線）
	・Rochester criteria[※]に該当するかと，CRP値を併せて現場で判断．帰宅許可する場合，必ず翌日に救急センターでフォローする．

[※]Rochester criteria（生後60日未満）
低リスクグループとは以下の病歴・身体所見・検査結果を満たすものとする．
1）全身状態良好で，診察で皮膚・軟部組織・関節・鼓膜に細菌感染を疑う所見がない．
2）考慮すべき既往歴・基礎疾患がなく，周産期の合併症がない．
3）抗菌薬での治療歴がない．
4）WBC 5,000～15,000/μL，桿状核球<1,500/μL
5）尿　<10 WBC/HPF
6）便　<5 WBC/HPF（下痢がある場合）（＊筆者の施設では採用していません）
上記1）～6）を満たす低リスクグループで重症細菌感染（髄膜炎，敗血症，骨髄炎・関節炎，尿路感染症，肺炎，腸炎）である確率は1.1％と報告されている．

慮するべきです．特に重症細菌感染については，発熱を主訴に救急外来を受診し細菌感染症と診断された生後1～2か月の乳児のうち，66％は担当医より「全身状態良好」と判断されていたとの報告もあり，全身状態良好と判断しても月齢に応じた検査を行う必要があるとする根拠となっています．表2に生後3か月未満の発熱児に対する診療指針を示します．

TIPS

- 乳幼児の発熱では「緊急性が高いか否か」を判断するため，解剖学的異常よりも生理学的異常に注目すべき．

■ 参考文献

1) Warren DW, Jarvis A, LeBlanc L, et al：Revisions to the Canadian triage and acuity scale paediatric guidelines(PaedCTAS). CJEM 10：224-243, 2008
2) http://www.uptodate.com/index Up To Date "Strategies for the evaluation of fever in neonates and infants(less than three months of age"
☞ Rochester protocol 以外の protocol についても記載がある．

(国立成育医療研究センター病院　総合診療部　余谷暢之)

ワンポイントメモ—5

● 生後3か月未満児の発熱に対する対応

生後1か月未満 ・full sepsis workup（一般血液，CRP，血液培養，尿一般・培養，髄液一般・培養，呼吸器症状があれば胸部X線） ・入院管理 ・培養結果判明までは抗菌薬投与 生後1～3か月未満 ・重篤感，GBS（B群溶血性連鎖球菌）などの病歴，その他のリスクファクターがあれば生後1か月未満と同様に対処 ・全身状態良好でリスクファクターなければ partial sepsis workup（一般血液，CRP，血液培養，尿一般・培養，呼吸器症状あれば胸部X線） ・迷った場合は原則として入院 ・状態がよく帰宅する場合も再度小児医療施設への受診を指示．検査結果は必ずチェックする 上記は新生児と乳児早期の発熱に対する対応の1例である．少なくとも1か月に満たない新生児の発熱は，入院施設のある小児科へ相談ないし紹介すべきである．	解熱薬の使用について 　必ずしも使用の必要はないが，39℃を超える発熱は積極的に下げる．方法は冷却（額，鼠径，腋窩など），薄着，送風，冷房などでよいが，使用する解熱薬は小児ではアセトアミノフェンとイブプロフェン（ユニプロン®）に限定する．アスピリン，ジクロフェナク，メフェナム酸は小児には投与しない． 抗菌薬の使用について 　種々のガイドラインがあるが，原則として①ウイルス感染症には不要，②重症ないし重症化が懸念される細菌感染症には投与．むしろ一次救急で抗菌薬投与がクリティカルな場合は搬送を原則とし，それ以外は一律に投与せず経過観察でもよい．溶血性連鎖球菌感染症，occult bacteremia などは例外．

(国立成育医療研究センター，一部改変)

CASE 04

緊急度：★★★　重症度：★★★　対応医：後期研修医　転帰：PICU入院

風邪だと思っていたら……心筋炎はおそろしい

> **症例**　特に既往のないLちゃん（5歳，女児）．数日前より始まった腹痛と嘔吐に加え，昨日夜間より活気なくグッタリとしていた．今朝になって顔色不良となり，呼吸も荒くなってきたために救急外来を受診した．

経過

　救急に配属されてまだ2週間の後期研修医S君が，「何でいつも救急ってこんなに忙しいんだろう……」と思っていたところに，ベテラン救急看護師のOさんがカルテを持って走ってきた．「S先生，急いで．急患よ！」．S君が診察室に入ると，幼稚園児くらいの女の子が診察ベッドにグッタリと横たわっていた．「何だか顔色がよくないな」と思いながらS君が母親にいつから調子がよくないのか訪ねたところ，「今朝なかなか起きなくて，昼に起こしたらずっとグッタリして何も食べなかったんです．様子をみていたんですけど，顔色が悪くなってきちゃって，急いで救急に連れて来ました……」と堰を切ったように話し出した．

　S君が母親の勢いに圧倒されながら話を聞くこと約5分，見かねたベテランO看護師に呼ばれた上級医のM先生が登場した．Lちゃんの様子を見るなり，上級医のM先生はS君に静かに強く言った．「S先生，初期評価が不良な患者さんですよね．グッタリして眼が合わないし，息が荒くて顔色もよくない．PAT(pediatric assessment triangle)不良ですね．お母さんのお話しを伺う前に，まず一次評価から迅速な心肺機能の評価をしましょうね」．

　S君は上級医のM先生の声に，「やばい，PALS(小児二次救命処置)評価を忘れてた……」と思いつつ，慌てて頭のなかが白くなりかけた．見かねた上級医のM先生はベテラン看護師のOさんに声をかけた．「すぐに酸素投与を始めましょう．Oさん，モニターをつけてください．何人か外来の先生に声をかけてください」．Oさんは静かに頷くと，てきぱきと処置を開始した．

　上級医のM先生は自ら一次評価を開始した．「気道(A)は空いていますね．呼吸(B)は呼吸回数が約40回程度で，浅く速い呼吸パターンです．胸骨上部に軽度の陥没呼吸があります．聴診所見は特に喘鳴を聴取しません．SpO₂値は96%，酸素投与下に98%です．呼吸促迫の所見ですね」．S君は冷や汗をかきながら，小さく「ハイ……」とだけ返事をした．

　上級医のM先生は評価を続ける．「循環(C)はまず手を握って，末梢冷感があります．橈骨動脈では脈の触知が弱い．CRT(毛細血管再充満時間)も3秒と延びています．心拍数は約140/分で＋2SDを超える頻脈があります．意識(D)は呼びかけに開眼するのでAVPU

のV*1，瞳孔径は3/3 mmで左右差なく反射も正常です」．Oさんがバイタルサインを測り終えるとM先生に，「先生，血圧は76/42 mmHg，体温は35.9℃です」と声をかけた．

1分も経たないうちにM先生は一次評価を終えた．「Lちゃんは5歳だから，血圧の最低基準値は(70＋2×年齢)で80 mmHgです．低血圧性ショックの状態ですね．心音の聴診では……リズムは整ですがギャロップリズム(奔馬調律)が聞こえる……」．その一言にS君は「ええっ？……」と声を上げた．絶句したS君をよそに，M先生はさらに全身の所見を取り始めた．

数分後，若手医師たちが応援に駆けつけると，M先生はこう言った．「今朝から顔色不良となった5歳女児です．呼吸促迫と低血圧性ショックの所見を認め，ショックの原因に関しては心筋炎などの急性心不全が疑われます．N先生，輸液ラインを確保して血液検査を提出してください．意識レベルの低下もあるので迅速血糖の評価も忘れないように．P先生，心電図と胸部単純X線をオーダーしてください．Q先生は心エコーを持ってきてください．心機能の評価をしましょう．R先生は循環器のT先生とPICU(小児集中治療室)のU先生に連絡してください」．あっけにとられるS君にM先生は優しく声をかけた．「S先生，あなたはSAMPLE評価*2に基づいてお母さんから詳しい情報を聞いてください，いいですね」．

その後の評価でさらに肝腫大も指摘され，胸部単純X線画像上の心拡大はないものの，心エコー上EF(左室駆出率)30%と心機能の低下も認めた．10 mL/kgの初期輸液とドパミン10γの持続投与を開始後，やがて心拍数は130/分台，血圧は90 mmHg台に回復した．心室細動などの不整脈はなく，意識レベルも回復したが，循環動態が不安定なためPICUでの全身管理を行う方針となった．

診断

ウイルス性胃腸炎による急性心筋炎

解説

小児の心筋炎では発症後急激に症状が悪化し循環動態が破綻してしまう，いわゆる劇症型心筋炎に注意が必要です．過去4年間で20症例による自験例の検討では，心肺蘇生下に搬送された6症例では，体外循環(ECMO)を導入しても全例救命できていません．早期の発見と迅速な対応が望まれます．心筋炎では心エコーによる心機能の評価が特に有用で，心電図や胸部単純X線写真，血液検査では所見が明らかでない段階でも心収縮能低下な

---

*1. PALSの一次評価では，意識レベルの評価として簡易的に，A：alert(清明)，V：response to verbal stimuli(呼びかけに反応)，P：response to painful stimuli(痛み刺激に反応)，U：unresponsive(反応しない)，の4段階で評価を行います．

*2. PALSの二次評価では，AMPLE〔A：allergy(アレルギーの有無)，M：medicine(服用中の薬)，P：past history(病歴・既往歴)，pregnancy(妊娠の有無)，L：last meal(最後の食事と時間)，E：event(発症と経過の概略)〕に病歴聴取のS〔signs and symptoms(症状)〕を加えたSAMPLEヒストリーとして情報の聴取を行います．

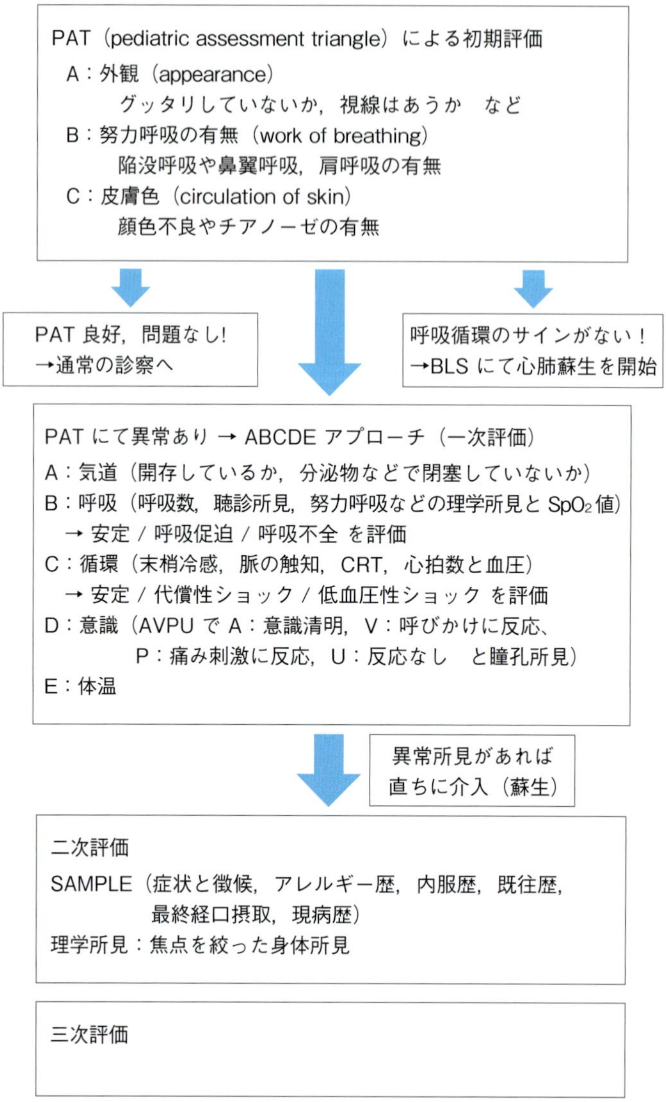

CASE 04 風邪だと思っていたら……　心筋炎はおそろしい

```
┌─────────────────────────────────────────┐
│ PAT（pediatric assessment triangle）による初期評価 │
│   A：外観（appearance）                  │
│       グッタリしていないか，視線はあうか　など │
│   B：努力呼吸の有無（work of breathing）  │
│       陥没呼吸や鼻翼呼吸，肩呼吸の有無    │
│   C：皮膚色（circulation of skin）        │
│       顔色不良やチアノーゼの有無          │
└─────────────────────────────────────────┘
      ↓                ↓                ↓
┌──────────────┐                ┌──────────────┐
│ PAT 良好，問題なし！│                │ 呼吸循環のサインがない！│
│ →通常の診察へ │                │ →BLS にて心肺蘇生を開始 │
└──────────────┘                └──────────────┘
                       ↓
┌─────────────────────────────────────────┐
│ PAT にて異常あり → ABCDE アプローチ（一次評価） │
│   A：気道（開存しているか，分泌物などで閉塞していないか） │
│   B：呼吸（呼吸数，聴診所見，努力呼吸などの理学所見とSpO₂値） │
│       → 安定 / 呼吸促迫 / 呼吸不全 を評価 │
│   C：循環（末梢冷感，脈の触知，CRT，心拍数と血圧） │
│       → 安定 / 代償性ショック / 低血圧性ショック を評価 │
│   D：意識（AVPU で A：意識清明，V：呼びかけに反応、 │
│             P：痛み刺激に反応，U：反応なし　と瞳孔所見） │
│   E：体温                                 │
└─────────────────────────────────────────┘
                       ↓
              異常所見があれば
              直ちに介入（蘇生）
┌─────────────────────────────────────────┐
│ 二次評価                                  │
│ SAMPLE（症状と徴候，アレルギー歴，内服歴，既往歴， │
│         最終経口摂取，現病歴）            │
│ 理学所見：焦点を絞った身体所見            │
└─────────────────────────────────────────┘
┌─────────────────────────────────────────┐
│ 三次評価                                  │
└─────────────────────────────────────────┘
```

図1　PALS 評価の模式図

どの異常所見が認められます．心収縮能が低下し心不全徴候が前面に出る場合のほか，心室頻拍などの不整脈が初期より認められる場合もあります．そのほか，心エコーでは僧帽弁などの弁逆流の所見にも注意が必要です．

　心筋炎に限らず，緊急性の高い病態が疑われる場合にはPALSに基づいた迅速な心肺機能の評価が望まれます（図1）．まず初期評価（PAT）により短時間に，①外観，②努力呼吸の程度，③皮膚色を評価します．問題なしと判断されれば普段どおりの診療で構いませんが，よくない，まずい（やばい）と思われる場合には，ABCDEアプローチによる迅速な心肺機能の評価と介入が必要になります．①まず人手を集めましょう．酸素投与を開始し，ECGやSpO₂モニターを装着します．②A（気道），B（呼吸），C（循環），D（意識），E（体温）の順に理学所見を主に迅速な評価を行い，呼吸に関しては呼吸促迫および呼吸不全の有無

を，循環に関しては代償性ショックおよび低血圧性ショックの有無を評価します．

本症例では主に B（呼吸）よりも C（循環）の異常を認め，原因として心筋炎による心原性ショックが疑われました．小児の急性心筋炎では，本症例のように心機能の低下により急速に心不全徴候を呈する場合のほかに，心室頻拍などの不整脈が前面に出る場合もあります．小児の集中治療が可能な施設は限られますので，早期の診断と初期治療後の迅速な転院搬送が救命のカギになります．教科書的には緩徐な輸液ボーラス投与とドブタミン，およびミルリノンなどのカテコラミン投与による循環補助（後負荷の軽減）が記載されていますが，評価や処置に手間取って症状が進行すれば，体外循環の備えがない施設では救命の手立てを失うことになってしまいます．

> **TIPS**
> ・小児の評価はまず第一印象（PAT）から．PAT 不良なら「酸素，モニター，人を呼ぶ」を呪文のように唱えつつ，迅速な心肺機能の評価を行う．
> ・心筋炎では早期の評価と高次医療施設への搬送が救命のカギとなる．

■ 参考文献

1) American Heart Association：PALS プロバイダーマニュアル日本語版．シナジー社．2008

（国立成育医療研究センター病院　救急診療科　辻　聡）

CASE 05 子どもがけいれん……君ならどうする？

緊急度：★★　**重症度：★**　**対応医：初期研修医**　**転帰：帰宅経過観察**

> **症例**
> 生来健康なHちゃん（1歳，女児）．数日前から軽い鼻汁，咳を認めていたが元気だった．夕方から発熱を認めたため救急外来を受診した．待合室で待っている間に突然，眼球が上転し四肢を震わせるけいれん発作をきたした．驚いた母親がHちゃんを抱えたまま必死の形相で診察室に飛び込んできた．

経過

「先生，けいれんです！」．当直中の初期研修医J君が看護師に呼ばれて駆けつけてみると，上下肢間代性，左右差のない全身性けいれんで，眼球は上転しており，顔色は不良だった．J君が「どうしよう……．けいれんを止めないと．ホリゾン®は確か0.3 mg/kgだっけ？　点滴しないと……」とあたふた思い悩んでいる間に，上級医のM先生が登場した．

M先生はHちゃんを見るなり看護師にモニターと酸素投与，吸引の準備を指示しつつ，バイタルサインの評価を始めた．SpO₂は85%だったが，バッグバルブマスクで酸素投与を開始後速やかに100%に回復した．脈の触知は良好で心拍数170/分，体温は40℃だった．「けいれん発作が持続しているね．J君，点滴をとってミダゾラム0.1 mg/kgを投与しよう．この児の体重は10 kgだから*，ミダゾラムの5倍希釈を1 mLだね」．M先生の言葉で落ち着きを取り戻したJ君は，患児の手背に点滴を確保し，ミダゾラムをゆっくり投与した．ただちにけいれん発作は頓挫し，Hちゃんは入眠した．M先生が全身の再評価をしたところ，舌根沈下による閉塞呼吸を認めた．「J君，肩枕と下顎挙上をして様子をみよう」M先生に言われるままに，J君はHちゃんの気道を確保したが，数分で努力呼吸は消失した．再評価にて呼吸数36/分，聴診所見も問題なく，心拍数130/分，血圧96/48 mmHg，末梢循環にも良好であった．瞳孔所見を取ろうとしたところでHちゃんは泣きだし，母親に抱っこを求めるようになった．機嫌も悪くなく，そのほかの理学所見でも特に所見を認めず，約2時間の様子観察後に帰宅となった．Hちゃんは3日後に解熱し，同時に体幹に皮疹が出現し，突発性発疹症と診断された．

診断

単純型熱性けいれん（表1）

---

*注．筆者の施設ではけいれんの初期治療としてミダゾラム（10 mg/kg）を5倍希釈（1 mg/kg）として0.1 mg/kg（0.1 mL/kg）で使用しています．

表1　熱性けいれんの単純型・複雑型

単純型熱性けいれん	複雑型熱性けいれん（要注意な症例）
持続時間15分以内（多くは5分以内）	持続時間15分以上
全身性	けいれんが局在，もしくは左右差あり
発熱24時間以内に発症	発熱2日目以降に発症
一連の熱で1回のみ	一連の熱で2回以上のけいれん
けいれん後意識障害なし	発作後意識障害，麻痺など残る

解説

　熱性けいれんは生後6か月～6歳の小児にみられ，頻度は約5%程度です．小児の救急では比較的よく遭遇する疾患ですが，ほとんどの場合自宅でけいれんし，救急外来受診時にはすでに頓挫しています．今回のように待合室で突然けいれんしてしまうこともありますが，慌てずにまず心肺蘇生のABCにそって順に評価しましょう．けいれん時は脳での酸素消費が多くなり，また呼吸が抑制されていることもあり，十分な酸素投与を行います．気道を確保し，必要であれば換気を補助しますが，過剰なマスク換気は嘔吐，誤嚥を誘発するため注意が必要です．分泌物や吐物がある場合は，口腔内を吸引して気道を開通させます．単純型の熱性けいれんであれば，数分以内に自然頓挫することが多いですが，頓挫しない場合はジアゼパム（セルシン® 0.3 mg/kg）やミダゾラム（ドルミカム®，0.1～0.2

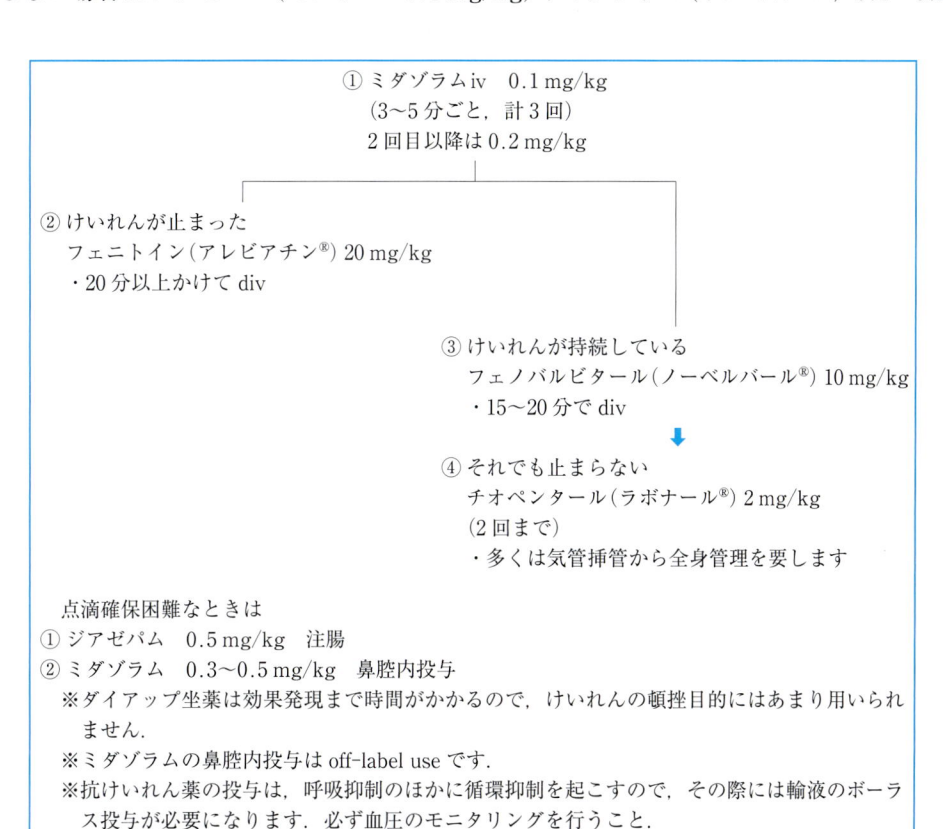

---

① ミダゾラム iv　0.1 mg/kg
　（3～5分ごと，計3回）
　2回目以降は 0.2 mg/kg

② けいれんが止まった
　フェニトイン（アレビアチン®）20 mg/kg
　・20分以上かけて div

③ けいれんが持続している
　フェノバルビタール（ノーベルバール®）10 mg/kg
　・15～20分で div

④ それでも止まらない
　チオペンタール（ラボナール®）2 mg/kg
　（2回まで）
　・多くは気管挿管から全身管理を要します

点滴確保困難なときは
① ジアゼパム　0.5 mg/kg　注腸
② ミダゾラム　0.3～0.5 mg/kg　鼻腔内投与
　※ダイアップ坐薬は効果発現まで時間がかかるので，けいれんの頓挫目的にはあまり用いられません．
　※ミダゾラムの鼻腔内投与は off-label use です．
　※抗けいれん薬の投与は，呼吸抑制のほかに循環抑制を起こすので，その際には輸液のボーラス投与が必要になります．必ず血圧のモニタリングを行うこと．

図1　抗けいれん薬の使用（国立成育医療研究センター）

mg/kg)の抗けいれん薬を投与します(図1).一見頓挫しているようにみえても,眼球偏位や四肢の硬直が残存している,意識障害の遷延がみられる場合はけいれんが持続していると考えます.けいれん頓挫後は入眠することも多く,意識障害との鑑別が難しいことがありますが,けいれん後の入眠の場合では,多くの場合少し刺激するとぐずるような反応がみられます.頓挫後も呼吸抑制が残る場合があり,引き続き心肺蘇生のABC評価,意識レベルの評価を行います.熱源の検索も必要ですが,複雑型熱性けいれんであれば,頭蓋内感染の有無も含めて評価を行い,原則は入院観察が望ましいと考えられます.単純型熱性けいれんで重症細菌感染症が否定されれば,帰宅して自宅での経過観察が可能です.わが子のけいれんを見た両親の大多数は不安で動揺しています.帰宅の際にはけいれん時の対応や観察のポイント,再受診のタイミングなど話しましょう.

TIPS

・けいれん中でも慌てずにABCの評価から始めよう.酸素投与とモニターも忘れずに!

■ 参考文献

1) Fleisher GR, Ludwig S:Textbook of pediatric emergency medicine 6 th ed., p 629-636, Lippincott Williams & Wilkins, Baltimore, 2010
 ☞「けいれんにはまずダイアップ」ではないことが体系的に書かれています.
2) https://ebmedicine.net/topics.php?paction=showTopicSeg&topic_id=1848 seg_id=3837
 EB MEDICINE:An Evidence-Based Approach To Pediatric Seizures In The Emergency Department:Pediatric emergency medicine practice 2009
 ☞小児のけいれんに関する解説と重積時の対応に関してまとめられたレビューです.

(国立成育医療研究センター病院 総合診療部 余谷暢之)

CASE 06 子どもの意識障害 鑑別は？

緊急度：★★　重症度：★★★　対応医：後期研修医　転帰：小児科入院

症例　既往歴のない健康な D ちゃん（2 歳，男児）．前日から鼻汁と咳嗽を認めたため，近医の小児科を受診し鎮咳・去痰薬を処方されていた．日中は元気で普段と変わらなかったが，18 時以降より数回の嘔吐（非胆汁性，非血性）と腹痛を訴え始めた．やがて意識レベルの低下を認めるようになったため，近医を再受診した際に救急車が要請された．

経過

診察時，D ちゃんは傾眠傾向で GCS 12（E 3 V 4 M 5）だった（表 1）．酸素マスク 10 L/分投与下に呼吸数 23/分で SpO_2 は 99％，聴診所見では異常呼吸音を聴取しなかった．四肢

表 1　小児の Glasgow Coma Scale[1]

	乳児	幼児	学童・成人
開眼（E）			
4	自発的に		
3	呼びかけにより		
2	痛み刺激により		
1	開眼しない		
言語音声反応（V）			
5	笑い，喃語	年齢相応な単語，会話	見当識あり
4	啼泣，易刺激性	混乱した単語，会話	混乱した会話
3	痛み刺激で啼泣	不適当な発語	
2	痛み刺激でうめき声	うめき声	無意味な発声
1	発声を認めない		
最良の運動反応（M）			
6	自発的に目的をもって動く	指示に従う	
5	接触（触れたりつかんだり）から逃避する	痛み刺激部位に手足をもってくる	
4	痛み刺激から逃避する		
3	上肢を異常屈曲させる（除皮質肢位）		
2	四肢を異常伸展させる（除脳肢位）		
1	全く動かさない		

③ 小児救急　57

表2 血液検査

血液ガス		Lactate 21.8 mg/dL
pH 7.36	Hb 12.0 mg/dL	Glu 132 mg/dL
BE −1.0 mmol/L	生化学	凝固
HCO$_3^-$ 21.7 mmol/L	Na 141 mEq/L	PT 11.4 秒
血算	K 3.7 mEq/L	PT-INR 0.93 秒
WBC 10,500/μL	NH$_3$ 43 μg/dL	APTT 31.3 秒
	AG 8.3 mEq/L	

に冷感なく脈拍数は92/分，血圧140/70 mmHgで脈の触知は良好であった．瞳孔は左右ともに2/2 mmで対光反射も正常，痛み刺激時に覚醒して腹痛を訴えた．体温は36.4℃であった．身体所見上，右上腹部に軟らかい腫瘤3 cm大を触知した．輸液を開始するとともに，意識障害の精査目的に血液検査を施行した(表2)．

腹部単純X線検査では腸管ガスはやや少ないがニボー形成はなく，腸管外ガス像も認めなかった．中枢神経系感染症および頭蓋内病変を鑑別するために頭部CT検査を施行したが，頭蓋内病変および脳浮腫の所見は認めなかった．髄液検査にて髄液中の細胞数，糖，蛋白の異常は認めなかった．その後も意識障害が遷延したため，腹部の精査目的に腹部超音波検査を施行したところ，腫瘤触知部に一致して腸管のターゲット徴候を認めた．呼吸循環動態が安定しており，重積腸管部の血流も確認できたため非観血的整復の適応と判断し，小児外科医立ち会いのもと，水溶性造影剤にて透視下高圧浣腸による整復を試みた．整復時，肝彎曲部にカニ爪様徴候を認めたが，1回目の高圧浣腸で順調に整復操作を完了できた．

整復後Dちゃんの顔色は良好となり，やがて傾眠傾向も改善した．検査終了後，経過観察目的に入院加療となったが，経過は順調で翌日退院した．

診断

意識障害を伴った(特発性)腸重積

解説

腸重積は，嘔吐，腹痛といった非特異的な症状を呈して発症する疾患で，非特異的症状・所見を呈するため診断が困難な場合があります．診断のタイミングを逃せば，腸管壊死，そして死に至る可能性もあります．今回の症例のように意識障害を主訴とした場合には，腹部疾患が鑑別にあげにくく，診断はより困難になります．今回の症例では前医で頭蓋内病変や中枢神経系感染症が指摘されており，意識障害が前面にたち，嘔吐や腹痛の症状が強調されていませんでした．しかし，腸重積における意識障害に関しては，成書や文献にも記載があり，小児の意識障害の鑑別には腸重積があげられています．幸いなことに今回は意識障害のおかげで腹圧がかからず，正確な腹部診察が可能となり，診察時に腹部腫瘤

表3　意識障害の鑑別疾患

感染症	敗血症 髄膜炎 脳炎，脳症	けいれん		けいれん後 症状を呈さないてんかん発作
頭蓋内占拠性病変	脳腫瘍 頭蓋内膿瘍 頭蓋内出血 水頭症	炎症性疾患		急性脱髄性疾患 自己免疫性疾患
		中毒	薬剤性	バルビツレート ベンゾジアゼピン オピオイド 抗コリン作動薬 経口血糖降下薬 エタノール
頭蓋内血管病変	梗塞 静脈洞血栓症		環境	有機物質 重金属
代謝性障害	低酸素性虚血性 循環障害 低血糖 電解質異常 糖尿病性ケトアシドーシス 高アンモニア血症-高尿素血症 ホルモン異常 そのほかの代謝異常	外傷		偶発的頭蓋内損傷 虐待による頭蓋内損傷
		その他		腸重積

表4　意識障害を呈する腸重積の病態生理

1) サイトカイン説：重複した腸管が血流障害などによってサイトカインまたは，ホルモンを放出し，中枢神経系に影響を及ぼしている．
2) 内因性モルヒネ説：生体防御反応として腹痛に対してモルヒネ様物質が分泌され，意識レベルが低下する．これを裏づける事実としては，多量のナロキソン（モルヒネ拮抗作用をもつ）投与により，短時間ではあるが，意識レベルが改善した症例報告がある．
3) 毒性代謝物質説：重複腸管部分の血流障害などにより，粘膜のバリアー機構が低下して何らかの毒性代謝産物が血中に混入することによる意識障害をきたす．しかし，この毒性代謝物質は同定されていない．
4) 細菌性毒素説：サルモネラ菌や大腸菌などの一部の毒素には，脳症を引き起こすものがある．しかし，腸重積症例でこれらの毒素が検出されたという報告はない．

を触知できました．翌日のカンファレンスで前医の腹部単純X線写真を見直してみると，同部位に腫瘤陰影を認めました．

　意識障害の鑑別は，緊急度が高く，迅速な治療が行われるべき疾患を見逃さないことが重要です（表3）．呼吸循環動態が安定していれば，切迫する意識障害として頭蓋内病変の検索を行います．しかし，全身状態が不安定な場合には，患者を救急外来の外に運ぶことは危険であり，全身状態の安定化を優先します．この際，病歴や既往，理学所見から中枢神経系疾患を強く疑わない場合には，腹部超音波検査も考慮しましょう．超音波検査の利点としては，検査器機が比較的どこの救急外来にも設置されていること，また短時間で検査が可能であり，患者を移動せずに安全に施行できることです．一方，検査技術や再現性に関しては議論の余地があります．

　意識障害を呈する腸重積の病態生理は，現在のところ明らかではありませんが，いくつか仮説があります（表4）．表3のほかに，意識障害の原因として循環血液量減少による循

環障害もあげられますが，いずれの報告でも循環障害自体が直接の原因とは考えられていません．本症例でも，脱水，循環障害を示唆する所見は経過を通して認められませんでした．病態生理は上記のように明らかではありませんが，意識障害を伴う腸重積症例は存在し，その診断は生命にもかかわりかねないため，非常に重症です．しかし，逆に，「意識障害＝腸重積」という安易な診断に至らないよう，意識障害の鑑別を迅速かつ正確に行うことが非常に大切です．

> **TIPS**
> ・小児の意識障害の鑑別として腸重積があります．診断の遅れは生命予後に影響しかねないことを忘れないようにしましょう．

■参考文献

1) 日本外傷学会・日本救急医学会(監)，外傷初期診療ガイドライン第3版編集委員会(編)：外傷初期診療ガイドライン，JATEC，改訂第3版．P.206，へるす出版，2008
2) Pumberger W, Dinhobl I, Dremsek P：Altered consciousness and lethargy from compromised intestinal blood flow in children. Am J Emerg Med 22：307-309, 2004
3) Shaoul R, Grazit A, Weller B, et al：Neurological manifestations of an acute abdomen in children. Ped Emerg Care 21：594-597, 2005

(国立成育医療研究センター病院 救急診療科　植松悟子)

ワンポイントメモ―6

●PAT(pediatric assessment triangle)

　小児二次救命処置(PALS)ではまず初期評価として，患児の第一印象を「ぱっと見で」評価する．A(appearance：外観)では見た目で視線はあうか，グッタリしていないか，周囲に反応するか，など全体の見た目を評価する．B(work of breathing：努力呼吸)では鼻翼呼吸や陥没呼吸，肩呼吸がないか，呻吟や喘鳴などの異常呼吸音が聞かれないか，さらには多呼吸がないか，に関して見た目で評価する．C(circulation of skin)では，顔色や皮膚色が蒼白でないかを観察する．これらABCを三角形に例えたのがPAT評価である．モニターや聴診器などを一切使用しない，見た目だけの短時間の判断だが，問題がないと判断されれば，通常の外来診療同様に話を聞いて構わない．問題あり，と判断された場合には，A(気道)B(呼吸)C(循環)…の順に一次評価(迅速な心肺機能の評価)を始める．

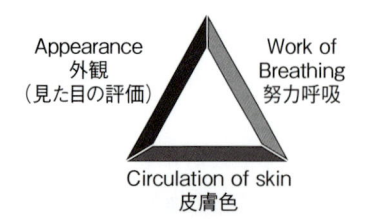

CASE 07　緊急度：★★★　重症度：★★★　対応医：後期研修医　転帰：PICU入院

診察・検査で上気道狭窄を悪化させない！

症例

Kちゃん（1歳，男児）が昨日からの鼻汁および喘鳴を主訴に，両親に連れられて深夜の救急外来を受診した．診察した救急当直の後期研修医S君は，鼻汁が多く鼻閉もあるため，鼻腔吸引を施行したところ，粘調な分泌物が多量に吸引され，喘鳴が改善した．呼吸状態も落ち着いていたので，両親に「鼻詰まりですね」と言って帰宅としたが，帰宅後も眠れず喘鳴が持続するため，翌日早朝になって再度救急外来を受診された．

経過

　再び診察したS君は，Kちゃんが診察室に入ってきた瞬間，吸気時の喘鳴に気づいた．胸部の診察を行ったところ，吸気時にstridorを，呼気時にwheezeを聴取した．診察所見上努力呼吸は認めず，Kちゃんは機嫌も表情もよかった．バイタルサインは呼吸数36/分，SpO_2は98〜100％，脈拍150/分，体温37.0℃であった．クループ症候群が頭に浮かんだS君は，まずはアドレナリン0.3 mgの吸入を行うことにした．母親の膝に抱かれたKちゃんはおとなしく吸入していたが，その後に再度聴診をしたところ，吸気時のstridorと呼気時のwheezeは残存していた．

　今回が初めての喘鳴ということで，泣かさないように検査室までついて行って胸部単純X線を撮影してみたが，明らかな異常所見は認めなかった．SpO_2値は酸素投与なしで98〜100％を維持していたが，Kちゃんの吸気性喘鳴が持続し，聴診所見も変化がなかった．デキサメタゾンの静脈投与を行おうと考えたS君は，両親に説明後いったん診察室の外に出てもらい，看護師とともに点滴確保を試みた．点滴確保を始めようとベッドに寝かせたところでKちゃんは激しく泣き出し，その途端に喘鳴が増悪して胸骨上部には著しい陥没呼吸が出現した．

　数回の失敗の後，必死の思いで点滴確保を終えたS君は，すぐさま酸素投与を開始し，両親を診察室に入れ，母親に抱っこしてもらい患児をなだめようとした．デキサメタゾン0.3 mg/kgを投与後，再度アドレナリンの吸入を行ったが，患児は吸入も嫌がり，再び激しく泣き出し喘鳴と陥没呼吸が増悪した．S君は仕方なく吸入を中止して母親になだめてもらうことにした．酸素投与もKちゃんが嫌がらないように顔から少し離すように投与し，少しでもKちゃんの機嫌を損ねないようにしながらそっと観察をした．その後はKちゃんの様子は落ち着いていたものの，安静時の喘鳴および吸気時のstridorが残存していたため上級医のM先生に相談し，重症クループとしてPICUでの経過観察を依頼した．

診断

重症クループ

解説

　仮性クループは，パラインフルエンザウイルスに代表されるウイルス感染に伴う喉頭および気管，気管支の炎症で，犬吠様咳嗽，嗄声，吸気性（または吸呼気性）のstridor，呼吸促迫などの症状がみられます．クループは生後6か月～3歳までの児に多くみられ，小児科領域では上気道狭窄症状を呈する一般的な疾患です．中等症以上のクループでは，急激な気道閉塞症状を生じることを常に念頭におきながら対応しなければなりません．

　クループ症状を呈した患児を目前にした際に最も大事なことは，児を必要以上に興奮させないことです．興奮させることで，上気道の狭窄症状がさらに悪化してしまいます．クループスコア（表1）により重症度を判別し，治療（表2，3）を行います．重要なのは児の呼吸を悪化させないことで，母親に抱っこをしてもらうなど児にとって楽な姿勢を保ち，そ

表1　クループスコア[1]

	0	1	2	3
意識レベル	なし	不安で落ちつかない	不安で落ちつかない	グッタリ
皮膚色	なし	不良	チアノーゼ	酸素投与下にチアノーゼ
吸気喘鳴	なし	泣いた時のみ	安静時に軽度	安静時に重度
エア入り	普通	軽度減弱	中等度に減消	著明に減弱
陥没呼吸	なし	軽度	中等度	重度

表2　クループの重症度スコア[1]

クループスコア	0～4	5～6	7～8	≧9
重症度	軽症	軽症～中等症	中等症	重症

（Croup scoreでいずれか一項目で3点のものがあれば，重症と分類する）

表3　薬物治療

- ステロイド（中等症以上のクループで推奨される．内服はデキサメタゾン0.15～0.6 mg/kg，最高量10 mg．内服と静注，筋注では効果に差がない．筆者の施設ではデキサメタゾン0.3 mg/kgの内服を行っている）
  - 筆者の施設ではステロイドを内服とすることで，点滴処置による余計な痛みを与えないようにしている．
  - トロント小児マニュアルでは全例に投与としている[2]．
- アドレナリン吸入（中等症以上のstridor，努力呼吸がある場合に施行する．筆者の施設では年齢，体重にかかわらずアドレナリン0.3 mLに生理食塩水3 mLを加えたものを吸入している）

のうえで処置を行うことが評価と治療の基本になります．特に重症のクループでは，侵襲的な処置や検査を要する場合には，挿管処置が可能な集中治療室や手術室などの十分な設備，モニタリングができる環境で施行することが望ましい場合もあります．

　上気道の狭窄では，異物や喉頭蓋炎，アナフィラキシーなど緊急性の高い疾患が鑑別にあがります．特に注意して(泣かせないように)対応できるように心がけましょう．

> **TIPS**
> - 上気道狭窄を疑う児の診察や検査は，それ自体が症状を悪化させる可能性がある．できるだけ児を興奮させないようにする．

■ 参考文献

1) Taussig LM, Castro O, Beaudry PH, et al：Treatment of laryngotracheobronchitis(croup). Use of intermittent positive-pressure breathing and racemic epinephrine. Am J Dis Child 129：790-793, 1975
2) 清水直樹，上村克徳，井上信明，他(訳)：トロント小児病院救急マニュアル．メディカルサイエンスインターナショナル，2010

(国立成育医療研究センター病院　救急診療科　浦田 晋)

CASE 08

緊急度：★★★　重症度：★★　対応医：後期研修医　転帰：緊急手術

真夜中は危険？　腹痛の鑑別

症例　特に既往のないKさん（13歳，女子）．前日からの腹痛が改善しないため，未明に救急外来を受診した．嘔吐や下痢はなく発熱も認めなかった．

経過

「腹痛くらいで何でこんな夜中に……」．当直勤務の後期研修医S君は眠い目をこすりながら診察室に出向いた．診察室には大人しそうな女の子が母親に付き添われて座っていた．見た目には顔色不良もなく，S君と眼が合うと軽く会釈をした．看護師が測ったバイタルサインも，呼吸数18/分，心拍数84/分，血圧110 mmHgと正常範囲内であった．S君は「何だ，結構元気そうじゃん」と思いながら簡単に病歴を聞いた．

初潮は半年前で不規則だったが，今回の痛みと生理とは関係がないようだった．AMPLE（アレルギー歴，服用歴，既往歴，最後の食事，発症時の状況）にも問題なく，持続的な臍周囲部痛のほかには嘔吐や下痢症状もなかった．触診で腹部は平坦軟で，虫垂炎を疑うような腸腰筋徴候や閉鎖筋徴候も認めなかった．聴診上では腸管蠕動音がやや亢進しているほか，腹部に目立った所見はなく，本人に尋ねても強い腹痛の訴えはなかった．妊娠の可能性に関しては，母親に絶対にありませんと言い切られてしまい，それ以上は踏み込めなかった．

「ただの便秘なんじゃないの？」そう思ったS君は腹部のX線撮影を指示した．15分後，出来上がった画像を見ると，骨盤腔内に便塊の貯留を認めた．S君の自信は確信に変わっていた．「便秘ですね，お母さん．浣腸をしてみましょうか」と付き添いの母親にそう言うと，S君は看護師にグリセリン浣腸の指示を出した．女児がトイレから戻ってきたところで，S君が「どう？」と聞くと，女児は「少し楽になったみたいです」と少し微笑みながら答えた．それを聞いたS君は得意気に母親に「もう大丈夫，もう遅いですから，今夜はゆっくり休んでください」と言って帰宅させた．

朝になって，S君が眠い眼をこすりながら診察室を歩いていると，上級医のM先生が昨夜の女児を診察していた．母親はS君の姿を見つけると，「先生，あの後もずっと痛がっていまして，申し訳ないとは思ったんですが，心配だったのでまた来てしまいました」と言った．M先生はS君を一瞥すると，バイタルサインなど呼吸循環に問題のないことを確認後，腹部の診察を行った．「お母さん，念のためにお腹の超音波検査をしておきましょうね」とM先生は母親にそう伝えると，腹部単純X線画像のほかにエコー室に検査の連絡を入れた．

約20分後，S君のPHSが鳴った．「S先生，エコー室まで来てくれないか」先ほどのM先生からの連絡だった．「何だろう」．妙な胸騒ぎを憶えたS君はエコー室に走った．すでに検査は終了しており，患者の姿はなかった．超音波の画面には直径8cmほどの円形をした黒い物体が映し出されていた．「何だと思う？」M先生がS君に尋ね，S君は眠気が吹き飛んだ．「先生，これは……」S君の返事の途中でM先生が続けた．「きっと卵巣嚢腫の茎捻転だと思うよ．均一でcysticなmassのなかで，ここに白っぽい部分が見えるよね」．そう言ってM先生は画面左側，黒い円形の腫瘤内に浮かんだ1cmほどの病変を指さした．「外胚葉由来の毛髪や歯牙の一部がこんな風に見えるんだよね．婦人科の先生に声をかけて，これから腹部のCTをするから，よかったら一緒に見に行かないか」．いつも優しいM先生の微笑みが当直明けのS君の胸に刺さった．「でも先生，茎捻転には激痛を伴うって，教科書には書いてありましたよ」．S君は必死に弁解を試みたが，心優しいM先生の前では却って空しかった．「そうだよね．普通は激痛がするんだよね．でもS先生，女の人って結構痛みに強いみたいだよ．それに腹部の触診で下腹部に軟らかい腫瘤を触れたけど，昨夜はわからなかったかな？」M先生の言葉に，それ以上S君は何も言えなかった．

結局腹部造影CTにて左側の卵巣嚢腫茎捻転と診断され，同日緊急手術の方針となった．夜勤明け，密かに手術室まで見学に行ったS君は，婦人科の先生が術中に「おーっ，結構大きいね．昨夜は救急の若い医者に便秘って言われたみたいだぞ」と大声で話す声を聞いてさらに胸が痛んだ．

診断

卵巣嚢腫茎捻転

解説

筆者の施設の診療マニュアルには「腹痛はブラックボックスである」と記載されています．実際，腹痛ほど診断やマネジメントに苦しむ疾患はそうないでしょう．大抵は胃腸炎だったり，便秘だったりと大きな問題でないことのほうが多いのですが，時にこうした「深みにはまる事態」に遭遇します．S君はPALS評価的な部分であるPAT評価やバイタルサインのチェックはできていました．その点では小児科研修3か月の成果があったのですが，PALSだけで救急診療が成立するわけではありません．注意深い病歴聴取と丁寧な理学所見の評価は言うまでもありませんが，症候学的な考察を始める前に「何でこんな夜中に……」と思ってしまった時点で，自ら地雷を踏んでしまったのでしょう．

腹痛の場合，胃腸炎や便秘のようなcommonな疾患から，腸重積や虫垂炎といったmust rule outな疾患，果てはUTIの非特異的症状やDKAの一症状としてみられることもあります．さらには心筋炎の初期症状として腹痛を訴える場合もあります．「腹痛は難しい」のは事実ですが，救急の現場では確定診断には至らなくとも，至急介入すべきなのか，経過観察が可能なのかの見極めが求められます．見逃しを避けることと，必要以上の検査をしないこと，という相反する理想に阻まれることが，腹痛の診察をより困難にしていま

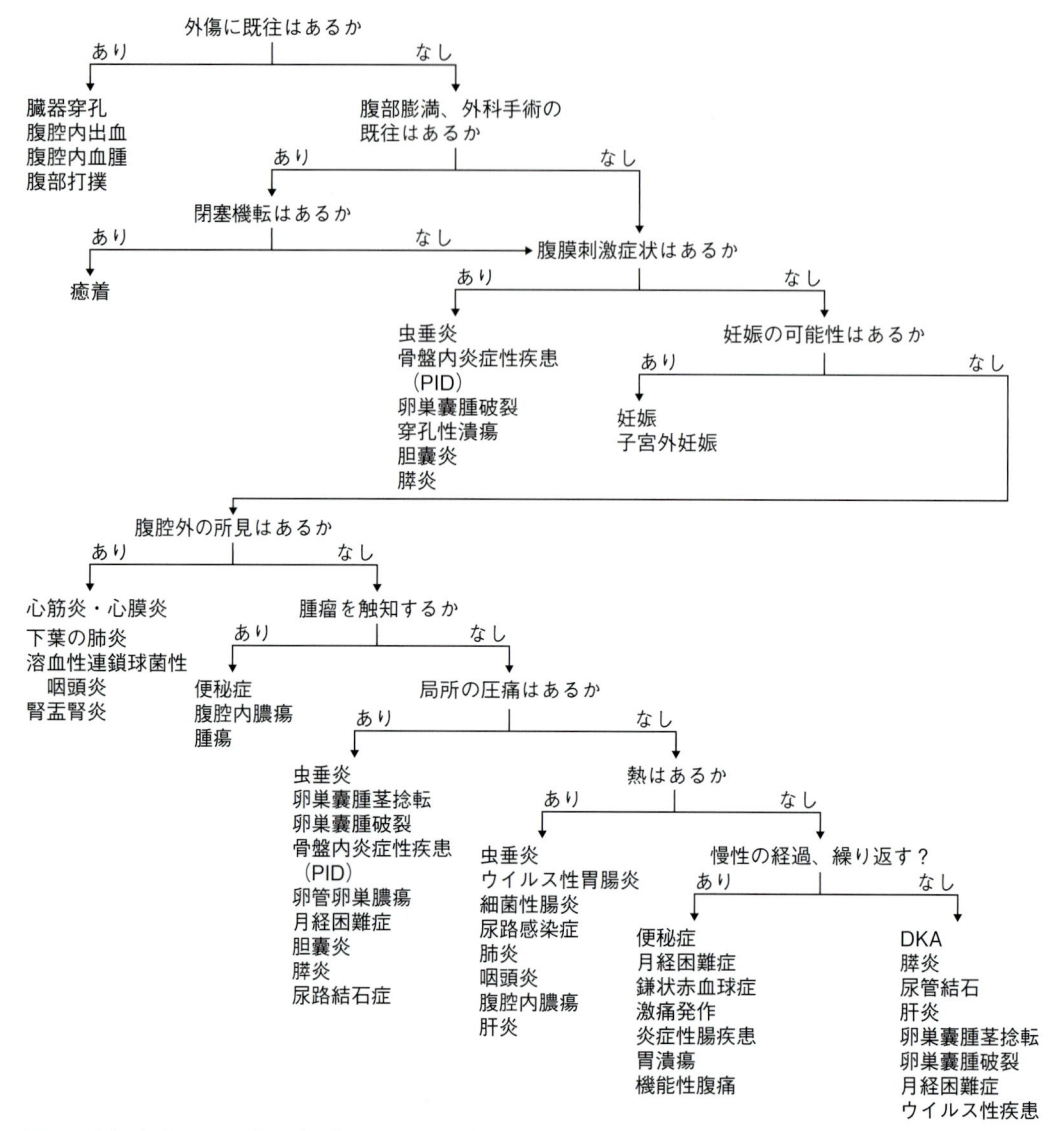

CASE 08　真夜中は危険？　腹痛の鑑別

```
                        外傷に既往はあるか
            あり ─────────┴───────── なし
         臓器穿孔              腹部膨満、外科手術の
         腹腔内出血              既往はあるか
         腹腔内血腫       あり ─────┴───── なし
         腹部打撲         閉塞機転はあるか
                  あり ──┴── なし
                  癒着          腹膜刺激症状はあるか
                          あり ────┴──── なし
                        虫垂炎              妊娠の可能性はあるか
                        骨盤内炎症性疾患    あり ──┴── なし
                          （PID）          妊娠
                        卵巣嚢腫破裂        子宮外妊娠
                        穿孔性潰瘍
                        胆嚢炎
                        膵炎

            腹腔外の所見はあるか
      あり ──────┴────── なし
  心筋炎・心膜炎        腫瘤を触知するか
  下葉の肺炎       あり ────┴──── なし
  溶血性連鎖球菌性  便秘症         局所の圧痛はあるか
    咽頭炎       腹腔内膿瘍   あり ───┴─── なし
  腎盂腎炎       腫瘍       虫垂炎         熱はあるか
                          卵巣嚢腫茎捻転  あり ──┴── なし
                          卵巣嚢腫破裂    虫垂炎       慢性の経過、繰り返す？
                          骨盤内炎症性疾患 ウイルス性胃腸炎 あり ──┴── なし
                            （PID）      細菌性腸炎
                          卵管卵巣膿瘍    尿路感染症    便秘症        DKA
                          月経困難症      肺炎          月経困難症    膵炎
                          胆嚢炎          咽頭炎        鎌状赤血球症  尿管結石
                          膵炎            腹腔内膿瘍    激痛発作      肝炎
                          尿路結石症      肝炎          炎症性腸疾患  卵巣嚢腫茎捻転
                                                        胃潰瘍        卵巣嚢腫破裂
                                                        機能性腹痛    月経困難症
                                                                      ウイルス性疾患
```

図1　**小児腹痛のアルゴリズム（初経後の女児）**
　　（文献1 図 49-2 より改変）

す．急性の腹痛の場合には，外傷の既往の有無や年齢，閉塞機転の有無や腹膜刺激症状の有無により鑑別診断を進めていきます（図1）．思春期女子では妊娠や子宮卵巣系の疾患の除外も必要になります．画像検索に際しては，本人に妊娠の有無をそっと確認しましょう．

> **TIPS**
> ・腹痛の小児を診察する際には，くれぐれも油断しないこと，慎重であること，そして必要以上に不安にならないこと．

■ 参考文献

1) Neuman MI：Pain-abdomen. *In* Fleisher GR, Ludwig S：Textbook of Pediatric Emergency Medicine, 6th ed. Philadelphia, Lippincott Williams & Wilkins, 2010
☞ 小児救急医療における症候学の参考書としては最適だと思います．迷ったら，困ったらこの「Fleisher」に聞いてみましょう．日本語の書籍にはない感動があなたを待っています．

(国立成育医療研究センター病院 救急診療科　辻　聡)

ワンポイントメモ—7
●Pediatric Trauma Score

カテゴリー	＋2	＋1	−1
体重	学童　≧20 kg	幼児　10〜20 kg	乳児　＜10 kg
気道	開存 補助必要なし	維持が必要（体位，吸引など）	非維持 維持が必要（エアウェイ，気管挿管）
意識（AVPU）	覚醒 意識消失なし	意識障害 呼びかけや痛みに反応	昏睡 無反応
血圧	≧90 mmHg 末梢で脈がよく触れる	50〜90 mmHg 頸部/大腿で脈が弱く触れる	＜50 mmHg 脈が非常に弱いか触れない
四肢（骨折）	なし	1か所 閉鎖骨折	複数箇所または開放骨折
開放創	なし	小さい ＜7 cm 筋膜以上 熱傷面積＜10%	大きい 穿通性，組織欠損 筋膜以下 熱傷面積≧10% 熱傷部位：手，顔面，足，生殖器

〈合計点〉9〜12：軽度外傷，6〜8：生命危機の可能性，0〜5：生命危機，＜0：通常死亡
(Aehlert B：PALS pediatric advanced life support study guide, revised reprint, 2nd ed. p 331, Mosby)

CASE 09 小児の頭部打撲 CTの適応は？

緊急度：★★★　重症度：★〜★★★　対応医：後期研修医　転帰：帰宅経過観察

症例

特に既往のないCちゃん（生後11か月，男児）．自宅で父親がCちゃんを抱いてあやしていた際に，誤ってフローリングの床に落してしまった．高さは80 cm程度で，Cちゃんは頭から落下し大きな音がした．直後に泣かず，ぐったりして顔色が悪かったため，救急車が要請された．到着時，Cちゃんは母親に抱っこされており，母親の目は真っ赤，父親はうつむき思いつめた様子で，周囲には重苦しい雰囲気が漂っていた．

経過

普段からあまり周囲の空気を気にしない，救急当直の後期研修医S君が診察にあたったが，両親の重苦しい雰囲気とは別にCちゃんはすでに表情も落ち着いていた．一通りの病歴を聞いた後に身体所見を取ったところ，気道は開通，呼吸数36/分，SpO_2は100％で，CRT（capillary refilling time，毛細血管再充満時間）は1秒，心拍数120/分，血圧100/60 mmHgと呼吸循環は落ち着いていた．

Cちゃんは開眼して手足をバタバタ動かしており，瞳孔は3/3 mmで反射は正常，体温は37.0℃で，左前額部に小さな皮下血腫があるほかには目立った問題はなかった．どうやら緊急性はなさそうだと判断し，両親に経過観察の説明を始めたが，「頭部CTは不要そうです」と言った瞬間に両親の顔色が変わった．「先生，CT，頭のCTは撮らないのですか．本当に大丈夫なんですか」食い下がるような両親の目線に慌てたS君が必死に説明を続けること20分，見かねた看護師に呼ばれた上級医のM先生がさり気なく登場した．S君のところどころ曖昧な説明に不安が頂点に達していた両親は，「ああ，先生！」とM先生に救いの手を求めた．S君も悔しいながらもM先生の仲裁にすがることにした．

M先生は両親に同情した態度を崩さず，「落ちてすぐに泣かなかったそうですが，気を失っている感じはありましたか．吐いたりはしませんでしたか」と両親に聞きつつ，患児と遊ぶように神経所見を取り始めた．「明らかな意識障害はなかったようですね．目立った神経所見もないし，いまは元気そうですね．左のおでこに，コブができてしまっていますが，頭の骨は大丈夫そうですね．いまの様子では出血など，頭蓋内損傷の可能性は少ないと思います．受傷後48時間は注意して様子をみるようにしましょう．頭をぶつけた後で嘔吐することはよくありますが，嘔吐を繰り返したりグッタリしてきたら，すぐに診せてください．CTは放射線被曝量が多い検査で，検査自体が発がんの原因にもなりうるともいわれています（図1）．必要時にはいつでもCTを撮ることができますので，何か心配な症状があればもう一度検査を考えることにしましょうか」．M先生の説明に両親は安心した

CASE 09 小児の頭部打撲 CTの適応は？

2歳未満

GCS=14（GCS≠15）
精神状態の変容の徴候
触診で明らかな頭蓋骨骨折

→ Yes → CTを推奨
全体の13.9%
4.4%がciTBIのリスク

↓ No

後頭, 頭頂, 側頭部の皮下血腫
5秒以上の意識消失
高エネルギーの受傷機転
両親からみて不自然な振る舞い

→ Yes → 経過観察かCTを撮るかは以下の条件から判断
全体の32.6%
0.9%がciTBIのリスク

- 医師の経験
- 所見が単独か複数か
- ERでの経過中に増悪
- 月齢3か月未満
- 両親の育児能力

↓ No
全体の53.5%
<0.02%がciTBIのリスク

CTは推奨されない

2歳以上

GCS=14（GCS≠15）
精神状態の変容の徴候
頭蓋底骨折の徴候

→ Yes → CTを推奨
全体の14.0%
4.3%がciTBIのリスク

↓ No

意識消失のエピソード
嘔吐のエピソード
高エネルギーの受傷機転
激しい頭痛

→ Yes → 経過観察かCTを撮るかは以下の条件から判断
全体の27.7%
0.9%がciTBIのリスク

- 医師の経験
- 所見が単独か複数か
- ERでの経過中に増悪
- 両親の育児能力

↓ No
全体の58.3%
<0.05%がciTBIのリスク

CTは推奨されない

ciTBI：clinically-important traumatic brain injuries

図1　CTの適応に関するアルゴリズム[2]
・外傷性脳損傷による死亡　　・24時間以上の気管挿管
・脳神経外科手術を要する　　・2泊以上の入院

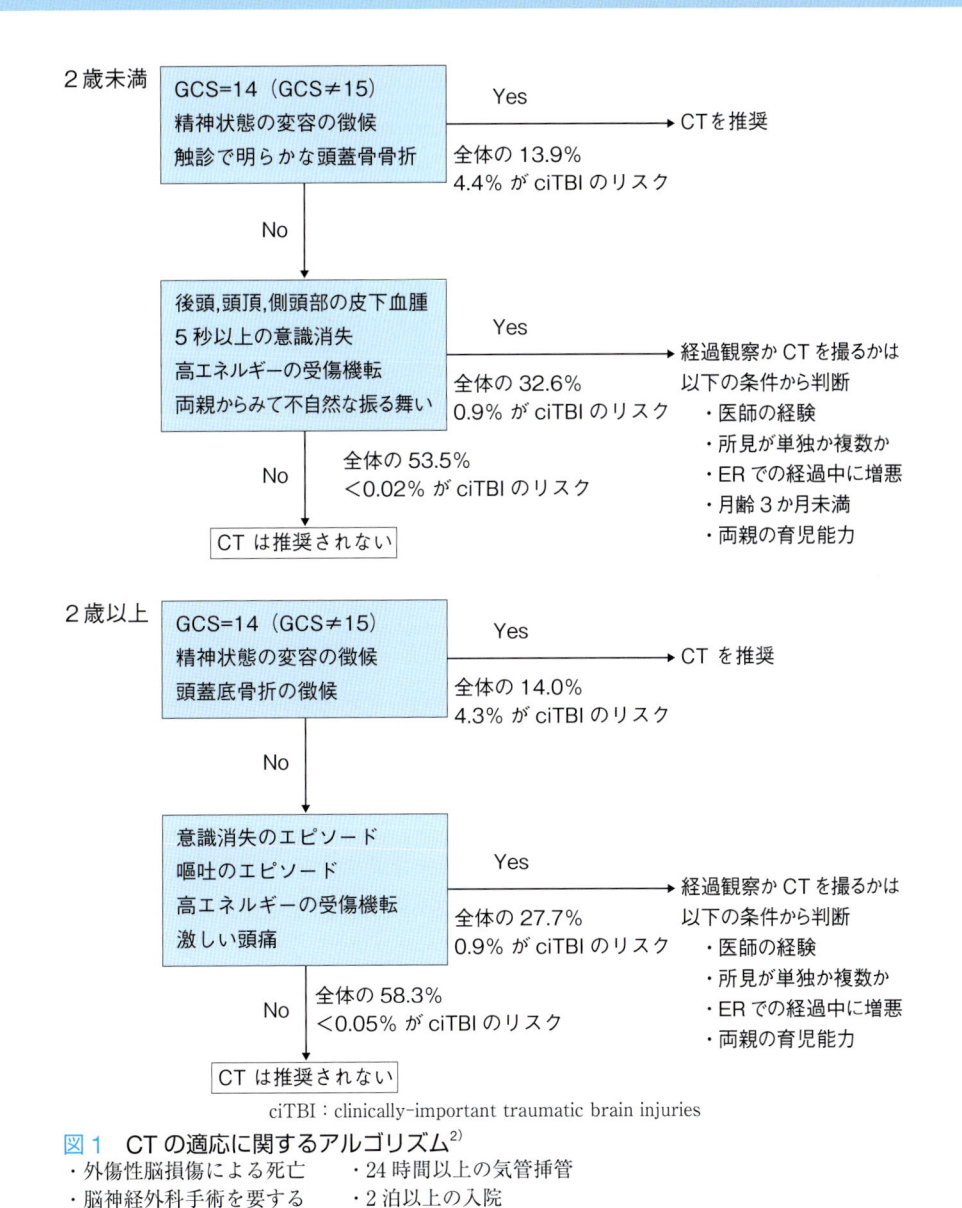

表情で，「わかりました．そうします」と答えた．さらにM先生は両親に頭部打撲に関する院内説明用のパンフレットを渡しつつ，何か心配があれば再度受診するように伝え，両親は深々と頭を下げて病院を後にした．

「あの親，心配しすぎですよね」とS君がベテラン看護師に声をかけると，看護師は優しい母親のような笑みを返しつつ，「S先生，頑張ってね」と言い残してその場を去った．

診断

軽症頭部外傷

解説

　小児は成人に比して頭部が大きく重いため，頭部外傷が多いとされています．意識障害を伴うなど重症例では，JATEC（外傷初期診療ガイドライン）に従い，気道確保とバイタルサインの安定化後に頭部CTを施行し，脳神経外科医へコンサルテーションする，と方針が決まっていますが，軽症例では対応に迷うことが多いのではないでしょうか．特に乳児では目立った症状はなくとも硬膜外血腫などの頭蓋内損傷をきたす例が存在しますし，虐待の可能性は常に考慮する必要があります．

　当施設で2002年3月〜2003年5月までの軽症頭部外傷症例〔GCS（意識レベルの評価）≧13，かつ神経学的異常所見なし〕について検討をした調査報告[1]によれば，606例中103例（17％）で頭部CTが施行されていましたが，頭蓋内損傷は4例（3.9％）で，外科的介入を要した例はなく，全例が良好な経過をたどっていました．Kuppermannら[2]は25施設，42,412例の後方視検討を行っていますが，頭部CT施行例は103/606例（17％）で，うち4例（3.9％）で頭蓋内損傷を認めたものの，外科的介入を要した症例はなく全例が良好な経過でした．

　また乳幼児では，検査時の体動により適切な画像が得られないことも問題です．抱水クロラールのシロップ，坐薬による鎮静薬は，気道閉塞や呼吸抑制を起こすリスクに加えて，意識レベルの評価にも影響してしまいます．また薬効に個人差があり，撮影自体が不確実になってしまいます．

　結局のところ，頭部CT撮影ももちろん重要ですが，臨床症状と受傷後の経過観察のほうがより重要です．児童の状態，家族の不安や理解力，施設ごとの状況によっては入院による経過観察も考慮しましょう．

TIPS

- 軽症頭部外傷の頭部CT検査の適応基準に確立したものはない．頭部CT検査の結果自体絶対的な評価ではなく，その後の経過観察が重要

参考文献

1) 植松悟子，清水直樹，安炳文，他：小児軽症頭部外傷と画像検査に関する研究．日本小児科学会雑誌 113：945-953，2009
2) Kuppermann N, Holmes JF, Dayan PS, et al：Identification of children at very low risk of clinically-important brain injuries after head trauma：A prospective cohort study. Lancet 374：1160-1170, 2009

（茨城県立こども病院 小児救急集中治療科　北岡照一郎）
（国立成育医療研究センター病院 救急診療科　植松悟子）

Ⅱ

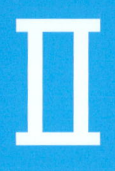

Ambulance（救急外来）

- ① 内因性疾患 ———————————— 72頁
- ② 外傷，飲酒，中毒など ——————— 174頁
- ③ 小児救急 ————————————— 211頁
- ④ その他 —————————————— 220頁

1 内因性疾患

CASE 01　緊急度：★★★　重症度：★　対応医：初期研修医　転帰：アレルギー膠原病科入院

遺伝するアナフィラキシー

症例

Nさん(30歳，男性)は早朝に顔面と口唇が腫れているのを奥さんに指摘された．自宅で様子をみていたところ舌や咽頭も腫脹し始め，徐々に呼吸がしづらくなってきた．これまで顔面や手足が一時的に腫れることは何度かあったが呼吸が苦しくなったのは今回が初めて．心配した奥さんが救急車を要請して来院した．救急隊の話によると搬送中，バイタルサインは安定していたが呼吸困難，嚥下困難の訴えは変わらず腹痛，悪心も伴っているとのことであった．

経過

来院後，救急車を降りてからも腹痛と呼吸困難は続いているようだ．初期研修医のJ君は患者の状態を診るためストレッチャーに近づいていった．観察したところ舌には著明な浮腫があり，5倍ほどの大きさに膨れ上がっている．顔面の浮腫に消化器症状と呼吸器症状．「アナフィラキシー？……」．蕁麻疹は出ていないようだが，そのほかの症状は合っている．「まずはアドレナリン筋注と抗ヒスタミン薬．浮腫もあるしステロイドも使っておこう」．そう考えたJ君はこれらの治療を試してみた．

しかし，一向に改善がみられない．「薬が効くまでにはもう少し時間がかかるかな……」．J君は不安ながらも待ってみることにした．が，改善するどころかNさんの症状はむしろ増悪し始めた．「まずいな」．頻呼吸になり，頸部にも浮腫が目立っている．聴診すると軽度の喘鳴も聞こえてきた．

J君は慌てて院内の麻酔科医を呼んでファイバースコープ下での気管挿管をお願いした．ファイバースコープにて観察した結果，咽喉頭に浮腫があり気道が狭窄していたが挿管は何とかできた．気道が確保され一段落したJ君はICU入室の準備を待っている間に付き添いの奥さんから病歴を確認することにした．

よくよく話を聞くとNさんは以前から同じような症状を繰り返しており，奥さんは「当初，アレルギーかと思っていたが，食事とは関係なく症状が出現するので不思議だった」とのこと．さらにどうもNさんの父親と弟にも同じような症状があるようで，Nさんの奥さんは何かしら遺伝性の病気があるのではないかと疑っていたようだ．

「遺伝性のアレルギー？　アレルゲンは何だろう」．すっかり混乱してしまったJ君，今度はアレルギー科の医師に電話で相談してみた．アレルギー科の医師は電話口で「それは

遺伝性血管性浮腫(HAE：hereditary angioedema)の可能性があるな．アナフィラキシーの治療をしてもダメだね．C1インヒビター(C1 INH)を補充しなければよくならない」と言った．「C1 INH？」．半信半疑で病院の薬剤部に問い合わせして薬剤を取り寄せた．ちょうどそのころ，アレルギー科の医師が到着し，使用法についてアドバイスを受けC1 INHを投与したところ，Nさんの浮腫は徐々に改善し始めた．J君は一瞬アレルギー科の医師が神様に見えた．一体何が起こったのだろうか……．

診断

遺伝性血管性浮腫(HAE)

解説

　HAEは稀な疾患でその頻度は1万〜5万人に1人といわれています．本症例のようにアナフィラキシーと鑑別が難しいことが多いのですが，治療法がまったく異なるので注意が必要です．HAEは常染色体優性遺伝性疾患ですが家族歴がない症例も存在します．C1 INHの欠損によってブラジキニンが無秩序に産生されることがこの疾患の本態と考えられています．

　HAEにはI〜Ⅲ型の病型がありますが，治療はほとんど同じです．症状は掻痒感を伴わない浮腫が特徴的で，四肢が好発部位ですが多様な部位に生じます．喉頭の浮腫は頻度としては多くはないですが患者の半分以上が一生に一度は経験するといわれています．喉頭浮腫は気道閉塞を起こすと致死的であり，診断がつかなかったために死亡した例もあります．喉頭浮腫が起こった場合は気管挿管や輪状甲状靱帯切開などを用いた気道確保が必要になることもあります．

　腹部に浮腫が起こることも多く，突発性の強い腹痛が生じ，悪心・嘔吐や下痢，便秘なども伴います．腹膜刺激症状を伴うこともあり外科的な急性腹症と間違われ開腹手術が行われてしまうこともあります．

　HAEの典型的な経過としては多くの場合，前兆として「ピリピリ感」が浮腫に先行します．浮腫出現後は24時間までは増悪していきますが，その後は徐々に改善し，48〜72時間後に自然消失します．発作の誘因としては軽度の外傷や精神的ストレス，薬剤などが考えられていますが，原因不明で起こることも珍しくありません．年齢的には幼児期に発症し，思春期に増悪します．それを過ぎると症状の頻度や重症度は改善しますが，生涯にわたり症状は続きます．

　診断は難しく，本症例のように診断がつくまでに時間を要することも多いです．「24時間以上続く繰り返す血管浮腫」「血管浮腫の家族歴」などがあれば積極的に疑う必要があります．疑った場合はスクリーニングとして血清C_4測定の測定が有用でHAEの98%で低値を示します．さらにC1 INH活性を測定し，低値であれば確定診断となります．また上記の病型を判断するにはC1 INHの定量が必要になりますがわが国では保険適用外です(表1)．

CASE 01 遺伝するアナフィラキシー

表1 血管性浮腫の鑑別診断

	特徴	蕁麻疹	抗ヒスタミン薬	C4	C1 INH 活性	C1 INH 定量
遺伝性血管性浮腫（HAE）	75%に家族歴あり	なし	無効	低	低	低〜正常
後天性C1インヒビター欠損症	HAEに類似，リンパ球系の悪性腫瘍を伴うこと多	なし	無効	低	低	低〜正常
特発性血管性浮腫	原因不明	時にあり	有効	正常	正常	正常
アレルギー性血管性浮腫	食物・薬剤・毒・ラテックスなどに反応	あり	有効	正常	正常	正常
NSAIDsによる血管性浮腫	COX-1阻害が原因，用量依存性	あり	有効	正常	正常	正常
ACE-Iによる血管性浮腫	使用から3か月以内に発症	なし	無効	正常	正常	正常

　急性期の治療はC1 INHの補充が中心です．C1 INH製剤（ベリナートP®）1,000〜1,500単位（20単位/kg）を緩徐に静注します．効果があれば症状は投与後30〜60分で改善します．なお，アナフィラキシーで頻用される薬剤のなかではアドレナリンはかろうじて一時的な症状軽減を期待できますが，抗ヒスタミン薬，ステロイドは一般的に効果がありません．今回J君も薬が効かないことで疑問が生じたようですが，実際に「**抗ヒスタミン薬に無反応である**」ことも重要なヒントになります．

　本疾患のポイントは「**HAEをまず疑うこと**」であり，病歴聴取が早期診断のカギになります．この症例では救命には成功しましたが早期にC1 INHを投与できていれば挿管は不要だった可能性もあるでしょう．

> **TIPS**
> ・「血管性浮腫＝アナフィラキシー」ではない．家族歴あり，反復するエピソード，抗ヒスタミン薬が無効の血管浮腫をみたらHAEを疑え！

■ 参考文献

1) 補体研究会ホームページ http://square.umin.ac.jp/compl/HAE/HAEGuideline.html
　☞同研究会作成の日本版ガイドラインがあります．
2) Zuraw BL：Clinical practice. Hereditary angioedema. N Engl J Med 359：1027-1036, 2008
　☞総論としてよくまとまっています．

（前・聖路加国際病院 救急部　岡田一宏）

CASE 02

緊急度：★★★　重症度：★★　対応医：後期研修医　転帰：アレルギー科外来

ラーメンと自転車とアナフィラキシー

症例

花粉症で通院歴があるだけの生来健康な大学生Hさん（19歳，男性）．少し寒くなってきた11月のある日，同級生の友人と近くのラーメン店で名物の大盛りラーメンを食べた後，急いで大学に自転車で向かっていた．しかし，大学に近づくころより，急に鼻水が止まらず身体も痒くなり，さらに息苦しくて我慢できなくなってきたため，友人が心配して119番に連絡した．救急隊の到着時，意識はJCS 1，血圧78/40 mmHg，脈拍120/分，呼吸数24/分，SpO_2 88%で，肩で息をしていた．喘息発作疑いで救急外来へ搬送されたが，病院到着時には酸素マスクを外そうとするなど不穏になっており，強い腹痛も訴えていた．

経過

救急隊からの連絡を受けていた後期研修医のS君は，不穏で呼吸苦の強い患者からは病歴が満足に聴取できず，おまけに喘息発作という触れ込みとはどうも様子が異なり血圧も低いため慌てた．急いで行った胸部の診察で肺は過膨張ぎみで，stridorははっきりしないが両側にwheezeを聴取した．どうやら緊張性気胸ではないらしく，幸いSpO_2も高濃度酸素投与で96%まで改善していたので，採血とともに急速輸液を開始した．腹部診察では明らかな筋性防御は認めず，手足は発汗著明で紅潮していた．ポータブル超音波を当ててみたが明らかな異常は見つからず，観念して上級医のM先生を呼ぼうとしたときに，患者がさかんに身体を掻きむしっており，また体幹には地図状の膨疹ができている（図1）ことに目が止まった．S君はアナフィラキシーショックの診断を思い出した．

患者に尋ねてもいつものラーメンを食べた以外，特に思い当たることはなさそうであり，S君は半信半疑のままそれでも患者に説明して大腿へアドレナリン0.3 mgの筋肉注射を行った．その後S君がマニュアル本とにらめっこしながら治療方法を確認しているわずかの間に，患者の症状はかなり改善して，すでに楽に横になれた．

来院時採血の血液ガス所見は表1のよう

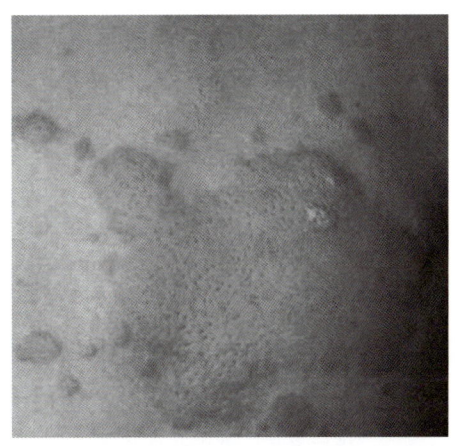

図1　アナフィラキシーで見られた地図状の膨疹（☞カラー口絵）

［1］内因性疾患

表1 来院時の血液ガス（15 L リザーバーマスク酸素投与下）

| pH 7.01 | PaO₂ 96 mmHg | Lactate 56 mg/dL |
| PaCO₂ 58 mmHg | BE −7.6 mmol/L | |

であり，やってきた上級医のM先生から「Ⅱ型の呼吸不全と乳酸アシドーシスを認める立派なアナフィラキシーショックで，結構危険な状態だったんだね．もっと早く呼んでもらっていいよ」と言われたS君は，褒めてもらいたかったのでちょっとむくれた．

入院後にコンサルテーションで来棟したアレルギー科の専門医が要領よく質問したところ，患者は以前にもパンや麺を大食いした後，激しい運動をしたときに限って鼻汁や軽度の呼吸困難を何度か経験していたことが判明し，今回の出来事はラーメンの小麦粉摂取と直後の自転車による激しい運動で誘発された食物依存性運動誘発アナフィラキシーショックの可能性が高いと判断された．

診断

食物依存性運動誘発アナフィラキシーによるショック

解説

アナフィラキシーは，原因への曝露歴と特徴的な症状や経過で診断されるため，初発例や病歴が不明だったり，麻酔下，皮膚症状を認めないもの（〜10，20％）などの非典型例では，即座の診断は簡単ではありません．この症例では普段食べているはずのラーメンと自転車こぎの組み合わせでもアナフィラキシーが起こりえることを知っていないと，簡単には診断にたどり着きづらいと思います．

しかし，救急外来では即座の診断は必須とは限らず，それよりも緊急度を見分けてバイタルサインの安定に必要な治療を開始しながら，検査の順番や診断治療を考えていくことが肝要です．その点，さすが後期研修医のS君はしっかり対応できていたように思います．

アナフィラキシーによる死亡の多くは発症後30分以内に起こっているという報告もあるぐらいですので，本症例の教訓として，① バイタルサイン安定化のための迅速な初期対応，② アナフィラキシーを鑑別疾患として思いつくこと，そして ③ 心疾患や敗血症など重篤な他疾患の除外，を覚えておいてください．

アナフィラキシーショックの治療を表2に示しますが，薬物療法の中心は，迅速なアドレナリンの反復投与です．注射部位は大腿四頭筋など血流の豊富な部位への筋肉注射か持続点滴が迅速な効果発現のためによいとされています．アドレナリン以外の薬には慌てて投与する程の効果は期待できません．

食物依存性運動誘発アナフィラキシーは，特定の食物の摂取と2〜3時間以内の運動が重なったときのみ発症します．原因食物は小麦，エビ，果物などが代表的で，思春期の男性に多く，花粉症はリスクファクターとなります．原因食物の摂取量や運動の激しさだけでなく，季節や環境要因，疲労なども関係するといわれ，同じ食事と運動をしても稀にし

表2 アナフィラキシーショックの初期治療(成人)

1) 非薬物治療によるバイタルサインの安定化	・Airwayの確保(気道浮腫では挿管をためらわない) ・Breathing(高濃度酸素投与,必要時には換気補助) ・Circulation(血管拡張と血管外漏出によるショックに対し細胞外液の大量補液)
2) 薬物治療	・アドレナリン(主要薬剤,即効性,吸収が確実で速い,筋肉注射 0.3～0.5 mgを効果が確実になるまで5分ごとに繰り返すか希釈して点滴静注,高齢者への投与をためらわない) ・H_1ブロッカー(皮膚症状のみに有効) ・H_2ブロッカー(投与を考慮してもよい) ・ステロイド〔即効性はないが遅発性の症状(～1,2日以内)予防のため投与を考慮してもよい,EBM(evidence based medicine)上は効果は不確実,メチルプレドニゾロン 125 mg など〕

か症状が出現しない場合も多く,誘因の運動を中止すると程なく軽快することも多いようです.診断のため原因食物のRAST(radioallergosorbent test)や,必要に応じて誘発テスト(アスピリン内服下で誘発されやすくなる)なども行われますが,原則として曝露歴とアナフィラキシーに特徴的な症状や経過により診断されます.本症例は疫学的には典型的なものの比較的重症例でしたが,救急車内での安静により自然と改善に向かっていたのかもしれません.

TIPS

・ショックや呼吸不全の原因としてアナフィラキシーを思い出す.アドレナリン投与が治療のカギ.

■ 参考文献

1) Food-Dependent Exercise-Induced Anaphylaxis(FDEIA)の本邦報告例集計による考察.アレルギー 49:1066-1073, 2000
   ☞食物依存性運動誘発アナフィラキシーについてまとまっている.
2) Sheffer AL, Austen KF:Exercise-induced anaphylaxis. J Allergy Clin Immunol 66:106, 1980

(東京大学大学院 公共健康医学　森 朋有)

CASE 03 アナフィラキシーショック多数同時発生？

緊急度：★★★　重症度：★★　対応医：後期研修医　転帰：救急科入院

症例

　後期研修医のS君．最近はERでの統括も任されるようになり一通りの疾患は対応できるようになってきていた．ある日，S君が日勤のERを任されていたところ，近隣の会社医務室から電話があった．男性従業員が，昼食後アナフィラキシーショックをきたしたとのことで，救急車による転送依頼であった．S君にとってはアナフィラキシーショックの対応は手慣れたもの．ただちにOKし，準備を始めた．輸液とエピネフリンの指示を出しつつ，「原因の食事は何かな？　どうせ食事内容も確認しないでアレルギーのある食べ物を食べたんだろう．食後に抗生物質でも飲んだのかな？　そういえば，先日は運動誘発性のアナフィラキシー患者もいたな……」などと考えていた．

　そうしているうちに要請を受けた救急車から入電があった．「患者受入の確認です」「ハイハイ聞いていますよ」「なお，現場にはさらに6人の同症状の患者がいます」「えっ？？」「とりあえずこの1人の搬送を行います」「どうぞ……」．

経過

　患者はただちに搬送され，S君は診察を開始した．バイタルサインはショック状態を呈しており，体幹・四肢に及ぶ浮腫性紅斑を認めており，まさにアナフィラキシーショックの状態であった（図1）．S君は手慣れたものでただちにエピネフリン0.3mg筋注し，末梢静脈路確保のうえ，輸液を開始した．

　そうこうしているうちに再び救急車受入要請の入電があった．先ほどの会社内に続々と同症状を呈している患者が出現しており，12人に及んでいる．ショック状態を呈している患者も約半数いる．救急車での搬送には限界があるため，会社のマイクロバスで全員を搬送したいとのことであった．

　もはやS君1人の手に負える状況ではない．彼は同僚・上級医を呼び集め，なんとか受入れることにした．患者が病院に着いたところ，全員にアナフィラキシー症状が認められ，約半数はショック状態を呈していた．S君は普通のアナフィラキシーショックではないことは当然認識しているものの，原因はさっぱり見当がつかず，右往左往するばかり．何が起きているかわからないなか，「何かの

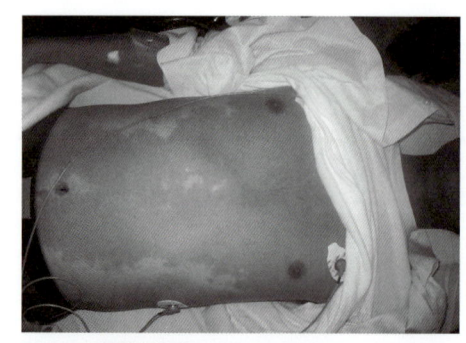

図1　浮腫性紅斑（☞カラー口絵）

毒物混入?」「新手のテロ?」などと憶測のみが飛び交い,ERは戦場と化してしまった.

　患者全員が会社の社員食堂での昼食後に症状を発症しているため,おそらく,何らかの経口摂取されたものに原因があるであろうと想定された.そのため,各患者の昼食内容を聴取し,リストを作成した.社員食堂がビュッフェ形式の社員食堂であったため,食事の内容は多岐にわたったが,発症患者全員がカジキマグロの照り焼きを食べていたことが判明した.

　中毒情報センターへの問い合わせの結果,カジキマグロの食中毒(ヒスタミン中毒)にてアナフィラキシーの同時発生事例の報告があるとのことであった.実際には,今回のようにショック症状までを呈する集団発生事例の報告はないとのことであったが,ヒスタミン中毒と考えて矛盾のないことから最終的に集団ヒスタミン中毒と判断した.

　抗ヒスタミン薬の投与にて約半数は症状軽快.しかし,残る半数のうち,数名はエピネフリンの持続静注を要する状態であり,入院経過観察を余儀なくされた.

　翌日には,全員の症状は軽快.帰宅可能となった.

　なお,後日,患者血液・胃液のヒスタミン濃度定量結果が報告され,いずれも高値を呈していた.あわせて,今回原因と目されたカジキマグロにおいても,調理前・調理後ともに高濃度のヒスタミンが検出されたことが保健所より情報提供され,「集団ヒスタミン中毒」事例であったとの最終の確定診断に至った.

診断

集団ヒスタミン中毒

解説

　さて,今回はヒスタミン中毒という食中毒に翻弄されたわけですが,この中毒は珍しいものなのでしょうか.米国疾病予防管理センター(CDC)のデータによれば,食事起因性疾患の1.0〜3.7%を占めるとされています.

　ヒスタミン中毒は,従来よりわが国ではサバ中毒としても知られている中毒です.食中毒情報として衛生研究所などからは多数報告されており,わが国発生事例で代表的なものをあげると,1984年12月に和歌山県でカジキマグロによるヒスタミン中毒(患者数57人),1998年6月に東京都でアブラソコムツの醤油漬け焼きによるヒスタミン中毒(患者数21人),1999年2月に愛知県でカジキマグロのピカタによるヒスタミン中毒(患者数43人),2000年10月に東京都でイワシ蒲焼きによるヒスタミン中毒(患者数127人)と大規模な発生事例が散見されています.

　一般的な症状は紅斑・掻痒感主体のもので全身状態としては比較的軽症なものとされています.

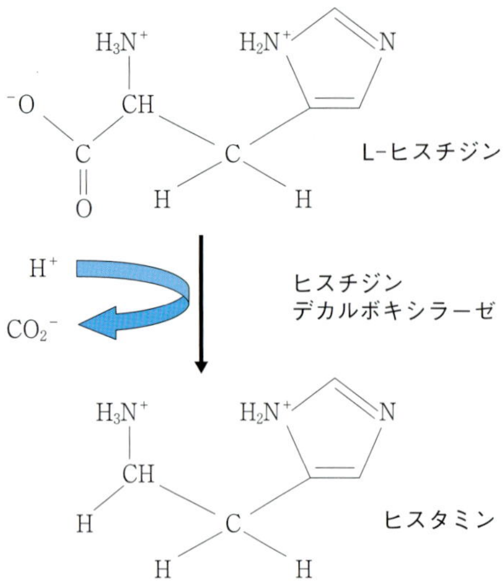

CASE 03 アナフィラキシーショック 多数同時発生？

表1 ヒスタミン中毒魚一覧（中毒例のあるもの）

・サッパ	・マカジキ類
・マイワシ	・メカジキ類
・カタクチイワシ	・シイラ
・サンマ	・ムロアジ
・ムツ	・サワラ類
・マルソウダ	・マグロ類
・ヒラソウダ	・ブリ
・カツオ	・マアジ
・マサバ	

図2 ヒスタミンの生成

● ヒスタミンはどのように生成されるのですか

　ヒスタミンは人体内にも存在する化学物質ですが，蛋白質の分解産物の塩基性アミノ酸であるヒスチジンが腸内細菌・腐敗細菌・酵素・酸によって腐敗発酵し炭酸が遊離することによっても形成されます(図2)．

　ヒスタミン中毒魚として知られている魚類(表1)には，その筋肉中にヒスチジンが豊富に含まれており，漁獲時は新鮮であっても，室温に一定時間置くだけでヒスチジンからヒスタミン生成が進んでしまうことが知られています．

● ヒスタミン中毒はどうすれば予防できますか

　漁獲された魚は，一般的には船内でただちに冷凍され，輸送されますが，原因菌となる菌は冷凍過程では死滅しません．また，一度生成されたヒスタミンは，加熱・調理では失活しないことが知られています．すなわち，ヒスタミン生成を予防するためには，漁獲直後から調理直前までの一貫した適切な冷蔵が必要とされています．

● どうやって対処すればよいですか

　ヒスタミン中毒は，一般的には皮膚の発赤・掻痒感をきたすのみであることが多く，今回のようにショック症状を呈することは稀です．

　皮膚発赤・掻痒感が主症状であれば補液とクロルフェニラミンマレイン酸塩(ポララミン®)の投与で対処が可能ですが，本症例のような重症例ではボスミン®の投与が必要になることがあります．

● 誰が悪いのですか

　ヒスタミン中毒の特徴として，前述のとおり，一度生成されたヒスタミンは加熱調理されても失活することなく食材中に残ります．したがって，漁獲直後から輸送・調理過程に至るまでの，いずれに問題があってもヒスタミン中毒は生じます．食中毒発生の際には，えてして食中毒を出した食堂のみが非難されがちですが，ヒスタミン中毒に関していえば，必ずしも調理過程のみの問題ではないことを知っておく必要があります

TIPS

- アナフィラキシー集団発生の原因となる食中毒としてヒスタミン中毒がある．
- 食材の輸送過程における不適切な保存状態に起因し，必ずしも調理過程に原因があるとはいえない．
- 一度蓄積したヒスタミンは熱処理でも失活しない（火を通した食材だからといって安全ではない）．

■ 参考文献

1) 大谷典生，浅野 直，望月俊明，他：カジキマグロの照焼きによる集団ヒスタミン中毒．日本救急医学会雑誌 15：636-640，2004
2) 大谷典生：アナフィラキシー集団発生！ ヒスタミン中毒集団発生事件顛末記．ER マガジン 3：510-515，2006
3) 上條吉人：臨床中毒学．pp 485-488，医学書院，2009

（聖路加国際病院 救急部 大谷典生）

ワンポイントメモ―8

● 転送を判断する基準（ACSCOT の基準）

分類	内容	分類	内容
中枢神経系	・頭部外傷―穿通性外傷あるいは頭蓋骨陥没骨折 　　　　―髄液漏を伴うあるいは伴わない開放創 　　　　―GCS スコア 14 点未満あるいは GCS の悪化 ・脊髄損傷	多発外傷	・顔面・胸部・腹部・骨盤損傷を合併した頭部外傷 ・広範囲熱傷あるいは他の外傷を伴った熱傷 ・複数の長管骨骨折 ・2 か所あるいはそれ以上の身体部位の損傷
胸部外傷	・縦隔の開大あるいは大血管損傷を疑わせる徴候 ・主な胸壁の損傷あるいは肺挫傷 ・心損傷（鈍的あるいは穿通性） ・長期の人工呼吸管理を必要とする患者	病的素因	・5 歳未満あるいは 55 歳を超える年齢 ・心疾患・呼吸器疾患あるいは代謝性疾患（糖尿病，肥満） ・妊娠 ・免疫不全
骨盤/腹部	・不安定型骨盤輪骨折 ・ショックあるいは持続する出血が明らかな骨盤骨折 ・開放骨盤骨折 ・実質臓器損傷	二次性悪化（遅発性後遺症）	・長期の人工呼吸管理を必要とする ・敗血症 ・単独の臓器機能障害あるいは多臓器機能不全（中枢神経系，心，肺，肝，腎，あるいは凝固系の機能障害） ・広範囲の組織壊死
主要四肢損傷	・末梢側の脈が触れない骨折あるいは脱臼 ・開放長管骨骨折 ・挫滅損傷あるいは長引いた末端の虚血		

（American College of Surgeons：Trauma Programs Online Publications，2002 より引用）

CASE 04　緊急度：★★★　重症度：★★★　対応医：初期研修医　転帰：心臓血管外科入院

血圧の下がっている大動脈解離

症例

Bさん(55歳，男性)は高血圧の既往がある．夕方帰宅，10分ほど妻と会話しその後トイレへ．なかなかトイレから戻ってこないため，妻が様子を見に行った．するとBさんはフラフラになってトイレから出てきたものの，心窩部を押さえながら倒れ込んでしまった．その後，呼びかけても反応がしっかりしないため救急要請となった．
　救急隊到着時の意識レベル JCS 10，収縮期血圧 70 mmHg であり，ショック状態であった．

経過

　病院到着時のバイタルサインは，意識レベル JCS 10，血圧 82/30 mmHg，脈拍 120/分，呼吸数 18/分，SpO$_2$ 96％(酸素 6 L/分，リザーバーマスク)であった．
　全身発汗著明であり，見るからに状態は悪そうだった．初期研修医のJ君は状態の悪いショック患者であり緊張しながら診察にあたった．
　胸部診察では拡張期雑音を認めた以外，明らかな所見は認めなかった．腹部診察でも視診，聴診上特記すべき所見はなく，触診でも明らかな圧痛は認めなかった．救急隊の「心窩部を押さえていた」という情報から，心窩部痛があったのではと考えたJ君．心窩部痛とショックを認めていることより，急性心筋梗塞を疑って心電図をオーダーしたところ，V$_1$〜V$_4$でST上昇を認めた．心エコー上は心嚢液はなく，前壁・中隔の壁運動の低下を認めた．J君は急性心筋梗塞と診断し循環器内科医をコールしながら心筋梗塞の治療としてバイアスピリン®内服とヘパリン静注の指示を出した．
　鑑別診断として大動脈解離も頭にあったが，血圧が高いわけでもなく，左右上肢の血圧を確認したところ左右差もないことから否定的と考えた．自覚症状を訴えることができない心筋梗塞を見抜いたことで，J君は内心舞い上がっていた．
　しかし，循環器内科医が診察したところ，心エコー上 AR(大動脈弁閉鎖不全症)と大動脈起始部から弓部にかけて大動脈径の拡大，flap が認められた．バイ

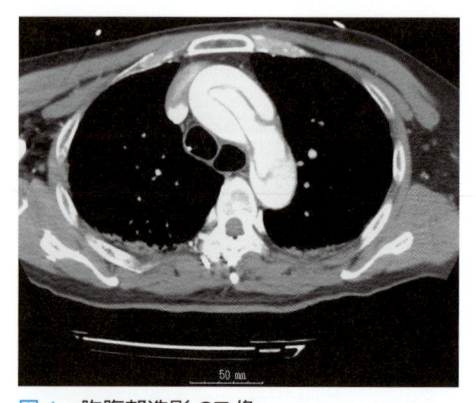

図1　胸腹部造影CT像

タルサインに気をつけつつ胸腹部造影 CT を撮影したところ，大動脈起始部から下行大動脈にかけて広範囲な解離を認め（図1），急性大動脈解離の診断にて緊急手術となった……．

後日，上級医の M 先生より，「大動脈解離でも大動脈起始部に解離が進んでいる場合は血圧低値となる場合があること」「AR が認められる場合は特に起始部の解離を疑うこと」「大動脈解離の可能性が除外できないうちは，専門科にコンサルテーションすることなく抗凝固薬を使用しないほうがいい」とアドバイスを受けた．

診断

急性大動脈解離（Stanford-A）

解説

大動脈解離は病院前死亡率が約 60％，病院到着後も 1 時間ごとに死亡率が 1〜2％ ずつ増加し，最初の 24 時間で 30％ の患者が死亡するという，まさに"emergency"な疾患です．わが国での年間発症率は人口 10 万人当たり 3 人前後といわれています．

しかし，いわゆる典型的な症状である「引き裂かれる移動する胸痛」を認めるのは半数程度です．また解離する血管の部位により多彩な症状を引き起こし，同様の症状を示す疾患も多いため，初期評価で診断を間違えることもあります（表1）．ある報告では初期評価で 30％ が見逃されていたといわれています．

さて，今回は胸痛，血圧低値ということで J 君はまずは心筋梗塞を考えたようです．しかし，上述のとおり解離が冠動脈まで進行すれば大動脈解離でも心筋梗塞になります．胸部大動脈解離の 7％ が心筋梗塞の ECG を呈していたという報告があります．

解離が冠動脈に進行するケースは，右冠動脈に多くみられます．解離が原因の心筋梗塞の場合と，塞栓や動脈硬化による心筋梗塞とでは，治療はまったく異なります．解離が原因

表1 大動脈解離の症状

	虚血となる血管	症状
解離による虚血が原因となるもの	内頸動脈，椎骨脳底動脈	脳梗塞，失神，TIA（一過性脳虚血性発作）
	大動脈基部	大動脈弁閉鎖不全，心筋梗塞，心タンポナーデ，心不全，胸痛
	腹腔動脈，上腸間膜動脈	腹痛，下痢
	腎動脈	腰背部痛
	四肢動脈	患肢の疼痛，麻痺
	Adamkiewicz 動脈，胸部脊髄根動脈	脊髄麻痺
動脈径の拡大による圧迫が原因となるもの	胸部	顔面浮腫，嗄声，嚥下障害
	腹部	腹部膨満
痛みが原因となるもの	─	失神（迷走神経反射）

の心筋梗塞に対し，抗凝固治療を行うとせっかく血腫により閉じかけていた偽腔が再開通し，さらに症状が進む場合があります．また Stanford-A の場合は手術が第 1 選択になるため，これから開胸するというのに抗凝固療法をするのは手術をやりにくくしてしまいます．

また，一般的には大動脈解離では血圧高値といわれていますが，全例が高値というわけでなく，正常血圧，低血圧の場合もあります．世界 6 か国，18 施設での症例をまとめた The International Registry of Acute Aortic Dissection（IRAD）によると，収縮期血圧 150 mmHg 以上であったのは全体で 49％，Stanford-A で 35.7％，Stanford-B で 70.1％ であり，収縮期血圧 100～149 mmHg であったのは全体で 34.6％，Stanford-A で 39.7％，Stanford-B で 26.4％ でした．収縮期血圧 80～99 mmHg であったのは全体で 8％，Stanford-A で 11.6％，Stanford-B で 2.3％ でした．収縮期血圧 80 mmHg 未満であったのは全体で 8.4％，Stanford-A で 13％，Stanford-B で 1.5％ でした．

つまり，典型的にいわれている血圧高値を示すのは全体で半数しかなく，血圧が正常であるものは全体で 30％ 程度存在し，逆に収縮期血圧 100 mmHg 未満を示すのが 16％，特に手術が必要になる Stanford-A の場合は 25％ も存在するということになります．

血圧が下がる理由としては，解離が冠動脈・弁輪まで進展した，大動脈が破れたなどがあります．具体的にはそれら機序により心タンポナーデ，AR，心筋梗塞に伴う左室機能低下，大動脈破裂をきたした場合です．そのため，**血圧低値の大動脈解離の場合のほうが重篤な場合が多い**といえます．また解離に伴う上肢への血流低下による偽低血圧が生じている場合もあります．

発見のためには心エコーが有用です．この場合，心囊液の貯留，AR（特に以前指摘されたことのない AR），大動脈内の flap の有無（長軸像で大動脈起始部，胸骨柄部で弓部，心窩部で下行部を検索します），胸水（破裂に伴う血胸）を検索します．

TIPS

- 血圧低値の大動脈解離こそ超緊急
- 心タンポナーデ，AR の存在を見逃すな
- 心筋梗塞，大動脈瘤破裂の合併も念頭に

■ 参考文献

1) 大動脈瘤・大動脈解離診療ガイドライン（2006 年改訂版）
2) Hagan PG, Nienaber CA, Isselbacher EM, et al：The International Registry of Acute Aortic Dissection（IRAD）：New insights into an old disease. JAMA 283：897-903, 2000
    ☞多施設による症例をまとめている．

（東京ベイ・浦安市川医療センター　救急科　本間洋輔）

CASE 05 いくつになっても……

緊急度：★★★　重症度：★★　対応医：後期研修医　転帰：ICU入院

症例

家族と普通に生活していたDさん（42歳，女性）．日中のパートタイムの仕事から帰った後ソファーに横たわって意識消失していたため，帰宅した夫が救急要請した．救急隊到着時の意識はJCS 100，血圧70/43 mmHg，脈拍56/分，呼吸数24/分，SpO$_2$ 96%（室内気）であり，ショックの意識障害として救命センターに搬送された．

経過

患者はるい痩著明で徐脈と低血圧，34.5℃の低体温を認めた．四肢麻痺はなさそうであった．当直の後期研修医のS君は静脈路確保，採血，心電図測定などとともに意識障害ではルーチンで行う簡易血糖を測定したころ，lowの表示がでた．高濃度ブドウ糖の静注により患者は5分ほどで意識を回復した．エコーで下大静脈が虚脱していたため大量補液も行い血圧も程なく正常に回復した．来院時の血液検査ではK 3.0 mEq/Lと低値であったが，著しい低Alb血症は認めず（表1），心電図は洞性徐脈であった．

S君は感染症，悪性新生物，ホルモン異常，薬物依存……と鑑別診断をあげつつ必要な検査をオーダーし，病歴を聞き直した．患者自身は体重減少には気がついていたが体調は良く，食事量は減っていたがそれほど食べられなかったわけではないという．夫の話では，患者は数年前までは中肉中背であったが徐々に痩せてきたため病院受診を勧めたことがある．しかし本人は必要がないといい仕事も家事も普通にこなしていたのでついそのままにしていたとのこと．上級医のM先生は中間管理職の夫，中学生の長男，小学生の長女からは整った生活を送っている印象を受け，患者と家族の病識の欠如に違和感を覚えた．Dさんは身長158 cm，体重は32 kgほどであり，経口摂取では栄養療法が不確実と判断したS

表1　来院時の血液検査所見

血算	生化学	
WBC 3,800/μL	Na 142 mEq/L	ALT 27 IU/L
Hb 9.7 g/dL	K 3.0 mEq/L	LDH 364 IU/L
Plt 22万/μL	Ca 4.7 mg/dL	ALP 330 IU/L
凝固	BUN 42 mg/dL	TP 6.6 g/dL
PT-INR 1.6	Cre 1.2 mg/dL	Alb 3.6 g/dL
APTT 38秒	Glu 28 mg/dL	CK 67 IU/L
	AST 42 IU/L	CRP 0.1 mg/dL

君は，精査加療のための入院と中心静脈による高カロリー輸液が必要であることを説明してDさんから了解を取りつけた．

翌日の朝のカンファレンスでは，鑑別の筆頭に神経性食欲不振症があがった．「中年で子どもがいて，るい痩についても認めていて，中心静脈栄養についてもあっさり了解してもらったのに神経性食欲不振症？ refeeding syndrome（再栄養症候群）に気をつけるようにとTPN（中心静脈栄養）も減らされて……」とS君はどうも納得がいかない様子だった．

診断

低血糖性昏睡，神経性食欲不振症

解説

神経性食欲不振症の診断基準は表2のとおりですが，最近は男性や出産経験のある中年以降の女性など，本症例のような非典型例も少なくありません[1]．死亡率は6～20%と高値で，救急の場面では低血糖による意識障害や，肺炎や尿路感染などの感染症が容易に重篤化するため敗血症やショックなどでの受診が多く，治療に難儀することになります．

本症例では悪性腫瘍や感染症，Sheehan症候群など身体疾患の鑑別が先決ですが，著明な脱水や重篤感，るい痩に比して，生活も普通で活動性が高く整った身なりをしているなどの違和感を感じる患者さんでは，神経性食欲不振症を思い出してください．本症例のようにLow T3症候群の甲状腺機能低下による徐脈傾向や，血液検査では脱水があるために低Alb血症がマスクされたりすることも特徴的で，低血糖をきたしている場合などでは精神科的介入の前に，緊急避難としてある程度の栄養補給と電解質補正など内科的緊急対応が必要になります[1]．

低栄養状態で急速な栄養投与を行うとうっ血性心不全，不整脈，耐糖能異常などを起こすことがありrefeeding syndromeと呼ばれます．稀に栄養開始後，数日で不整脈から突然死に至ることもあるため注意が必要です．原因はブドウ糖の急速な細胞内移動に伴って電解質も細胞内へ移動して，低P血症，低K血症，低Mg血症が進行するためとされ，TPNなどでの強制的な栄養補給時には徐々にカロリーアップし，電解質もまめにチェックして補充することが大切です[2]．

表2 **神経性食欲不振症の診断基準**(厚生労働省特定疾患 神経性食欲不振症調査研究班)

1．標準体重の−20%以上のやせ
2．食行動の異常(不食，大食，隠れ食いなど)
3．体重や体型についての歪んだ知識
4．発症年齢：30歳以下
5．(女性ならば)無月経
6．やせの原因と考えられる器質性疾患がない

(備考) 1, 2, 3, 5は既往歴を含む(例えば，−20%以上のやせであれば，現在はそうでなくても基準は満たすとする). 6項目すべてを満たさないものは疑診例として経過観察する.

本症例も入院後にK，Mg，Pの低下が進行したため補充を行いました．Kは低Mgにより尿中への排泄が促進されているようでなかなか上昇しませんでした．Mgは静脈投与で容易に上昇しましたが，99％が細胞内に再分布するためか再度低下したりとしばらく不安定でした．Pは1.0 mg/dLほどまで低下しないと症状が出ないといわれているため食事摂取による補充のみで経過を追いましたが，極度に低下すると心収縮性を抑制してうっ血性心不全をきたしたり意識障害などをきたすといわれています．また，凝固能異常は低栄養に加えビタミンK不足も影響していると考えられました．稀ですが抗菌薬を開始するとKが消費されて不足が顕在化することなどもあるので，低栄養患者でDIC（播種性血管内凝固症候群）様の採血結果を見たときは，ビタミンK不足も鑑別にあげておきましょう．

TIPS

・非典型的な神経性食欲不振症をるい痩の鑑別に入れる．栄養補給の際にはrefeeding syndromeに注意．

■ 参考文献

1) 神経性食欲不振症のプライマリケアのためのガイドライン（2007年）
   http://hikumano.umin.ac.jp/AN_guideline.pdf
2) Refeeding Syndrome 予防ガイドライン：2006年 National Institute for Health and Clinical Excellence
   http://guidance.nice.org.uk/CG32/NICEGuidance/pdf/English

（国立病院機構東京医療センター 救命救急センター　吉田拓生）

（東京大学大学院 公共健康医学　森 朋有）

| CASE 06 | 緊急度：★★　重症度：★★　対応医：後期研修医　転帰：内科入院 |

熱とショックは感染症？

症例1　軽症糖尿病と気管支喘息の既往がある独居Nさん（68歳，女性）．数日前よりの感冒様症状が悪化し，発熱，食欲低下，悪心・嘔吐，倦怠感などで動けなくなった．連絡を受け訪問した娘が救急要請し二次救急外来を受診．救急隊到着時，JCS 1，体温 39.2℃，脈拍 108/分，血圧 78/48 mmHg，呼吸数 18/分，SpO_2 92%（室内気）．

経過1

　Nさんは一見して重篤感がありショックも疑われた．ここ数日間はほとんど食べておらず下痢はしていないが脱水状態であった．近医の定時処方のテオフィリン，吸入ステロイド，降圧薬も服用できていない様子であった．聴診では右肺に断続性ラ音（fine crackles）を聴取．心電図は正常範囲，胸部単純X線写真では右肺に軽度の肺炎像を認めた．
　採血結果は，表1のとおりで尿比重は高く沈渣は正常であった．診察した後期研修医のS君は敗血症性ショックを疑い，一通りの検査と初期治療を始めつつ上級医のM先生に状況の報告をした．
　M先生は「ふーん．肺炎だけで説明できそう？　念のためステロイドを使っておこう．ソル・コーテフ®でいいよ」と言い残してさっさと自分でオーダーを始めた．S君は「喘息だから？　それとも敗血症性ショックの治療？」と疑問に思ったが聞きそびれてしまった．
　Nさんは入院翌日にはかなり回復し，肺炎像も数日で軽快した．返ってきたACTH（副腎皮質刺激ホルモン）値は高値，コルチゾール（cortisol）値は正常未満であった．後にNさんは以前喘息治療でステロイドの内服歴があり，現在も屯用でプレドニン®を使っていることが判明した．

診断1

副腎クリーゼ（続発性副腎不全），肺炎，糖尿病，気管支喘息

表1　採血結果

血算	生化学	
WBC 12,800/μL	TP 6.7 g/dL	Cre 1.2 mg/dL
Hb 15.8 g/dL	Glu 68 mg/dL	Na 142 mEq/L
Plt 24万/μL	BUN 28 mg/dL	K 4.8 mEq/L
		CRP 8.2 mg/dL

> **症例2**
>
> 肺気腫，高血圧の既往のあるOさん（83歳，男性）．2週間ほど前に不眠と全身倦怠感を主訴として救急外来を受診．付き添ってきた家族はむしろ認知症と抑うつ状態が心配とのこと．バイタルサインに大きな異常は認めず，血液ガス，血算，生化学でも緊急性のある異常は認めなかったため，平日の外来を受診するよう説明され睡眠薬の処方のみで帰宅．しかし本日の朝食時に息子が訪室すると患者が苦しそうな呼吸で動けないため救急隊を要請された．

経過2

来院時の血圧80/60 mmHg，脈拍96/分，呼吸数18/分，体温35.2℃，SpO$_2$は92％（50％酸素投与）であった．対応した後期研修医のS君は頸動脈怒張，胸部単純X線の心拡大と胸水貯留などから心不全を疑った．呼吸音と心音は弱く，心電図は低電位であった．循環器医に診療依頼をしたところ心エコーと奇脈から心タンポナーデの診断となり，心嚢穿刺ドレナージが行われた．心嚢液を300 mLほど排液したところ循環動態は落ち着いた．採血検査データでは代謝性アシドーシス，肝胆道系酵素の上昇，腎機能障害を認めた．S君はせめて自分で心エコーをやっていればと悔しがった．

心嚢液は淡血性の滲出性だったため，S君は結核，悪性腫瘍などを疑い一連の検査を行ったが診断がつかなかった．一方で嗄声，薄い眉毛，粘液水腫などははっきりせず，便秘を認めただけであったが，上級医のM先生に言われて確認した甲状腺機能は著しく低値であった．甲状腺ホルモンの補充により患者は1か月後には心嚢液貯溜も軽快，精神症状もかなり改善したため，血液心嚢液は甲状腺機能低下症によるものと判断された．

診断2

心タンポナーデ，甲状腺機能低下症（橋本病）

解説

高齢者の認知症や低血糖の鑑別で測られるTSH（甲状腺刺激ホルモン）とACTH/Cortisol．しかしこの2症例のように典型的でない症状で発見される副腎機能不全や甲状腺機能低下症もあります．

症例1ではステロイドの使用歴があり，肺炎により潜在的な副腎不全が顕在化しクリーゼへと至ったと考えられます．副腎不全の症状，検査値の特徴を表2に示します．喘息からステロイドの使用歴を疑い，嘔吐，ショック，高熱，そして低血糖傾向から副腎不全の症状を想起するのはややできすぎに思われますが，実は症例1のスタッフも昔，糖尿病で低血糖がマスクされた腹痛の不明熱で副腎不全を思いつけず悩んだ経験がありました．

「喘息合併の肺炎などアクティブな感染症でもステロイドを用いていいんですか」と，

表2 副腎機能低下，甲状腺機能低下に特徴的な身体/検査所見

副腎機能低下 (原発性と続発性で 若干異なる)	血圧低下，脱水，色素沈着(Addison病)，発熱，ショック，食欲減少，悪心/嘔吐，腹痛，下痢，性機能低下，意識障害，昏睡，低血糖，好中球↓，好酸球↑，Na↓，K↑，BUN↑
甲状腺機能低下	寒がり，便秘，粘液水腫，脱毛，乾燥肌，認知症様症状，嗜眠，昏睡，失調歩行，滲出性心嚢液/胸水/腹水の貯留，徐脈，血圧低下，腱反射遅延　甲状腺腫脹(または萎縮)，低血糖，TCho↑，CK↑，TG↑ALP↑など，心電図異常

　初期研修医からたまに聞かれます．短期間のステロイド併用投与が感染症の予後をどう左右するか，重症肺炎，ARDSや敗血症などでは昔から論争され，Surviving Sepsis Campaign(SSC)などでやっとある程度の結論に集約されつつあります．それだけ功罪相半ばし有意差が出にくいのでしょう．ステロイドが多くの感染症に有効で安全だというレビューも存在する[1]くらいなので，本症例のような感染症増悪の危険性を越えて必要性が疑われる場合は使用を躊躇する必要はないように思われます．

　成人はプレドニゾロン換算で5 mg/日程度の基礎分泌があり，ストレス時にはその数倍まで分泌量は増えるといわれています．副腎不全を起こす可能性のあるステロイドの投与量と期間は，もちろんクリアカットには決まりませんが，数週間以上，必要分泌量以上の投与をしていた場合には注意が必要と思われます．副腎不全を疑った場合のステロイドの補充量は，もちろんストレスによる必要増加も見込んだ量となります．

　症例2は，初回の受診時には一見不定主訴ともとれる主訴ではあり，忙しい救急外来で一般に緊急性の高くない甲状腺機能低下症を疑うことは難しかったでしょう．しかし，不眠の訴えもよく尋ねると夜間には心不全症状だったかもしれません．系統的な問診や診察を端折らなければ表2のような異常に気づいていたかもしれません．

　2回目の受診時には，呼吸音の低下，心電図の低電位，下腿浮腫の欠如など心不全で説明しずらい異常も認めていますので，冷静に鑑別を考えれば心嚢液貯留に気づくのはそう難しくないように思います．

　甲状腺機能低下で胸腹水や心嚢液が貯留することがあるのは知っていても，それが滲出性，時に血性となることを知らなかった人はこの機会に鑑別に加えるとよいでしょう．

　甲状腺機能低下症は教科書的な症状が揃う患者は少ないものの，その患者の以前の写真と本人を見比べればその違いは一目瞭然と内分泌の専門医に教わったことがあります．鑑別として甲状腺機能低下を想起できればTSHの採血1回で診断はつきます．

　ちなみに高齢者における潜在性(軽度)甲状腺機能低下の頻度は数％以上あり，その多くは橋本病といわれています．高脂血症を伴ったりすると動脈硬化などのリスクファクターになりえますが，治療のメリットとコストなどとの兼ね合いで，スクリーニングを支持するかは学会により意見が異なるのが現状のようです．

　いずれのケースも頻度は高くありませんが，適切な治療を行わなければ，そしてタイミングを逸してしまうと，重篤化を招きます．第一選択ではないかもしれませんが，頭のなかの鑑別診断の引き出しに入れておくと，よりよい診療につながることでしょう．

> **TIPS**
> ・高齢者に少なくない副腎不全や甲状腺機能低下症の診断は疑うことから始まる．手がかりは低血糖や意識障害だけとは限らない．

■ 参考文献

1) McGee S, Hirschmann J：Use of corticosteroids in treating infectious diseases. Arch Intern Med 168：1034-1046, 2008

（東京大学大学院 公共健康医学　森 朋有）
（弘前大学大学院准教授・法医学　阪本奈美子）

ワンポイントメモ—9

● Diehr のルールでのポイント数と肺炎の可能性

症状	ポイント
鼻水	−2
咽頭痛	−1
筋肉痛	1
寝汗	1
一日中痰が出る	1
呼吸数＞25/分	2
体温＞37.8℃	2

合計ポイント数	肺炎の可能性（％）
−3	0
−2	0.7
−1	1.6
0	2.2
1	8.8
2	10.3
3	25
4	29.4

〔Diehr P, Wood RW, Bushyhead J, et al：Prediction of pneumonia in outpatients with acute cough.. a statistical approach. J Chronic Dis 37：215-225, 1984 を改変〕

CASE 07

緊急度：★★　重症度：★★　対応医：初期研修医　転帰：感染症内科入院

元気がない……感染源不明の敗血症？

> **症例**
> Uさん(88歳，男性)は脳梗塞，慢性呼吸不全の既往がある．元の日常生活動作(ADL)は右半身麻痺で杖歩行，意識障害はなく自立し独り暮らしをしている．ある朝，隣に住む娘夫婦が旅行から帰った足で，お土産を渡そうとUさん宅を訪問したところ，Uさんが，グッタリしており元気がない状態であるとのことで救急要請した．

経過

　ERで忙しい初期研修医のJ君は，「高齢者の『元気がない』ってよくわからないな……．救急車を呼ぶほどのことかな……」などとブツブツ言いながら救急車を待った．

　来院時，意識レベルJCS 10，バイタルサインは収縮期血圧90 mmHg，脈拍数112/分，呼吸数24/分，SpO_2 96％(鼻カニューレにて3 L)であった．

　「もともとこの意識状態ではないんですか」と家族に聞いたところ，家族は「いつもとは違うんです」とのこと．看護師より体温38.8℃との報告．「あれ，敗血症？」と慌てて病巣を探し始めた．

　Uさんによると，高度の倦怠感と口渇はあるものの，感冒症状，下痢，頭痛，腹痛を含めた自覚症状はなく，診察上も項部硬直を含め特に異常がない．胸部単純X線写真では異常なし，尿検査も異常なし，腹部エコーも胆嚢炎も異常なし……．胸壁ではあるが心エコー上も疣贅はなさそう……．血液検査の結果をみたところWBC 20,400/μL，CRP 32 mg/dLと高度の炎症反応の上昇を認めた．

　「原因不明の炎症反応の上昇でどうやら敗血症みたいで……ヤバそうなんです」と上級医のM先生に相談．まずはUさん本人，家族からの問診をしっかりするよう指示された．改めて隣に住む娘夫婦とUさんより聴取したところ，最近食事摂取が不良であり，ここ数日のADLはほぼ寝たきりのような状態であったとのことであった．

　「もう一度基本に立ち返り，きちんと身体診察をしようよ」というM先生の指示で，J君は「診察ならさっきやったのに」と内心ムッとしながらM先生とともに再度身体診察を始めた．頭から足先までざっと診察した後，「さて，背中はどうだろう」というM先生の言葉で本人を側臥位にして背部の観察を行ったところ……．仙骨部に易出血性の巨大な褥瘡を発見した．CTでは仙骨が融解し深さ10 cmの潰瘍を形成している所見がみられた．

　結局は仙骨部褥瘡感染による敗血症が原因で元気がなかったのであった．その後念のため髄液検査を施行するも異常所見はなかった．

診断

仙骨部褥瘡による敗血症，骨髄炎の合併

解説

　敗血症は，説明のつかない発熱，頻脈，低血圧，意識状態の変化などの臨床所見から疑います．敗血症は，感染に起因した全身性炎症反応症候群（SIRS）と定義されており，**診断と同時に早期目標指向蘇生（early goal-directed resuscitation）を6時間以内に行わなければなりません**．つまり敗血症の早期診断が重要であることはもちろん，そのなかでも感染源の早期同定と適切な治療が重要です．

　敗血症の原因には，肺炎，腎盂腎炎，胆管炎・胆嚢炎，髄膜炎，感染性心内膜炎をはじ

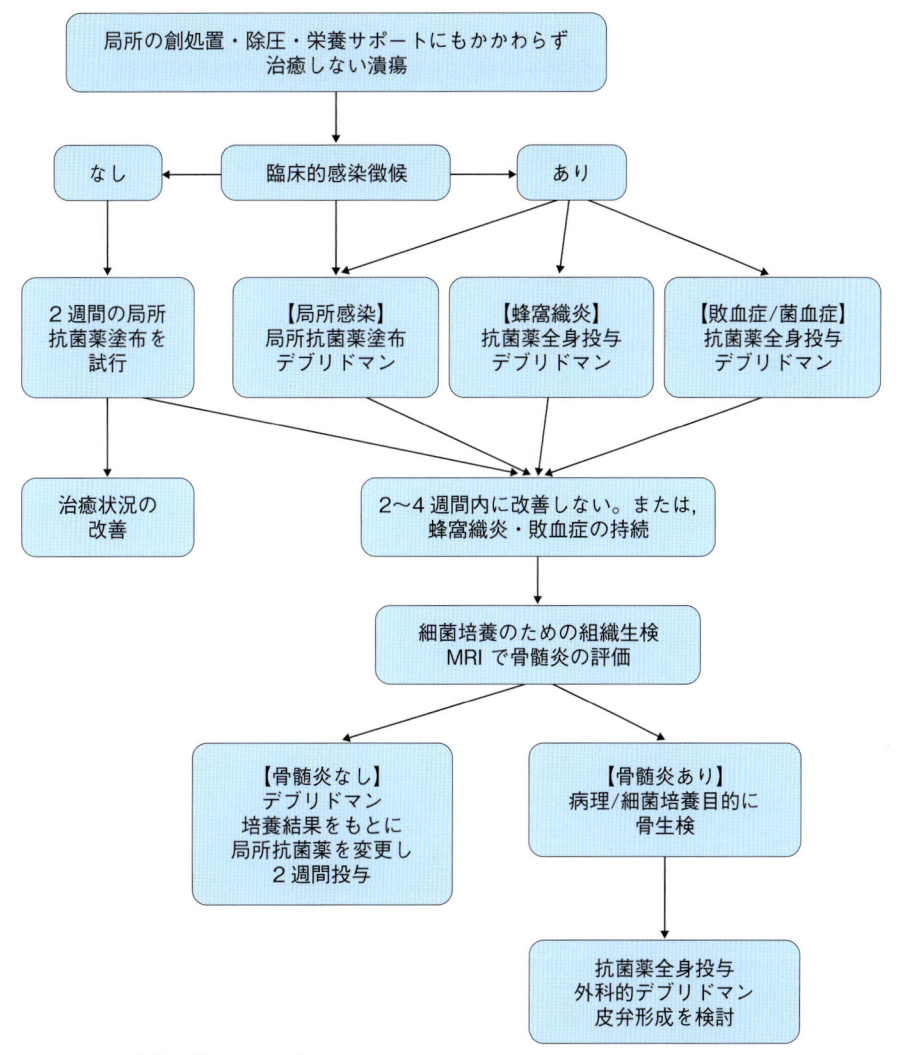

図1　褥瘡感染の管理アルゴリズム

CASE 07 元気がない……　感染源不明の敗血症？

め，壊死性筋膜炎，化膿性脊椎炎，腸腰筋膿瘍，咽後膿瘍など，比較的稀な疾患もあり，そのなかで褥瘡も原因となりうると思いつくことが重要です．

　本症例の教訓として，① 高齢者では容易に敗血症を発症すること，② 症状に乏しいため全身を丁寧に診察し適切に検査治療を速やかに行うこと，③ 高齢者や若年者でも脊髄損傷などの神経疾患患者，最近臥床状態にある患者では発熱，原因不明の頻脈などの原因に褥瘡感染を鑑別にあげること，を覚えておいてください．

　褥瘡感染の合併症として，骨髄炎の頻度は高く，また菌血症・敗血症をしばしば伴います．稀な合併症としては，感染性心内膜炎，敗血症性関節炎などがあります．いずれにしても褥瘡を有する患者は栄養状態，全身状態が不良な患者が多いため，感染源を早期発見し血液・創部の培養を提出し，場合により外科的処置が必要となり時に致死的となるため，速やかに治療に入る必要があります(図1)．

TIPS

- 高齢者の原因不明の発熱→早期に丁寧な問診と全身の診察が必要
- 褥瘡感染は忘れたころにやってくる！　症状に乏しいため必ず確認を

■ 参考文献

1) Redelings MD, Lee NE, Sorvillo F：Pressure ulcers：more lethal than we thought? Adv Skin Wound Care 18：367-72, 2005
   ☞ 意外にも褥瘡関連死が多い．

（東京医科歯科大学　救急災害医学/ER センター　世良俊樹）

CASE 08

緊急度：★★★　重症度：★★★　対応医：後期研修医　転帰：耳鼻科入院

副鼻腔炎で敗血症性ショック？

症例

Dさん（46歳，女性）は3か月前から膿性鼻汁があり，近医通院し抗アレルギー薬を内服していた．数日前より全身倦怠感が強く，仕事を休んでいた．症状が改善しないため近医受診する予定であったが，いつもの内服薬を服用後全身の発赤・顔面の紅潮が出現し，身体が動かなくなり家族が119番に通報した．消防庁よりアナフィラキシーの疑いで救急搬送された．

経過

来院時の意識はJCS 0，拡張期血圧60 mmHg，脈拍121/分，呼吸数18/分，SpO$_2$ 100%（6 L酸素マスク），体温39.9℃であった．両側上肢に末梢ルートを確保し，細胞外液を全開で投与した．気道狭窄音や肺雑音は聴取せず，顔面・頸部の浮腫と全身の皮膚の発赤を認めた．細胞外液2 L投与するも血圧上昇なく，アナフィラキシーを疑いボスミン®0.3 mg筋注，H$_1$ブロッカー，H$_2$ブロッカー，ステロイド投与するも状態は不変であった．細胞外液を3,500 mL投与後も血圧上昇せずドパミン投与を開始した．また，循環不全が持続するため気管挿管し人工呼吸管理とした．採血検査にてCRP（C反応性蛋白質）の上昇を認め（表1），感染に伴うSIRS（全身性炎症反応症候群，敗血症性ショック）の状態と判断し各種培養採取し広域抗菌薬を投与した．ドパミン投与するも血圧上昇せずノルアドレナリンも併用した．感染のfocus検索のためCT検査を施行したが，有意な所見は副鼻腔の粘膜肥厚のみであり，感染源は不明であった．全身状態不安定であり，集中治療管理が必要なためICU入室となった．第3病日には皮膚発赤部の皮膚剥離が生じ，経過からTSS（toxic shock syndrome）を疑い免疫グロブリンを投与した．鼻汁の培養からはメチシリン感受性黄色ブドウ球菌（MSSA）が検出され，TSST-1（toxic shock syndrome toxin-1）検査は

表1　来院時血液検査所見

血算	LDH 330 IU/L	CRP 15.08 mg/dL
WBC 7,220/μL	CK 297 IU/L	凝固
Hb 13.4 g/dL	BUN 29.5 mg/dL	PT-INR 1.15
Plt 22.4×10^4/mL	Cre 3.53 mg/dL	FG 433.9 mg/dL
生化学	Na 129 mEq/L	FDP 19.2 μg/mL
AST 30 IU/L	K 3.4 mEq/L	
ALT 16 IU/L	Cl 127 mEq/L	

1,024倍と著明な高値であった．その後全身状態が改善し，副鼻腔炎に対して手術治療を行うこととなり第14病日に耳鼻科転科となった．

診断

Toxic shock syndrome(TSS)，副鼻腔炎

解説

　TSSは何のリスクもない「昨日まで健康な人」が1〜2日の早い経過で皮疹を伴い，敗血症様症状を呈する疾患です．黄色ブドウ球菌により産生されるTSST-1という外毒素が原因の多くです．TSST-1はスーパー抗原の一種で，Tリンパ球の受容体に直接作用し多量のサイトカインを産生させ，さまざまな症状を呈します．月経用タンポンの使用により生じる例が半数を占め，そのほかに術後・出産後の創感染，乳腺炎，鼻中隔形成術後，副鼻腔炎，骨髄炎，関節炎，熱傷，四肢・腋窩・肛門周囲の皮膚病変，インフルエンザによる呼吸器感染，腸炎などさまざまです．症状は発熱，低血圧，皮膚病変，悪寒，全身倦怠感，頭痛，咽頭痛，筋肉痛，嘔吐，下痢，腹痛，起立性めまい，失神などです．TSSの皮膚症状はびまん性にみられる紅斑で皮膚(手掌，足底を含む)・粘膜に出現し，熱傷に似ていて急速に出現します．また，結膜・強膜の出血や腟・口腔粘膜の充血が生じ，潰瘍形成，点状出血，水疱へと増悪します．圧痕を残さない浮腫もみられます．TSSの診断基準を表2にあげます．鑑別疾患として連鎖球菌性毒素性ショック症候群，レプトスピラ，デング熱，腸チフス，髄膜炎菌の敗血症，リケッチア感染などがあります．治療は対症療法による全身管理が主体ですが，原因となる異物がある際にはすぐに除去します．抗菌薬投与に関するスタディがないので明確ではありませんが，感染源に対する治療や再発防止目的での使用が勧められています．また，重症例では免疫グロブリンの投与が効果的であったとの報告もあります．ステロイド投与は推奨されていません．

表2　TSSの診断基準(CDC)

- BT＞38.9℃
- SBP＜90 mmHg
- 皮疹(びまん性紅斑，1〜2週後に皮膚剥離を伴う)
- 以下の臓器のうち少なくとも3か所に障害がある
    - ・消化管(嘔吐，下痢)
    - ・筋肉(筋肉痛，CKの2倍以上の上昇)
    - ・粘膜(腟，結膜，咽頭の充血)
    - ・腎機能低下(BUN，Creの2倍以上の上昇，無菌性膿尿)
    - ・肝臓(T-Bil，AST，ALTの2倍以上の上昇)
    - ・血液像(Plt＜10)
    - ・中枢神経系(巣症状を伴わない意識障害)
- 血清学的にリケッチア，レプトスピラ，麻疹を示唆する所見がないこと

> **TIPS**
> ・「急速に出現する紅斑＋血圧低下＝アナフィラキシー」と決めつけず，TSS も考慮する．

■ 参考文献
1) 青木 眞：レジデントのための感染症診療マニュアル，第 2 版．pp 981-984，医学書院，2008
2) Tintinalli JE, Kelen G, Stapczynski J, et al：Emergency Medicine. A comprehensive study guide. 6 th ed. pp 913-919, New York, McGraw-Hill, 2004

(順天堂大学医学部附属浦安病院 救急診療科　森川美樹)

ワンポイントメモ―10

●Sepsis(敗血症)とそれに付随する病態の定義

1. 敗血症(sepsis)
   SIRS の基準を満たして，その原因が感染であるもの
2. 重症敗血症(severe sepsis)
   臓器障害，組織低灌流，低血圧の認められる sepsis. 灌流異常は乳酸性アシドーシス，乏尿あるいは急激な意識障害を伴うが，伴わない症例も含む
3. 敗血症性ショック(septic shock)
   sepsis による低血圧を示し，適正な輸液がなされていても灌流異常が続く状態．灌流異常は乳酸性アシドーシス，乏尿あるいは急激な意識障害を伴うが，伴わない場合も含む．また，変力作用を有する循環作動薬や血管収縮薬投与によって低血圧を示さない症例も含む
4. 敗血症起因性低血圧(sepsis-induced hypotension)
   sepsis 以外に低血圧をきたす要因がなく，収縮期血圧＜90 mmHg またはベースラインの血圧から 40 mmHg 以上の低下を示す状態
5. 多臓器不全症候群〔multiple organ dysfunction syndrome(MODS)〕
   治療なくしては恒常性を維持できない諸臓器機能の異常を認める状態

(Members of the ACCP/SCCM Consensus Committee：American College of Chest Physicians/Society of Critical Care Medicine Consensus Conference：Difinitions for sepsis and organ failure and guideline for the use of innovative therapies in sepsis. Crit Care Med 20：864-874, 1992 より引用・改変)

| CASE 09 | 緊急度：★　重症度：★　対応医：初期研修医　転帰：内科病棟→内科外来 |

薬剤アレルギー……待てよ！

> **症例**　Gさん(32歳，男性)は，3日前より全身倦怠感，咳，38℃台までの発熱が出現し職場近くの開業医を受診．総合感冒薬，咳止め，抗菌薬などを処方された．当日朝には解熱傾向で少し楽になったため出勤したが，昼過ぎより再度の高熱が出現し顔の赤みにも気がついた．退社時刻ごろには同僚より顔が腫れていると言われ，両手にも「蕁麻疹」が出たために当院救急外来を受診した．

経過

　5月のゴールデンウィークの夕方，ごった返した救急外来で，初期研修医のJ君が18人目に診察した患者さんであった．来院時体温38.8℃，咽頭は発赤し結膜も充血，頸部リンパ節を触知，圧痛は明らかでなかった．そして患者が訴えるとおり顔面から体幹，手足にかけて中毒疹様の皮疹が広がっていた(図1)．痒みはほとんどないとのこと．

　採血結果では肝逸脱酵素の上昇を認めた．病歴では蕁麻疹や明らかなアレルギー歴はなかったが，開業医からの薬袋を確認したJ君は，一般にアレルギーを起こしやすいとされる総合感冒薬も処方されており，現病歴と皮膚所見より薬疹と確信した．

　風邪で感冒薬を内服した後に全身の中毒疹と高熱，肝機能障害が出現したGさんのことをほかの患者の対応に追われている上級医のM先生に伝え，入院の了解を得た．Gさんには「薬のアレルギーによる中毒疹と思われますが原因はわかりません．熱も高く肝臓にも影響が出ているため入院し，診断のため明日皮膚科の診察を受けてもらいます．今晩は疑わしい解熱薬などは使わず点滴だけで経過をみましょう」と伝えた．

　翌日の朝の回診では大部屋に麻疹らしき患者が入院しているとちょっとした騒ぎになった．Gさんに医長が事情をよく説明し，二人暮らしの奥さんには麻疹の罹患歴があること，麻疹肺炎など合併しておらず肝機能障害はあるものの全身状態が安定していることなどを確認したうえで退院していただき，内科外来での再診予定となった．後日麻疹抗体価の上昇により確定診断が得られた．

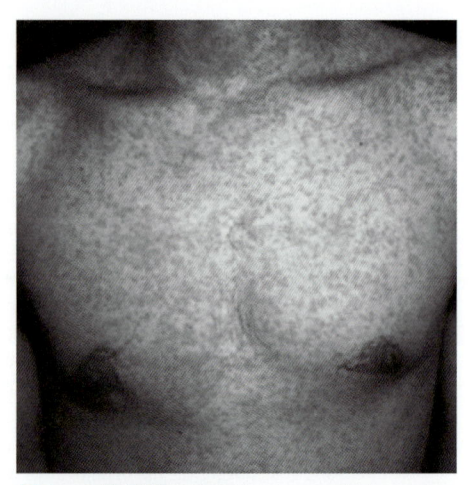

図1　中毒疹様の皮疹(☞カラー口絵)

診断

麻疹

解説

　中毒疹という言い方は，ウイルスや細菌，薬物など体外から入った何らかの有害物質(生物)に身体が反応してできる皮疹を指す総称で，ウイルスと薬疹が2大原因と考えられています．原因が特定できれば薬疹，ウイルス性発疹などのもっと具体的な名前をつけることになります．時にはEBウイルス＋アンピシリンなどのようなウイルスと薬や，薬と薬の相互作用などでも出現することもあります．皮膚科の専門医には分布パターンなどである程度原因の目星がつくことがあるそうですが，救急医にとっては中毒疹の原因を見た目だけで，特にその初期に判断するのは困難かもしれません．

　しかし，本症例は大人ですが子どもと同じような麻疹の典型的な経過をたどっており，たとえ確定診断がつかなくても，J君でもウイルス感染症による発疹を疑えば個室への入院や外来での対応が可能だったと思われます．実際に経験豊富な内科医長は病歴と診察だけで麻疹を一発診断しました．後から尋ねると，初夏，外来に麻疹の子どもが受診している，典型的な二峰性発熱，カタル症状，そしてよくみるとKoplik斑が口腔粘膜にあったことなどでまず間違えないとのことでした．典型的な小児の麻疹の経過表を図2に示します．

　「大人のハシカは重い」といわれますが，実際には入院するような麻疹患者では大人でも子どもでも症状の出方や入院期間に大きな差はないという報告があります[1]．一方で既感染や予防接種のため大人の麻疹は典型的な経過をたどらない(修飾麻疹)ことも多いようです．修飾麻疹では診断はいっそう難しくなるかもしれませんが，軽症で済むので入院の必要は感じないかもしれません．

　救急外来で遭遇しそうな代表的皮疹の一覧を表1に示します．

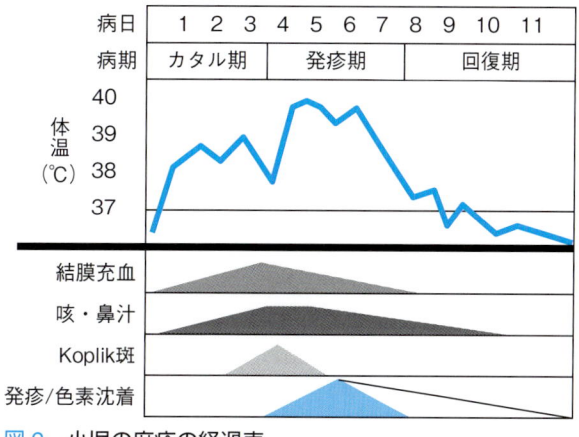

図2　小児の麻疹の経過表

表1 代表的な急性発疹性疾患

ウイルス性	麻疹,風疹,水痘,伝染性紅斑,突発性発疹,伝染性単核球症,手足口病
非ウイルス性	薬疹,蕁麻疹,伝染性膿痂疹,多形滲出性紅斑

　飛沫や空気感染する感染力の強いウイルスでは，院内のルールを確認したうえで，やはり個室対応や同じ病気の人だけを同室とするなどの配慮が必要となります．麻疹，風疹，水痘は学校保健安全法で出席停止期間が定められています．

　J君は水痘(水疱瘡)ととびひ(伝染性膿痂疹)を間違えかけたこともあるようです．とびひの好発部位は鼻腔付近ですが，水痘も顔面は好発部位です．鼻の下の膿痂疹を見ただけで患者さんの話をよく聞かず「あ，とびひですね！」と言ってしまって後から冷や汗をかいたそうです．小児の水痘に後からとびひを合併することも珍しくはありませんが，この症例も話をよく聞けば出始めの水痘とわかりました．ちなみにこの失敗ばかりしている初期研修医のJ君とはいまより少し若い頃の筆者のことです．

TIPS

・中毒疹は見分けにくい．子どもの病気に大人もかかる．代表的なウイルス性発疹症の経過は覚えておこう．

■ 参考文献

1) 高山直秀, 菅沼明彦:成人麻疹入院患者の臨床的検討, 小児麻疹入院患者と比較して. 感染症誌77: 815-821, 2003

(東京大学大学院　公共健康医学　森　朋有)

(執筆協力：JR東京総合病院　皮膚科　嶋田聖子)

| CASE 10 | 緊急度：★★★　重症度：★★　対応医：後期研修医　転帰：産婦人科入院 |

女性を診たら妊娠の可能性を考えろ！

症例　Eさん（38歳，女性）は生来健康であった．9月のある日の早朝に突然自宅トイレ内で意識消失が生じ，その後全身性硬直間代性けいれんが生じたのを夫が発見し，救急搬送された．自宅で3回，搬送中に3回のけいれん発作が生じた．

経過

来院時はJCS 200，収縮期血圧220 mmHg，脈拍121/分，呼吸数20/分，SpO$_2$ 100%（6 L酸素マスク）で瞳孔不同はなく対光反射は迅速だった．けいれん発作は消失していた．口腔内は吐物で充満し，咬舌があった．共同偏視は認めず，そのほかの神経学的所見は意識障害のため診察が困難であった．気道確保，末梢ルートを確保しながらけいれんの原因精査を行った．最終月経は不明だが夫の話では「妊娠の可能性はない」とのことであった．しかしよくみると乳輪は黒色で腹部膨満，腹部に妊娠線のような線状痕があった．腹部エコーを当ててみると，胎児が描出された．

けいれんを生じるような電解質異常，低血糖，薬物反応，感染徴候は認められなかった．頭部CTを施行したが明らかな異常所見は認められなかった．子癇発作と考え産婦人科医をコールした．産婦人科医の診察で38週相当の胎児であることがわかった．夫は初めてこのときに妊娠の事実を知った．

外来にて再度けいれんが出現したためジアゼパム10 mg静注し，硫酸マグネシウム40 mL投与した．また，プロポフォールとフェンタニル投与下に気管挿管施行した．緊急帝王切開の適応となり，来院より60分後緊急帝王切開術施行した．児はApgar（アプガール・スコア）3/5でNICU入院となった．母体は術後も硫酸マグネシウムとニカルジピン塩酸塩投与による降圧治療を行った．術後の頭部MRIでは両側後頭葉の皮質下に左右ほぼ対称性にT1強調像で軽度低信号，T2強調像で高信号を呈するが拡散の低下はなく，MRA（MR血管造影）でも末梢まで描出される病変を認め，

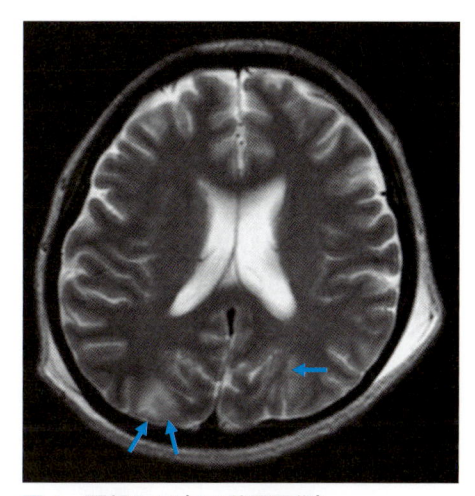

図1　頭部MRI（T 2強調画像）
両側後頭葉に高信号域を認める

1　内因性疾患

可逆性後白質脳症症候群（RPLS：reversible posterior leukoencephalopathy syndrome）であると考えられた（図1）．その後経過は良好で母体は第18病日，児は第22病日に退院となった．退院時頭部MRIでの異常所見は消失していた．

診断

子癇発作（妊娠38週相当）

解説

　子癇とは「妊娠20週以降に初めてけいれん発作を起こし，てんかんや二次性けいれんが否定されるもの」と定義されます．全分娩の0.05〜0.3%に合併し，妊婦死亡率は10〜20%，児死亡率は約30%の疾患です．子癇の発症機序としては，脳血流の自己調節機能（autoregulation）の破綻が推測されています．近年，子癇症例のなかで可逆性の脳浮腫を呈す症例が報告されています．臨床上では頭痛，意識障害，けいれん，視覚異常などの症状を呈し，画像上では可逆性の脳浮腫を認める症例に注目し，RPLSと命名されました．これは以下の3条件で定義されます（1996年，Hincheyらによる報告）[3]．

① 臨床的に頭痛，意識障害，けいれん，視覚異常などの症状を呈する．
② 画像診断的にMRIやCTにて後頭葉-頭頂葉領域を中心に浮腫性と思われる病変を認める．
③ 原因の是正によりこれらの臨床，画像的異常が可逆性に消失する．

　妊婦がけいれんしてきたときは，子癇や脳血管障害を早急に鑑別する必要があります．子癇以外の疾患を考えるべき徴候は表1のとおりです．子癇は前駆症状を伴うことが多く，神経症状，眼症状，消化器症状や妊娠高血圧症候群に伴う症状があります．発作は意識消失や眼球上転などを呈する誘導期から全身強直性けいれん（後弓反張）を経て間代性けいれん期に移行します．発症は妊娠中，分娩中，産褥期のいずれにも起こりえます．子癇の治療法は全身管理（A・B・C）と鎮痙・降圧です．鎮痙薬の第一選択は硫酸マグネシウムです．まず最初に硫酸マグネシウム2 g（マグネゾール® 20 mL）を3分以上かけて緩徐に静注し，その後1.5〜2.0 g/時の速度で持続静注します．これを分娩終了後24時間経過するまで持続します．けいれん時にはジアゼパム5〜10 mgまたはフェニトイン250 mgを静注します．降圧にはヒドララジン塩酸塩またはメチルドパを用い，収縮期血圧140〜160 mmHg，拡張期血圧90〜100 mmHgを目標にします．

表1　子癇以外の病態を疑わせる徴候〔[4]より改変〕

1．正常血圧または低血圧
2．妊娠20週以前または分娩48時間以降の発症
3．前駆症状を伴わない
4．持続する神経学的所見またはその増悪
5．極めて強い頭痛
6．意識消失の長時間持続
7．十分な硫酸マグネシウム投与にもかかわらず繰り返すけいれん

> **TIPS**
> ・女性を診たら，たとえ本人が否定をしても妊娠を疑え（妊娠は自分から積極的に疑っていかないと診断に結びつかない）．

■ 参考文献

1) 日本産科婦人科学会（編）：産婦人科用語集・用語解説集，第2版．妊娠中毒症に関する用語と定義 (2007)．pp 341-343，金原出版，2007
2) 杉山陽一，水野正彦，望月眞人，他（編）：産婦人科学書．pp 380-386，金原出版，1994
3) Hinchey J, Chaves C, Appignani B, et al：A reversible posterior leukoencephalopathy syndrome. N Engl J Med 22：494-500, 1996
4) 阿部祐子：周産期痙攣．竹田 省：産科救急 Q & A．pp 1207-1210，総合医学社，2009

（順天堂大学医学部附属浦安病院 救急診療科 森川美樹）
（国立病院機構水戸医療センター 外科 阪本太吾）

ワンポイントメモ―11
● ABCD スコア

一過性脳虚血発作（TIA）発症後7日以内の脳卒中発症リスクを予測するスコア（6点満点）

		ハザード比 （95％信頼区間）	スコア
年齢 age	≧60歳	2.57 (0.75〜8.81)	1
血圧 blood pressure	収縮期血圧 ＞140 mmHg or 拡張期血圧 ≧90 mmHg	9.67 (2.23〜41.94)	1
臨床的特徴 clinical features	片麻痺	6.61 (1.53〜28.50)	2
	言語障害	2.59 (0.50〜13.56)	1
症状持続時間 duration of symptoms	≧60分	6.17 (1.43〜26.62)	2
	10〜59分	3.08 (0.64〜14.77)	1

CASE 11 風邪は万病のもと？

緊急度：★★　重症度：★★★　対応医：後期研修医　転帰：ICU入院

症例

大学生Gさん(25歳，男性)は，3週間前から「風邪が治らない」とのことで近くの複数の内科開業医を受診していた．そのたび内服薬を処方され，いったん解熱するものの再度38℃台の発熱を繰り返すとのことで，紹介状を持って，当院の膠原病科外来を受診した．

順番がきて待合室から診察室に入ろうとしたところ，突然右側に倒れ，意識を失ってしまった(けいれんの有無は不明)．そのため，院内救急コール要請となった．救急部の医師が到着時，体温39℃，血圧120/60 mmHg，脈拍120/分，SpO_2は(室内気)で92％あった．意識はJCS 100で左への共同偏視を認め，右の不全片麻痺を認めた．瞳孔径に左右差はなく，対光反射も迅速であった．

経過

ひとまず脳血管障害の可能性が疑われ，救急部門に緊急入院となった．入院直後，頭部CT検査が施行されたが，この時点では特に画像に異常は認められなかった．

後期研修医のS君と上級医のM先生が担当となった．S君は「若年＋発熱＋片麻痺」という症状の組み合わせに鑑別診断があがらず頭を抱えていた．M先生は，①中枢神経感染症(髄膜炎，脳炎)，②てんかん発作→意識障害遷延＋Todd麻痺，③脳梗塞(脳塞栓症)，を鑑別として考えた．①の鑑別のため髄液検査を行ったが，細胞数，蛋白，糖のいずれも正常であった．②であれば時間経過とともに意識状態と右片麻痺も改善すると思われたが，症状は固定したままであった．年齢から考えても③の可能性は低いと思われたが，S君はMRを施行することとした．あいにくMR検査室がたて込んでいたため，その間S君は全身の身体所見を取ることとした．S君はM先生に結果を報告した「この患者さん，若いのに心雑音があるんですね……．発熱があるし，機能性でしょうか」．紹介状を眺めながらいままでの病歴を確認していたM先生にはある診断名がひらめいた．「S君，循環器の先生を呼んでください」．M先生に指示されたS君は「そんなことよりMR検査が先じゃないかな……」といぶかしく思いつつも循環器科の医師に連絡した．循環器科の先生が心臓超音波を行ったところ，僧帽弁に大きな疣贅(ゆうぜい)が見つかった．なお，後日判明した入院時の血液培養からは，*Staphylococcus auricularis* と *S. capitis* subsp. *ureolyticus* が3セットから検出された．

診断

感染性心内膜炎による脳塞栓症

解説

　基本的に細菌感染症というものは「focus」となった臓器に特有の症状が認められます．例えば，「咳＋痰→肺炎」「咽頭痛＋扁桃腺の白苔→化膿性扁桃炎」「膿尿＋CVA叩打痛→腎盂腎炎」などです．

　逆に，かけ離れた多臓器に症状を起こす病原体は通常ウイルスが考えられます．例えば，「頸部リンパ節腫脹＋異型リンパ球増加＋皮疹＋肝脾腫→EBV（Epstein-Barr virus）やCMV（cytomegalovirus）による伝染性単核球症」などです．

　細菌性感染症のなかでも感染性心内膜炎はウイルス性疾患のように多彩な臓器に症状を起こすことがあります（表1）．

　今回のGさんの場合，入院翌日に再施行した頭部CTで左中大脳動脈領域の広範な脳梗塞が確認されました（図1）．

　また，入院後右下肢の著明な冷感を認めたため血管造影を行ったところ，右大腿動脈の塞栓症も確認されました．

　この症例のように，発熱と塞栓症状を認めた際には必ず感染性心内膜炎を想起しましょう．教科書レベルではなじみのある疾患ですが，いざ診断不明の状態で患者さんに遭遇すると，指導医もとまどってしまうことがあります．S君がきちんと身体所見を取ってくれたことで，診断につながりました．

　また，本症例の場合は前医の誰かが血液培養を採取していてくれれば，診断が下された

表1　感染性心内膜炎は多彩な臓器に症状を起こす[1]

症状	頻度（％）
発熱	80〜90
悪寒，発汗	40〜75
食欲不振，体重減少，倦怠感	25〜50
筋肉痛，関節痛	15〜30
背部痛	7〜15
心雑音	80〜85
新規あるいは増悪する逆流性雑音	10〜40
動脈塞栓症	20〜50
脾腫	15〜50
ばち指	10〜20
神経所見	20〜40
末梢症状（Osler結節，爪下出血，Janeway斑，Roth斑）	2〜15
点状出血	10〜40

可能性があります．このような診断の遅れを doctors delay といいます．

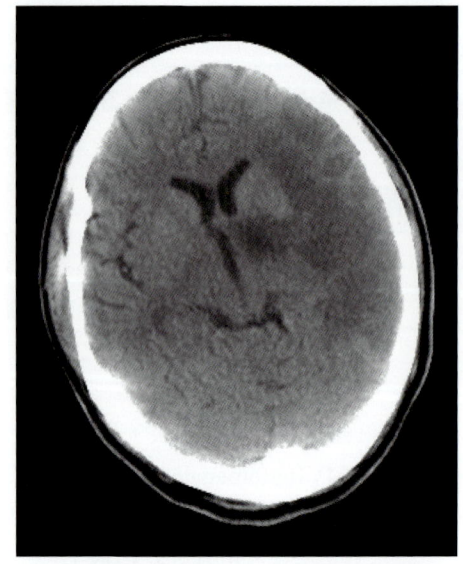

図1 入院翌日に再試行した頭部 CT 画像
左中大脳動脈領域に広範な脳梗塞を確認

TIPS

・感染性心内膜炎は多彩な症状を呈する．鑑別診断として想起できるかが大事．「治らない風邪」はない．先入観のない視点で doctors delay を最小限に．

■ 参考文献

1) Fauci AS, Braunwald E, Kasper DL：Harrison's principles of internal medicine, 17 th ed. New York, McGraw-Hill, 2008

(国立病院機構東京医療センター　救命救急センター　鈴木　亮)

CASE 緊急度：★★★　重症度：★★★　対応医：初期研修医　転帰：心臓血管外科入院

12 意識障害の鑑別 どこまであげられますか

症例

Aさん（39歳，男性）は，高血圧を指摘されたことのある外資系会社員．仕事柄ストレスが多く，1日30本ほどの喫煙歴がある．ある週末の夕方の会議中に突然意識を失い，その後改善したが，発汗顕著であまりにも顔色が悪いとのことで，会社の仲間が救急車を要請し搬送された．

経過

初期研修医2年目のJ君が担当．来院時，JCS 3で不穏状態，発汗著明，顔色不良．バイタルは血圧110/62 mmHg，脈拍数57/分，呼吸数16/分，SpO_2 100％（酸素6 L/分，リザーバーマスク），体温35.6℃．

大柄で骨太型肥満体型．身体所見では特に異常を認めなかった．明らかな麻痺は認められないが不穏があり従命はとれない．「不穏って，聞いてないよ．意識障害の鑑別のAIUEOTIPS（アイウエオチップス）をしよう」．血液検査では，特に異常を認めない（D-dimer 1.5 μg/mL，CK 62 IU/L）．

A：Alcohol…血中アルコール感度以下，ビタミン B_1 欠乏をきたす常習飲酒歴なし．
I：Insulin…血糖94 mg/dLで高血糖も低血糖もなし．
U：Uremia…軽度の腎機能障害あるも尿毒症ではない．
E：Endocrine, Encephalopathy…頭部CT，NH_3・体温・炎症反応ともに正常
O：Oxygen, Overdose, Opiate…低酸素なし，triage 陰性
T：Trauma, Temperature…明らかな外傷なし，体温正常，頭部CT正常
I：Infection…体温・炎症反応ともに正常
P：Psychogenic…不明
S：Syncope, Stroke, Seizure…麻痺なし，てんかんは否定できず，心臓は正常

意識消失の鑑別として，心疾患に伴うものを考えて心エコーを施行するも，壁運動は良好で左室肥大の所見のみであった．頭部CTにて明らかな異常は認めず，家族の情報によるとてんかんの既往もない．

来院1時間後にはJCS 2に改善．ときどき「まずいよ……」などの独語．自分の名前，生年月日は言えるが，日付，場所は言えない．逆向性健忘がみられ，本日仕事をしていたことを思い出せない状態．てんかん初発か．収縮期血圧が170 mmHgを超えており降圧管

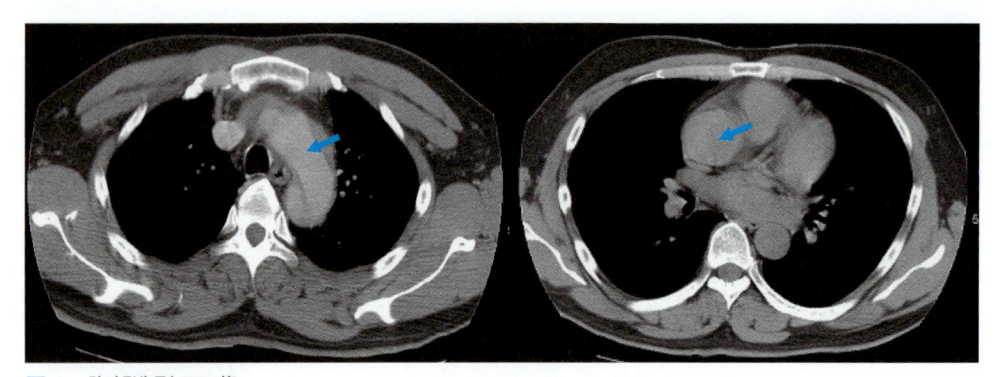

図1 胸部造影CT像
上行大動脈弓部限局の早期血栓閉塞型の急性解離．本来であれば大動脈条件で撮影すべき．

理しつつ原因検索のため翌日に脳波検査施行予定として，まずは入院とした．

　その夜，深夜3時頃に胸痛の訴えあり，呼ばれた初期研修医のJ君はECGを施行．前回と変わりなかったため，精神的なものだろうと思ったが鎮痛を希望したためロキソニン®を内服させ経過観察とした．翌朝7時に回診した上級医のM先生が「おい，J君！背中も痛がっているから，至急CTを撮りに行きなさい！」．造影CTを撮影したところ，上行大動脈弓部限局の早期血栓閉塞型の急性解離が明らかとなった（図1）．解離発生時には腕頭動脈・総頸動脈の血流に低下が起こり，これが不穏などの脳神経症状を生んだものと想定された．弓部に内膜flapの不安定所見があり，緊急手術の適応と判断された．

診断

　大動脈解離，早期血栓閉塞型（Stanford-A）

解説

　大動脈解離は，時に致死的となりうる緊急度の高い疾患です．症状として，典型的には「引き裂かれるような」胸痛，背部痛がありますが，解離の部位により下記のような症状となります．しかし，The International Registry of Acute Aortic Dissection（IRAD）の調査によると，大動脈解離であっても疼痛を訴えない患者が6.4％存在するといわれているので注意が必要です（Mayo Clin Proc 2004）．

　この初期研修医のJ君は，意識障害の原因検索としてAIUEOTIPSを行ったところまではよかったのですが，Sのsyncopeとstroke（脳血管の閉塞）の鑑別として，大動脈解離を念頭におくべきでした（特に大動脈弓部の解離であれば，脳血流の低下が前面に出ます）．少なくとも，胸痛の訴えが始まった際にECGで異常がなければ大動脈解離を疑いCT撮影を検討することが必要でした．大動脈解離は背部痛が典型症状ともいわれていますが，上行大動脈の解離であれば，胸痛が主症状で背部痛がはっきりしないことも多く経験します．

　本症例の教訓としては，① 意識障害の原因検索には，失神の原因となる疾患も考慮に入

表1 動脈または関連組織に基づく大動脈解離の所見

臨床所見	動脈または関連組織
大動脈弁閉鎖不全または心不全	大動脈弁
心筋梗塞	冠状動脈（しばしば右）
心タンポナーデ	心膜
血胸	胸部
脳卒中または失神	腕頭，総頸動脈または左鎖骨下動脈
上肢の無脈，低血圧，痛み	鎖骨下動脈
対麻痺	肋間動脈（脊髄と椎骨動脈を出す）
下肢の痛み，無脈，脱力	総腸骨動脈
腹痛；腹間膜虚血	腹腔または腸間膜動脈
背部や側腹部の痛み；腎不全	腎動脈
Horner症候群（眼瞼下垂，縮瞳，無発汗症）	上頸交感神経節

れること，②疼痛のない（はっきりとしない）非典型的な大動脈解離が存在すること（特に表1は重要です），があげられるでしょう．

　稀な疾患のすべてを初期に鑑別していくことは困難なことが多いですが，緊急度の高い疾患においては，頭の片隅においておくことで丁寧な経過観察が可能になり，また患者の訴えを引き出すこと，早期診断・治療が可能になります．過剰な検査はすべきではありませんが，緊急度の高い疾患を原因として疑う場合は躊躇なく検査をしましょう．

TIPS

・意識障害の鑑別→AIUEOTIPSに加え，失神を起こす緊急度の高い大動脈解離も考える．
・胸痛，背部痛のない大動脈解離が存在することを忘れない．

■ 参考文献

1) Nallamothu BK, Mehta RH, Saint S, et al：Syncope in acute aortic dissection：Diagnostic, prognostic, and clinical implications. Am J Med 113：468-471, 2002
　　大動脈解離における失神の特徴．

（東京医科歯科大学 救急災害医学/ERセンター　世良俊樹）

| CASE 13 | 緊急度：★★　重症度：★★★　対応医：後期研修医　転帰：脳神経外科入院 |

心電図変化のある意識障害

症例　Fさん（62歳，女性）は，クリニックの受付事務をしている．当日，8時の出勤時間になっても来ないため，同僚が様子を見に行ったところいつもと様子がちがいおかしかったため，同僚が救急要請した．

経過

　来院時，Fさんは自分から言葉を発することはなかった．後期研修医のS君が離握手や開閉眼を口頭で指示するもそれらをしようとはしなかった．しかし，看護師が上着を脱がそうと服に手をやると，自分で両手を使って上着を脱ぎ始めた．Fさんからはまったく発語がない．「頭痛はありますか」と問診するも，首を縦にも横にも振らずに目をキョロキョロするだけであった．失語様の症状を呈していた．診察の過程で，12誘導心電図検査を行うと，胸部誘導 V_2 から V_5 で ST が上昇していた．「心筋梗塞なのかな」．何が何だかわからなくなったS君は，「困ったときは ABCD……」と日ごろから念仏のように唱えていたフレーズを思い出した．頭部 CT を撮りたいが，心臓の評価のほうが先決と考え，心臓超音波検査を行うと，心基部ではしっかりと壁運動が確認されたが心尖部で壁運動がほとんどみられなかった．上級医のM先生から「カテコラミン性心筋症の可能性がある．何か大きな侵襲があるに違いない．失語症状もあるし，頭蓋内に原因があるかもしれない」と助言をもらい，頭部 CT を撮像したところ，クモ膜下出血が確認された．

診断

　クモ膜下出血

解説

　クモ膜下出血患者のうち 40～60％ は重度障害を残すか，もしくは死亡するといわれています．患者にとって致命的である再出血は発症後6時間以内で最も多く，クモ膜下出血の治療は早期診断に強く依存しています．救急外来での診療では，① クモ膜下出血を見逃さないこと，② 手術を行うまでは再出血をさせないこと，が大切です．
　症例は失語と心電図変化を認めたクモ膜下出血の患者です．失語のせいか，頭痛の訴えは認められませんでした．クモ膜下出血は多彩な神経局所症状や意識障害をきたします．

また，クモ膜下出血は症例の50％以上において不整脈や心電図変化を合併し，時に急性心筋梗塞と鑑別できないような所見を呈することがあります．機序としては頭蓋内イベントにより交感神経の緊張が亢進し，その結果カテコラミンが急増して心臓に影響を与えるとされていますが，詳細は不明です．この病態をタコつぼ型心筋症（もしくはカテコラミン心筋症）と言います．心電図所見で，タコつぼ型心筋症と急性冠症候群を区別する指標がありますが，文献にもあるように，すべての症例で適応できるわけではありません．

　いずれにせよ，「心電図変化を伴う神経学的異常をみたら，クモ膜下出血を疑う」ことは必要でしょう．

　筆者らの研究から，クモ膜下出血の患者では，交感神経の緊張が亢進のため，収縮期血圧の高値，血糖の高値，白血球の高値，血清K値の低値のいずれかが認められ，これらの所見が認められる数が多いほど，クモ膜下出血の可能性が高まることが示されています．

　さて，クモ膜下出血を疑った，もしくは，クモ膜下出血と診断されたらできるだけ患者に刺激を与えないようにします．刺激により，再出血することがあるからです．速やかに鎮静，鎮痛，降圧を行います．クモ膜下出血を疑ったら，とにかく再出血しないように，腫れ物を触るように患者と接しましょう．

　クモ膜下出血の診断の中心は頭部CT所見となりますが，頭部CTの感度は100％とはいきません．最高でも97％程度といわれていますし，発症からの時間が経過すればするほど再出血がない限り，CT検査の感度は低下します．腰椎穿刺がゴールドスタンダードとされていますが，侵襲的であり，再出血を誘発する可能性があるので，行う場合には，患者自身や家族にその危険性を十分に説明しておく必要があります．また，髄液は遠心機にかけ，上澄みは赤いかキサントクロミーがある場合に陽性とします．トラウマティックタップでは，赤血球は沈降するため上澄みは透明になります．キサントクロミーは発症後からすぐに陽性となるわけではなく，発症後2時間から次第に出現するといわれています．

TIPS

- 心電図変化を伴う神経学的異常をみたら，クモ膜下出血を疑う．

参考文献

1) Greenberg MS（原著），黒岩俊彦（監訳），保田晃宏，西村進一，田村陽史，他（訳）：グリーンバーグ脳神経外科ハンドブック，原著6版，金芳堂，2007
2) Johnson NP, Chavez JF, Mosley WJ, et al：Performance of electrocardiographic criteria to differentiate Takotsubo cardiomyopathy from acute anterior ST elevation myocardial infarction. Int J Cardiol Jul 28, 2011
3) Tintinalli J, Stapczynski J, John Ma O, et al：Tintinalli's emergency medicine；A comprehensive study guide. 7 th ed. pp 1118-1121, New York, McGraw-Hill, 2010
4) 小林憲太郎，木村昭夫，萩原章嘉，他：頭痛患者におけるクモ膜下出血の見逃し回避を目指した予測スコア（subarachnoid hemorrhage prediction score）の開発．日本救急医学会雑誌22：305-311，2011

（東京大学医学部附属病院　救急部・集中治療部　和田智貴）

| CASE 14 | 緊急度：★★★　重症度：★★　対応医：救命救急医　転帰：脳神経外科入院 |

タコ（つぼ）とクモ（膜下出血）

> **症例**　心肥大を指摘されたことはあったが特に治療していなかった，Ｕさん（60歳，女性）は突然の意識障害と低酸素血症で発症した．

経過

当院現着時，JCS 100，GCS 6（E 1，V 1，M 4），血圧 126/78 mmHg，脈拍 74/分，呼吸数 16/分，SpO_2 88％（6 L リザーバマスク）であった．呼吸状態不良のため緊急気管挿管した．ジャクソンリース換気 100％ で血液ガス pH 7.245，$PaCO_2$ 50.6 mmHg，PaO_2 118.2 mmHg，HCO_3^- 21.4 mmol/L，BE −6.3 mmol/L，SpO_2 98.1％ であった．胸部単純Ｘ線（図1）では著明な肺水腫を認めた．心電図（図2）ではⅡ，Ⅲ，aV_F，V_1〜V_5 に ST 上昇を認め，迅速トロポニンＴ陽性，心臓超音波検査では心基部より中隔の壁運動低下を認めた．心筋梗塞も考えてカテーテル検査準備をしながら，意識障害精査に頭部 CT スキャンへ移動した．頭部 CT にて右側頭葉内血腫合併のクモ膜下出血を認めた．心臓カテーテル検査を中止し人工呼吸器下に鎮痛と鎮静を行った．入院時の心臓超音波では EF（駆出率）16％ に低下していたためスワン-ガンツ・カテーテルを挿入し循環管理を行った．翌日の心臓超音波にて EF 66％ に改善したため右中大脳動脈瘤のクリッピング術を施行した．

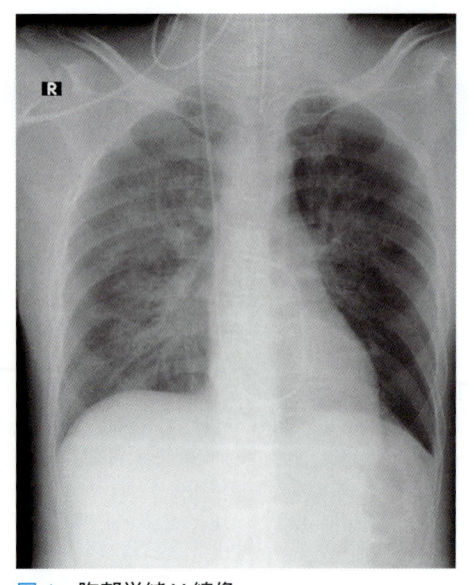

図1　胸部単純Ｘ線像

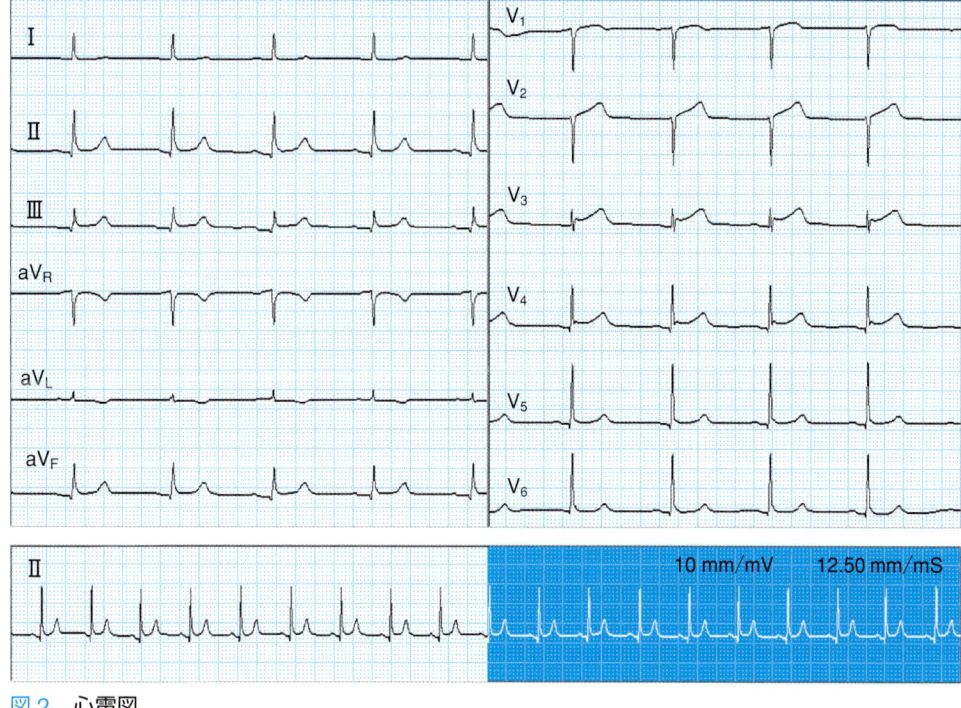

図2 心電図

診断

クモ膜下出血に伴うタコつぼ型心筋症

解説

　クモ膜下出血に伴う心電図異常はよく知られており 50～72% 出現します．QT 延長や ST 低下および T 波の陰転化などを認めます．そのなかでも左室壁運動異常を認め，トロポニンなどの上昇を認めるタコつぼ型心筋症（Tako-tsubo cardiomyopathy）と呼ばれている病態があります．特にクモ膜下出血との関連では重症例に合併しやすく，やや女性に多く発症します．冠動脈造影検査でも冠動脈には異常はなく，心機能も初診時は悪いですがその後完全に回復します．イヌのモデルでは 48 時間以内に改善傾向を示しました．検査値では CK-MB（クレアチンキナーゼ MB）は 2% 以上の上昇，トロポニンも上昇し改善とともに正常化します．Vivien らの報告では 14 年間でメイヨー・クリニックに入院したクモ膜下出血 661 人のうち，心電図異常，低血圧，肺水腫，トロポニン陽性，不整脈を認めた 178 人(27%)に経胸壁の心臓超音波検査を行い，8 人(1.2%)をタコつぼ型心筋症と診断しました．クモ膜下出血の Hunt & Hess grade では grade IV が 7 人で入院時に 5 人が肺水腫を認め人工呼吸器管理となり，経過中に 2 人が人工呼吸器管理となりました．平均 7 日間の人工呼吸器管理が必要となりました．数日間で EF>55% に改善しますが 6 人に症候性血管攣縮が発症し予後不良でした．

重症クモ膜下出血が多い病院ではより多く発症していると思います．タコつぼ型心筋症合併クモ膜下出血は重症であり動脈瘤の処置と並行して循環呼吸の集中治療が必要です．スワン-ガンツ・カテーテルやPiCCO（循環動能モニタリング）による循環監視が必要です．

この症例でも慌てずに循環呼吸のバイタルサインの安定と意識障害の精査によって診断治療に至りました．

> **TIPS**
> ・血圧上昇のない救急患者や心不全患者でも意識障害が続くときは頭部CTによる頭蓋内精査が必要である．

■ 参考文献

1) Mayer SA, Lin J, Homma S, et al. Myocardial injury and left ventricular performance after subarachnoid hemorrhage. Stroke 30：780-786, 1999
2) Bolli R, Zhu WX, Thornby JI, et al. Time course and determinants of recovery of function after reversible ischemia in conscious dogs. Am J Physiol 254：H 102-H 114, 1988
3) Lee VH, Connolly HM, Fulgham JR, et al. Tako-tsubo cardiomyopathy in aneurismal subarachnoid hemorrhage：An underappreciated ventricular dysfunction. J Neurosurg 105：264-270, 2006
4) 高柳俊作，坂本真幸，上條貢司，他：重症くも膜下出血患者の血管攣縮期輸液管理におけるPiCCO（連続心拍出量測定装置）の有用性と問題点．脳卒中の外科 36：175-180, 2008

（国立病院機構東京医療センター　脳神経外科　黒島義明）

CASE 15　緊急度：★★★　重症度：★★★　対応医：後期研修医　転帰：感染症内科入院

感染を契機に生じた DKA？

症例

Cさん(66歳,男性)はあまり病院受診をせず,7年前に糖尿病を指摘されたが無治療で経過していた.徐々に視力は低下し,体重は5年で35 kg減少していた.10日前より食欲低下があり,水分と栄養ドリンクしか口にしていなかった.1週間前より脱力・頻尿,前日より感冒様症状あり,ある日朝から反応が鈍くなり動けないため同居している家族が119番へ連絡した.

経過

来院時の意識は JCS 10,血圧 105/65 mmHg,脈拍 100/分,呼吸数 30/分,SpO_2 100%(酸素マスク6 L)で深い呼吸をしており,ケトン臭がした.迅速血糖測定では測定不能なほど血糖高値であった.血液ガス所見は表1のようであったため,初期治療を担当した後期研修医のS君は未治療の糖尿病に発症した糖尿病性ケトアシドーシス(DKA)と診断し,高血糖に対してレギュラーインスリンの持続静注を開始した.血液検査にて WBC 21,100/μL,CRP 35.7 mg/dL と炎症反応の上昇を認めたが,胸腹部単純X線検査,CT検査では明らかな異常を認めなかった.血糖コントロール目的に内分泌代謝科に入院となった.

しかしその2時間後より,SpO_2 低下,血圧低下,意識障害の増悪をきたし,救急科にコンサルテーションがあった.対応した上級医のM先生は,病歴と臓器不全の出現,血液検査から,何らかの感染症による septic shock と診断し,急速大量輸液,挿管・人工呼吸器管理,昇圧薬の投与,広域抗菌薬投与などの Surviving Sepsis Campaign Guidelines(SSCG)に則った治療を開始した.その後,血液培養からはメチシリン感受性黄色ブドウ球菌(MSSA)が検出され,感染の focus は全身精査の結果,前立腺膿瘍・精巣膿瘍であった.全身状態は改善したものの感染のコントロールに難渋し,腸腰筋や皮下など膿瘍が多発した(septic embolisation)ため感染症科転科となった.長期の抗菌薬投与を要し,4か月後にリハビリテーション病院へ転院となった.

表1　動脈血血液ガス所見(O_2 4 L)

pH 7.171	HCO_3^- 8.2 mmol/L
$PaCO_2$ 23.4 mmHg	Glu 643 mg/dL
PaO_2 102 mmHg	Lactate 1.6 mmol/L
BE −19.1 mmol/L	

1 内因性疾患

診断

敗血症性ショック，前立腺膿瘍，糖尿病

解説

　DKA は感染，脳梗塞，心筋梗塞，外傷，妊娠，薬物，コンプライアンス不良な糖尿病，そのほかさまざまなストレスを契機に生じるとされています．グルカゴンやコルチゾールなどインスリン拮抗調節ホルモンの過剰によるインスリン欠乏やインスリン摂取不足により肝臓のグルコース産生と末梢でのグルコース利用障害が生じ，高血糖やケトーシスが生じます．その結果，血漿浸透圧が上昇し脱水・頻脈・低血圧が生じたり頻呼吸・Kussmaul 呼吸・アセトン臭やさまざまな神経症状を生じます．悪心・嘔吐や腹痛もよくみられる症状で（特に小児），代謝性アシドーシスの程度により生じるとされ，血糖値や脱水の程度は関連がないとされています．DKA の診断にはこれらの臨床症状に加え，BS＞250 mg/dL，HCO_3^-＜15 mmol/L, pH＜7.3, ケトーシスの存在によります．治療は脱水と血糖や電解質の補正です．水分は 5～10 L 不足しているといわれており，初療から大量の細胞外液の投与が必要です．

　本症例は，「感染」を契機に生じた DKA と思われます．DKA に対する治療は行われましたが，「感染」の評価が不十分であったため患者が急変したものと考えられます．「感染」の原因は感冒などではなく，前立腺膿瘍に起因するもので，救急外来での CT で指摘できなかったことにより重篤な感染症の認識が欠如していました．また，救急外来で大量の細胞外液が投与されていたが，内分泌科入院後に主治医が点滴を大幅に減量したことも，ショックをきたした原因と考えられます．SSCG では early goal-directed therapy（EGDT）という 6 時間以内に達成すべき治療方針が定められています（表 2）．EGDT を積極的に行った群で死亡率が低下したという報告があり，現在の重症敗血症や敗血症性ショックの初期治療の基本となっています．感染源に対する治療としては，来院後 1 時間以内に各種培養検体を採取後幅広いスペクトラムの抗菌薬を経静脈的に投与するべきとされています．そのほかの敗血症管理に関しても SSCG に詳細に記載されています．当症例では外来にて感染巣精査をしっかり行う必要がありました．そして患者には DKA と膿瘍形成という 2 つの重要な問題があるとわかったなら，全身管理のできる体制で入院治療を行うべきであったと思われます．

表 2　early goal-directed therapy（EGDT）

- CVP 8～12 mmHg
- 65 mmHg≦MAP≦90 mmHg
- 尿量≧0.5 mL/kg/時
- $S_{cv}O_2$≧70％

> **TIPS**
> ・DKA の診断のみでとどまらず，背後にある原因まで評価する！

■ 参考文献

1) Kasper DL, Braunwald E, Hauser S, et al：Harrison's principles of internal medicine, 16 th ed. pp 2158-2161, New York, McGraw-Hill, 2004
2) Ma OJ, Cline DM, Tintinalli JE, et al：Emergency medicine manual, 6 th ed. pp 608-610, New York, McGraw-Hill, 2004
3) Dellinger RP, Levy MM, Carlet JM, et al：Surviving sepsis campaign：International guidelines for management of severe sepsis and septic shock. Crit Care Med 36：296-327, 2008

（順天堂大学医学部附属浦安病院 救急診療科　森川美樹）

ワンポイントメモ—12

● 尿路感染症に対する静注抗菌薬選択の例

・静注ニューキノロン：地域での大腸菌のニューキノロン耐性が＜10％の場合
・第3世代セフェム系：地域でのESBL産生大腸菌が＜10％の場合
・アンピシリン＋βラクタマーゼ阻害薬：ユナシン®，グラム陽性球菌の場合
・アミノグリコシド系/カルバペネム系：地域での大腸菌のニューキノロン耐性/ESBL産生が＞10％の場合

ESBL：extended-spectrum β-lactamase
〔EAU（European Association of Urology）ガイドライン2010〕

CASE 16　高齢者の意識障害は内因性？

緊急度：★　重症度：★　対応医：後期研修医　転帰：—

症例 1

　Tさん(73歳，男性)は，もともと高血圧症である．既往に完全房室ブロックがあり，5年前にペースメーカーを挿入されている．ある朝，食事をしている姿を家族が見かけたが，昼食時に部屋を訪ねると，呼びかけに反応がなかったため救急隊を要請した．救急隊現場到着時，意識レベル JCS 30，呼吸数 16/分，血圧 140/80 mmHg，心拍数 70/分，体温 36.5℃，SpO₂ 95%(室内気)．四肢麻痺については判定困難であった．

経過 1

　意識障害にて当院に搬送された．病院到着時意識レベルは JCS 300，GCS 9(E1V3M5)．バイタルサインは変わりなく低血糖なし．原因検索として頭部 CT が施行された．出血や占拠性病変認めず，early CT sign(早期虚血サイン)もはっきりせず．採血検査データには特に異常所見なし．凝固能も正常．診察上，四肢の左右差はなく，麻痺所見に有意なものはなかったが，脳幹梗塞を疑い，NIHSS(National Institutes of Health Stroke Scale)23点で，t-PA(組織プラスミノゲンアクチベータ)投与の準備を始めた．ICU に入室後，家族への説明時，既往や内服薬の情報を収集したところ，ベンゾジアゼピン系(BZO)の睡眠導入薬が処方されており，数が合わないとのこと．尿のトライエージ DOA®(Sysmex)を行うと，BZO 陽性．まさかとは思いつつアネキセート®を静注すると，すぐさま覚醒した．むろん麻痺などはなかった．よくよく話を聞くと，いつも服用している降圧薬と間違え，朝食後に睡眠薬を服用したようだ．もう少しで t-PA を静注するところだった．

診断 1

睡眠薬による意識障害

症例 2

　Uさん(70歳，男性)が，朝から行動がおかしい，との家族の訴えがあり救急車にて搬送．醤油をテーブルにたらしたり，トイレに行くと言って風呂場に行ったりといった見当違いな行動のほか，意味不明の発語もあり．救急外来では便器で顔を洗っていた．散瞳し興奮気味で幻覚を訴えていた．精神科的疾患の既往はない．精査のため入院．

経過2

　意識レベルはJCS 2，GCS 14（E 4 V 4 M 6）で，会話は可能であるが，異常行動あり．皮膚は乾燥．バイタルサインは呼吸数22/分，血圧212/110 mmHg，心拍数143/分，体温37.1℃，SpO_2は99％であった．心電図は頻脈のみ．一般採血検査は正常範囲内．CT，MRIで，明らかな病変は認められなかった．髄液検査も細胞数4，蛋白上昇や糖の低下なし．ウイルス抗体（インフルエンザ，単純ヘルペス，サイトメガロ，ムンプス，風疹，日本脳炎）提出するもすべて陰性．尿のトライエージDOA®（Sysmex）も陰性．抗ウイルス薬の投与を開始した．しかし，担当医は幻覚の訴えがあったことから，統合失調症の可能性を考え翌日には精神科に依頼する予定とした．家族にはその旨を説明し，何か最近，本人について変わったことがなかったか，思い出したら教えてほしい，と話した．

　翌日，冷蔵庫に本人が摘んできた野草とそのおひたしが見つかった，と家族が持参．アサガオに似た花がついていた．血中アトロピン，スコポラミン濃度が高値であり，チョウセンアサガオ誤食による中毒と判明した．

診断2

チョウセンアサガオ中毒（有毒植物による中毒）

解説

　意識とは上行性網様体賦活系によって維持されています．この系のどこかに障害があると意識の清明度の低下が起こり，外界の刺激に対する反応性や自発的活動性の低下（意識混濁）が起こります．一方，投射を受ける大脳皮質そのものが障害された場合，外界の刺激の認知やそれに対する反応性が障害され，性状とは異なった行動をとります．軽い意識混濁のうえに異常な精神活動がみられ，多動的になります．これは意識の内容の変化（意識変容）と表現されます．

　こうした意識混濁や意識変容のみられる，いわゆる「意識障害」の患者が救急外来を受診，あるいは救急搬送された場合，どのように対応していけばよいでしょうか．まずは救急処置の必要性を判断し，ABC（気道airway，呼吸breathing，循環circulation）を評価し，確保します．引き続いて「AIUEOTIPS（アイウエオチップス）」などによる原因検索です．重要なのは問診なのですが，意識がはっきりしていない患者なので意思疎通は困難が予想されます．家族や付き添ってきた人，目撃者などからの話を聴取します．そして，一般的な診察，神経学的検査を行い，画像や血液検査など臨床検査までいき，診断がついたところで治療に入ります．問診では，発症様式や発症後の症状の進行，既往歴，外傷の既往などのほかに，環境（温度や暖房器具，風呂など）も聴取することが大切です．外傷，中毒の疑いがなければ最も多い原因は脳血管障害です．そのほか全身疾患に基づく意識障害があることは，ご存知のとおりです．

　さて，症例を振り返ってみましょう．**症例1**では意識の混濁がみられました．当然のこ

CASE 16 高齢者の意識障害は内因性？

とながら頻度の高い脳疾患を疑い，頭部 CT を撮影しますが，何も所見はありませんでした．次に急性期の脳梗塞を考慮し MRI を撮影したいところでしたがペースメーカーが挿入されているためにできません．髄液検査も異常なし．でも考えてみてください．「外傷や中毒の疑い」は晴れているのでしょうか．向精神薬中毒は何も若い女性の専売特許ではありません．過量服用の事例もありますし，高齢者が時間や種類，量を間違えて服用してしまうこともあります．また，加齢に伴い代謝が低下しており常用量でも中毒域に達してしまうこともあります．

　症例 2 では意識の変容がみられ，器質的疾患が否定されたため精神疾患を考慮しています．あまり取り沙汰されていませんが，有毒植物による誤食の事故は後を絶ちません．嘔吐・下痢などの消化器症状だけではなく，植物毒としてのアルカロイドには動物に対して多くの生理作用があり，鎮痛・鎮静，興奮，麻痺，幻覚などの神経作用があるものもあります．意識障害に限らず，多様な症状を呈する有毒植物による中毒の存在は頭の隅においておいてもよいかもしれません．

　軽い意識障害だと家族からみればボケたように感じてしまい「認知症を救急外来でみてもねえ」と陰性感情を抱いてしまうし，逆に昏睡状態であれば救急処置に舞い上がってしまうかもしれません．「ちょっと元気がない」という訴えで慢性硬膜下血腫であった症例もあります．既往がいろいろありそうな高齢者だからといって，意識障害の原因は内因性に限ったことではありません．そして意識障害だとついつい脳血管障害など頭蓋内に正解を求めてしまいがちですが，実際のところ脳神経系疾患が原因であることは半数以下なのです．もちろん脳血管障害を含めた内因性疾患による意識障害は若年層と比較して多いのですが，原因不明の意識障害として中毒や外傷という外的要因も忘れてはいけません．

TIPS

- 高齢者の意識障害は内因性だけとは限りません．

■ 参考文献

1) 田崎義昭，斎藤佳雄：ベッドサイドの神経の診かた，改訂 16 版．南山堂，2004
2) Kanich W, Brady WJ, Huff JS, et al：Altered mental status：Evaluation and etiology in the ED. Am J Emerg Med 20：613-617, 2002
3) Leong LB, Jian KH, Vasu A, et al：Prospective study of patients with altered mental status：Clinical features and outcome. Int J Emerg Med 1：179-182, 2008
4) Wilber ST：Altered mental status in older emergency department patients. Emerg Med Clin North Am 24：299-316, 2006

（弘前大学大学院准教授・法医学　阪本奈美子）
（国立病院機構東京医療センター　救命救急センター　鈴木　亮）

CASE 17

緊急度：★★★　重症度：★★★　対応医：後期研修医　転帰：ICU入院

家族の目は患者を365日モニタリングしている

症例

Wさん（88歳，女性）は，失神で何度か救急搬送歴がある．Wさんには地元の消防団に所属している息子のYさんがいる．これまでの失神時にはYさんから心肺停止（CPA）と判断されて心臓マッサージを施行されたことが何度かあった．しかし，実際には脈が弱いだけだったりCPAが確認されなかったことから，「YさんのCPAの判断自体に誤りがあるのではないか．病態としてはむしろ失神であろう」と考えられていた．

失神は入院のうえ何度か精査が行われたが，毎回原因が特定できないまま退院となっていた．8月のある日，後期研修医のS君が当直をしていると1本の救急車受け入れ要請の電話が鳴った．患者はすっかりお馴染みとなったWさんであり，例によって息子のYさんに心臓マッサージを施行された後であった．救急隊到着時はJCS 3程度で意識障害はあるものの，バイタルサインは安定しており，失神として搬送されることとなった．

経過

S君が救急隊の到着を待っていると，今度は三次救急対応の電話が鳴り響いた．受け入れ要請の傷病者は，なんと先ほど二次救急対応で受け入れ予定であったWさんであった．救急車内で徐脈となり，その後，救急隊がCPAを確認したとのことであった．すぐに救急隊によって心肺蘇生（CPR）が行われ，1サイクル終了時点で心拍再開が確認されたが，脈拍は30～40/分とのことであった．

病院到着時，意識清明で会話は可能な状態であったが，徐脈は続いており，モニター心電図上，完全房室ブロックが認められた（図1）．

アトロピンには反応がなく，救急外来で経皮ペーシングが施行された．ブロックの原因として急性冠症候群の可能性が考えられ，緊急冠動脈造影（CAG）を施行したが，冠動脈に病変はみられなかった．引き続き経静脈ペーシングを施行し，入院精査を行うこととなった．

入院中に施行した心臓電気生理検査（EPS：electrophysiological study）では，心室の高頻度ペーシング中止後のHis束下ブロック（HVブロック）によるMobitz II型2度房室ブロックが誘発され（fatigue現象），これが過去の失神と今回のCPAの原因であったと考えられた．EPS施行後に，永久ペースメーカーの植え込み術を行った．

Yさんが母親のWさんにたびたび心臓マッサージを施行していたのは，あながち間違いではなかったようであった．

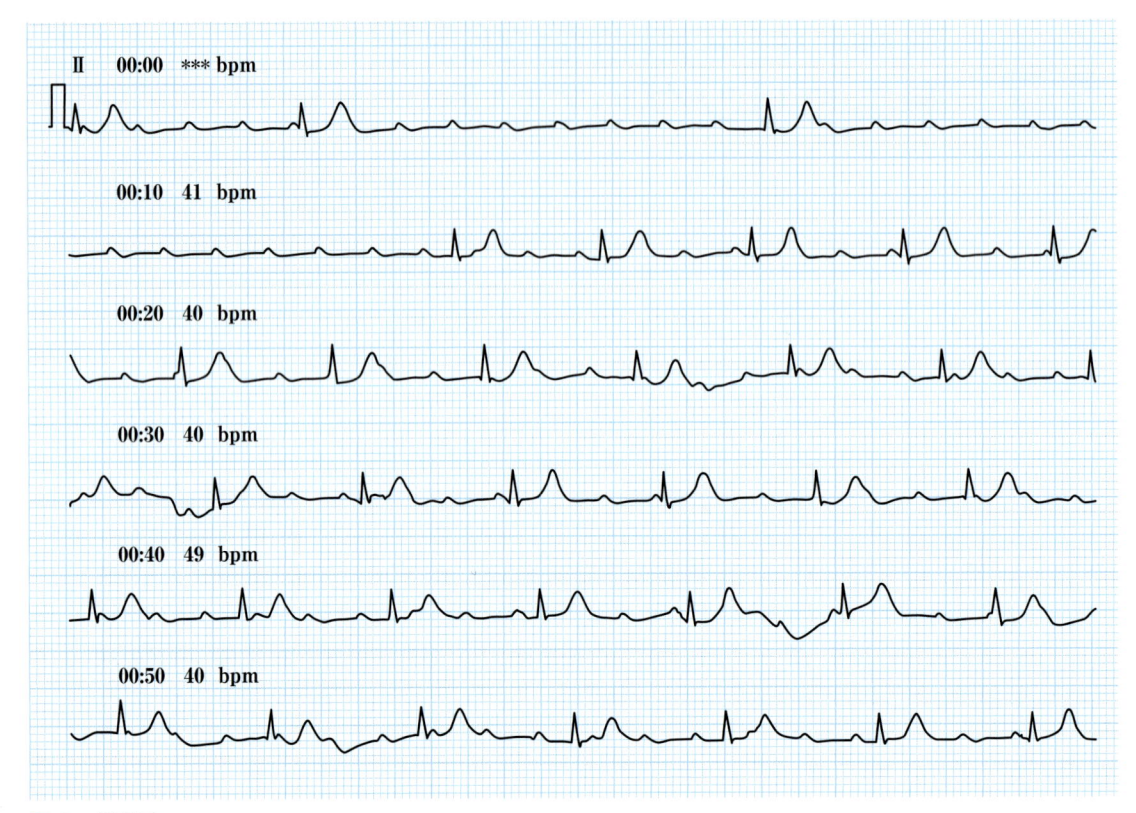

CASE 17 家族の目は患者を365日モニタリングしている

図1 心電図

診断

完全房室ブロック（CPA）

解説

　患者の家族の話にどれだけ耳を傾けていますか．

　意識障害の患者や，精神疾患の患者，知能障害の患者，まだうまくコミュニケーションのとれない子どもや，認知症の高齢者の場合，家族からの情報はとても重要です．

　しかし，いくら家族といえども，手に取るように患者の状態がわかるわけではなく，主観的な想像の混ざった情報になることも稀ではなく，必ずしも家族の話を鵜呑みにすることはできません．また，医学的知識を有していない場合も多く，さらに想像に拍車がかかることがあります．そのような経験を繰り返すうちに，家族の話を話半分に聞くような姿勢になっていないでしょうか．

　本症例は，ともすれば「心臓マッサージ好きの消防団員の息子がいる」と揶揄されて片づけられかねない状態でしたが，最終的に本当にCPAとなったことが確認され，EPSの結果，失神やCPAをきたした原因が特定され，家族の判断もあながち軽視できないとい

うことを思い知らされた教訓的症例でした．

　何度も失神精査のために入院し，その度に12誘導心電図，モニター心電図，Holter心電図を施行されたが異常が見つからず，そのため家族の心臓マッサージに対して冷ややかな視線が注がれる結果となってしまいましたが，この症例からもわかるように，短期間の入院中に行う検査は所詮短期間のものであって，365日ずっと傍で患者をみている家族の目にはかなわないことがあるということを肝に銘じておくべきでしょう．

　ちなみに，1回の24時間Holter心電図で症状の原因となる不整脈が検出される割合はたかだか15%程度で，原因疾患が特定される可能性は低いです．その観察期間を3日に延長すると感受性が50%まで上昇し，3週間まで延長すると75%まで上昇するともいわれていますが，失神の原因として不整脈が疑われるが，持続モニター心電図やHolter心電図で原因が特定できない場合は，徹底した臨床評価の後，EPSも考慮すべきでしょう．

TIPS

- 家族の目は365日持続モニタリング装置であると心得よ．
- それは時として外来や入院中に行う短期間の検査よりも信頼がおけることがある．

■ 参考文献

1) Brignole M, Alboni P, Benditt DG, et al：Guidelines on management (diagnosis and treatment) of syncope-update 2004. Eur Heart J 25：2054-72, 2004
　　☞ 失神患者の診断・治療のガイドライン

（東京大学大学院 救急医学　福田龍将）

| CASE 18 | 緊急度：★★★　重症度：★★★　対応医：後期研修医　転帰：ICU入院→脳神経外科入院 |

複数科にまたがる妊婦の意識障害

> **症例**　ある日の深夜 1 時頃，消防庁よりホットラインが鳴った．「29 歳女性，妊婦だが妊娠週数不明，自宅で意識障害」との概要だった．患者 Y さんが自宅で倒れているところを帰宅した夫が発見し救急要請したとのことだった．夫の話では妊娠経過に問題なく，そのほかに高血圧など特記すべき既往歴もなかった．

経過

　来院時，意識レベル GCS 9(E 2 V 3 M 4)で不穏状態，血圧 143/94 mmHg，脈拍 49/分，呼吸数 25/分，SpO₂ 100％(酸素 10 L リザーバー投与下で)，瞳孔 4 mm/3 mm，対光反射両側迅速であった．明らかな外傷痕はなく，けいれんはないが不穏状態で詳しい身体所見は診察困難．血糖値は 93 mg/dL で低血糖はない．頭蓋内病変を疑い，頭部 CT 検査を行ったところ，図 1 のような右脳出血，脳室穿破，脳ヘルニアを認めた．

　この症例では，ただちに脳神経外科，産婦人科，麻酔科，小児科，そのほか院内の手術室などへ連絡し緊急手術の準備を開始した．重症の脳出血で全身管理が必要なため，鎮静のうえ気管挿管し人工呼吸器管理とした．頭蓋内圧亢進に対し頭位挙上，収縮期血圧が 180 mmHg 台となり降圧薬の持続静注を開始した．同時に，産婦人科医により超音波検査，胎児心拍数モニタリングを行い，胎児の胎外生活が可能と判断し緊急帝王切開術，開頭血腫除去術を行うこととなった．術後，児は NICU へ，母体は IUC へ入室し救命された．

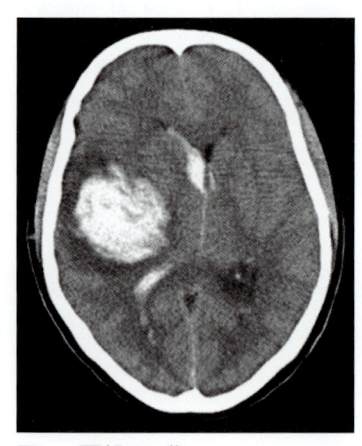

図 1　頭部 CT 像

診断

　脳出血(後に脳動静脈奇形からの出血と判明した)，妊娠 39 週

解説

　妊娠中に頭蓋内出血(外傷性を除く)は 0.01～0.05％ で発症し，母体死亡の 5～12％ を占

めるといわれます．妊娠による循環動態の変化，妊娠によるホルモン作用（血管拡張，血管壁の変化など），妊娠による凝固系の変化が脳卒中の危険因子になると指摘されています．

本症例のような重症例，複数科にまたがる疾患では，まず人員を確保することが大切で，脳神経外科医，産婦人科医，小児科医，麻酔科医など各専門医をただちに参集します．妊婦の脳出血の初期治療では，妊婦特有の生理的特徴，薬剤の胎児への影響，胎盤血流，脳圧コントロールなどさまざまな要因を考慮します．例えば，妊婦は上気道浮腫，乳房発達などにより気道確保困難（difficult airway）のことが多く，気管挿管などの気道管理には注意を要します．

薬剤の胎児への安全性については，催奇形性，胎児毒性，流早産の危険性，行動発達異常などを考慮しなければいけませんが，薬剤の投与時期や投与量によっても異なります．臨床試験が倫理上行えないためエビデンスレベルの高いデータはありません．国によっても基準が異なり，「治療上の有益性が危険性を上回ると判断される場合にのみ投与」が基本です．本症例のような分娩直前の妊婦に対しては，鎮静薬はミダゾラム，ジアゼパムなどが添付文書上投与可能です．プロポフォールは添付文書に「妊婦に禁忌」と記載されていますが，米国食品医薬品局（FDA）の薬剤胎児危険度分類基準ではランクB（no evidence of risk in human）となっています．鎮痛薬はフェンタニルなどのオピオイドが使用可能です．

血圧管理についてもエビデンスレベルの高いデータはありません．脳卒中治療ガイドラインでは収縮期血圧180 mmHg未満，平均血圧130 mmHg未満を目標に降圧することが推奨されていますが，降圧による胎盤循環障害のため，妊娠高血圧症候群（PIH）管理ガイドラインでは重症型脳出血の場合でも，収縮期血圧150～160 mmHg，拡張期血圧100 mmHgまでが安全域とされ，胎児心拍モニタリングを継続することが必要です．

本症例のような頭蓋内圧亢進症例では$PaCO_2$を30～35 mmHgで管理することが推奨されており，人工呼吸により管理を行います．また，高張グリセロールは推奨（グレードB），マンニトールは考慮してもよい（グレードC1）となっていますが，妊婦に対しては母体の脱水から胎盤血流低下をまねくため，使用禁忌との記載もあれば，通常量であれば問題ないとの報告もあり，見解が分かれています．ベッドアップし上半身30°挙上も（グレードC1）となっています．仰臥位低血圧症候群にも注意が必要です．

TIPS

- 妊婦の脳出血はマンパワーと特殊な病態に応じた全身管理が必要！

参考文献

1) 篠原幸人, 小川 彰, 鈴木則宏, 他（編）：脳卒中治療ガイドライン2009. 協和企画, 2010
2) 日本妊娠高血圧学会（編）：妊娠高血圧症候群（PIH）管理ガイドライン2009. メジカルビュー, 2009

（国立病院機構水戸医療センター 外科 阪本太吾）

CASE 19

緊急度：★★　重症度：★★　対応医：初期研修医　転帰：神経内科入院

末梢性めまいだと思ったのに……

症例

　Eさん（50歳，男性）は，高血圧で診療所に通院中の会社員．2月の寒い日，いつものようにデスクワークをしていると，周囲がグルグル回るようなめまいを感じた．最近は寝る間も惜しんで仕事に没頭していたため，ちょっと働きすぎなのかと思いつつ，缶コーヒーを買いに席を立とうとするとやはりめまいがあり，うまく歩けない．そのまま席に座り込み頭を抱えていると，同僚が「大丈夫ですか」と声をかけてくれた．同僚は心配して水を持って来たが悪心が強くまったく飲む気になれない．心配した同僚がすぐに救急車を呼んだ．

経過

　当病院へ搬送後もEさんの悪心はおさまらず，バイタルサインを測るのも一苦労だった．初期研修医のS君は「正直，診療にならない」と途方にくれたが，採血・末梢輸液路を確保して点滴を始めると少し嘔吐がおさまったので診察を始めることにした．

　バイタルサインは血圧187/100 mmHg，脈拍97/分，呼吸数は12/分と血圧が高いことが気になった．既往歴を聞くと高血圧で近医から降圧薬を処方されており，普段の血圧は収縮期150 mmHg前後であるとのことだった．輸液により悪心は多少おさまったものの，Eさんは「周囲がグルグル回るようなめまい」が続いていた．

　身体診察では注視眼振を認めず，耳鳴り，難聴もなく，眼球運動は正常で，それ以外の脳神経，運動，知覚神経に異常を認めない．指鼻試験，膝かかと試験も正常であった．頭部CTを撮影するも頭蓋内出血を認めず，明らかな梗塞巣も認めなかった．MRI検査は夜間帯のため行えなかった．

　S君は末梢性めまいであろうと思い，対症療法を行い，症状はかなり改善したが，めまいは残存していた．ただ，ふらつきながらも歩行可能だったため，末梢性めまいと診断し帰宅させた．

　しかし，Eさんは翌日になって症状が増悪したため，日中に再度当院を受診した．緊急で撮影した頭部MRI検査では左小脳半球から小脳虫部にかけて拡散強調像で高信号を呈するT1，T2延長域が認められ，急性期小脳梗塞の診断となり，脳梗塞の治療が開始された．

　その日の夕方，Eさんは突然意識レベルが低下し，呼吸停止をきたしたため気管挿管による気道確保を行うこととなった．再度頭部CTを施行したところ，左小脳半球から小脳虫部へ及ぶ梗塞が明瞭な低吸収域となっており，脳腫脹により第四脳室は圧排されて虚脱

し，上行性天幕切痕ヘルニアの所見を呈し，テント上には水頭症を伴っていた．脳神経外科医より速やかに小脳梗塞に対する後頭減圧開頭術および脳室ドレナージが行われた．

術後は意識も徐々に回復し，最終的には意識清明まで回復，構音障害などの後遺症は残したが退院となった．

診断

小脳梗塞

解説

めまいは救急外来患者の約5%を占めるcommom symptomであり，一般的な症状のめまいを訴える患者の約3%が中枢性といわれています．一方，小脳梗塞の一部には，めまいのみを主訴とし，神経学的異常をもたないisolated vertigoが存在します．小脳梗塞の一部は脳浮腫により後頭蓋窩の頭蓋内圧亢進により意識障害を呈し，10～20%で脳室ドレナージや減圧開頭術などの外科治療を緊急に要します．

めまい感を訴える患者を診察するときにはまず「グルグル回る」回転性なのか，「フワフワ浮いている」動揺感なのか，「気が遠くなる」失神感なのかを探ります．次に末梢性か中枢性かを鑑別することが生命を脅かしかねない病変を見逃さないための第一歩です．末梢性は，症状が分単位から週単位で続き，耳鳴り，難聴を伴うが，中枢神経症状が認められないのに対し，中枢性では症状が慢性的で，耳鳴り，難聴はなく，中枢神経症状がみられ，眼振は一方向と限らず，水平成分のみであることが多く，脳血管疾患（脳幹，小脳梗塞など），聴神経腫瘍などの脳腫瘍，脱髄疾患，椎骨脳底動脈循環不全も考慮します．ただ，実際の臨床においてはっきりと鑑別がつかないことも多々あります．

小脳梗塞症例では，めまいと嘔吐を主訴とすることが多いですが，小脳失調の神経所見を欠く症例が約25%に達するという報告もあります．小脳失調所見がない小脳梗塞でも，有意に動脈硬化のリスクファクターを有していて，かつ初診時の血圧が高いという報告があり，高血圧，高脂血症，心房細動のうち2つ以上のリスクファクターがあり，来院時に血圧が高いものは，小脳梗塞などの中枢病変を強く疑い，可能であるならば頭部MR検査まで行うべきでしょう．

回転性めまいをきたす小脳疾患の代表は，小脳梗塞，椎骨脳底動脈不全症，小脳出血といった急性の血管障害ですが，小脳を含む脳幹脳炎（傍腫瘍性を含む）でも異常眼球運動，ミオクローヌスを伴い，重篤な急性めまいをきたすことがあります．

> **TIPS**
> - めまいの患者では，神経学的所見がなくても中枢性めまいを否定せず，小脳出血や小脳梗塞が隠れていることを考慮して診療を進める．
> - めまいが継続しているならば，無理に帰宅させずに入院にて経過を追う．

■ 参考文献

1) Modern Physician 編集部：めまい：検査の実際から診断まで．Modern Physician Vol. 9 No. 4，新興医学出版社，1989
2) 田崎義昭，斎藤佳雄：ベッドサイドの神経の診かた，改訂 17 版．南山堂，2010
3) Cappello M, di Blasi U, di Piazza L, et al.：Dizziness and vertigo in a department of emergency medicine. Eur J Emerg Med 2：201-211, 1995

(国立国際医療研究センター病院 救急科　伊中愛貴)

ワンポイントメモ—13

● 非定型的 TIA 症候および TIA と考えられない症候（NINDS-Ⅲ分類，1990）

1. TIA 症候として特徴的でないもの
   a．他の椎骨脳底動脈系の虚血症状を伴わない意識障害
   b．強直・間代性痙攣
   c．身体の数か所にマーチして遷延する症状
   d．閃輝性暗点
2. TIA と考えられない症候
   a．感覚障害のマーチ
   b．回転性めまい（vertigo）のみ
   c．ふらつき（dizziness）のみ
   d．嚥下障害のみ
   e．構音障害のみ
   f．複視のみ
   g．尿尿失禁
   h．意識レベルの変化を伴う視力消失
   i．片頭痛に伴う局所症状
   j．錯乱のみ
   k．健忘のみ
   l．転倒発作（drop attack）のみ

| CASE 20 | 緊急度：★★ | 重症度：★★ | 対応医：後期研修医 | 転帰：神経内科入院 |

地下8mの作業溝に潜む謎 有毒ガスか低酸素か

症例

喘息以外に特記すべき既往のないヘビースモーカーのIさん（39歳，男性）．地下に資機材を埋設する作業員であり，1か月前から地下8mの作業溝で仕事を行っていた．来院当日も作業溝内で約2時間の作業後，1時間の休憩をおいて作業を開始しようと地下に降りたところ，すぐにめまいを感じしゃがみ込んで呼びかけに応じなくなったため同僚が救急車を要請した．救急隊到着時，JCS 100．SpO_2 92％（室内気），循環動態は安定しており，瞳孔不同はないが，左片麻痺があるとのことで，ホットラインで搬送となった．発症時けいれんはなく，胸痛などのエピソードもなし．最近感冒症状などもなかった．同様の症状の同僚は周囲にいなかった．

経過

来院時傾眠であるが，しっかり従命動作可能で，意識状態はJCS 1まで改善しており血圧は140/90 mmHg，脈拍60/分，呼吸数24/分，体温36.4℃，SpO_2 100％（10 Lリザーバー），と安定していた．身体所見では，四肢体幹に明らかな外傷はなく，瞳孔不同なし．対光反射は正常，眼球結膜の充血も認めず，点状出血も認めなかった．しかし，**眼球の下方運動が軽度障害されている印象**であった．

当初救急隊が指摘していた左片麻痺は消失しており，四肢の麻痺も認めなかった．脳神経障害・頚部硬直も認めなかった．頭部CTでも明らかな異常所見はなく，ECGでのQT延長，Brugada様波形は認めず，一般血液検査でも特記すべき異常は指摘できなかった．動脈血液ガス検査はpH 7.42，PaO_2 88 mmHg，$PaCO_2$ 40 mmHg，HCO_3^- 24 mmol/Lであり，カルボキシヘモグロビン（COHb）4.1％を異常値として認めるのみであった．

少しずつ救急診療にも慣れてきていた後期研修医のS君は，ここまでをテキパキと速やかにこなしたうえで，地下作業溝での集合管破損などに伴うガス中毒を最も考え，現場ガス検知器の測定結果を依頼した．しかしメタン，硫化水素，一酸化炭素など異常値は検出されず，酸素濃度も正常であった．

この時点で患者はほぼ意識も清明となり，特に症状の訴えもなかったため，帰宅も考慮した．しかし，ベッドから起き上がると何となく，フワッとする感じが残り，気分不快が生じてよろめいてしまうとの訴えがあった．そこで担当医は，ガス検知器には反応していなかったが，COHb軽度上昇から一酸化炭素中毒による一過性の意識消失発作との診断とし，酸素投与のもと経過観察入院とした．

しかし，入院後3時間ほど経過したところで担当医が病棟からコールを受けた．Iさん

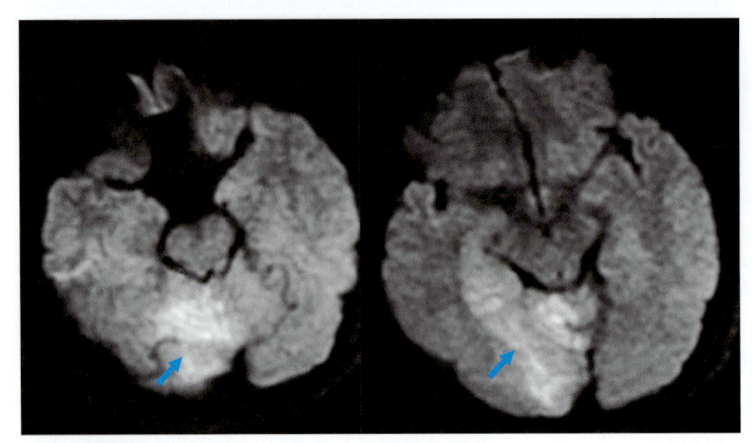

図1　頭部MRI撮影
右側頭後頭葉から小脳虫部にかけて高信号域を認める（矢印）．

が再度傾眠傾向となり，JCS 100まで意識レベルが低下したとのことであった．S君は慌てて意識障害の原因精査のため，頭部MRI撮影したところ，右側頭後頭葉から小脳虫部において，拡散強調画像（DWI）にて高信号域（high intensity area）を認めた．MRAでは脳底動脈から右後大脳動脈における解離を認めた（図1）．

診断

右後大脳動脈，上小脳動脈領域の解離性脳動脈瘤による脳梗塞

解説

今回のポイントは，比較的若年の既往のない患者に，突然発症した意識障害をどう評価していくかです．

地下の作業溝という非日常空間で発生したという事実が，話を複雑にしたことは間違いありませんが，後期研修医のS君は最低限の診察と，現場救急隊への情報収集など積極的に行い，一般的な意識障害の鑑別を速やかに行っていました．特に地下作業溝内という，特殊空間で発生しやすい中毒に対してもしっかり鑑別と評価を行っており，冴えをみせています．

しかし，最終的に診断に至らなかったのはなぜでしょうか．反省すべきは2点に集約されます．1つは救急隊の情報（現場であった左片麻痺の情報）を軽視したこと．もう1つは患者からの情報（来院時に認めていた両側眼球の下転障害，ベッドから起き上がったときのふらつき）を軽視したことです．情報の信憑性に疑問がある場合や，症状そのものが非常に軽微であった場合，わかりやすい解釈をするためにそれらをあえて黙殺することがありますが，そんな情報や所見のなかにこそ，真実を知るカギが隠れている場合があります．

小脳障害の診察としてよく使用される指鼻試験や片麻痺は，表1に示すように，小脳半球や小脳脚の症状です．一方，小脳虫部の梗塞などでは，寝ている状況では何の異常も呈

表1 小脳の損傷部位別症状

小脳の損傷部位	症状
上部虫部	歩行失調…wide-based gait
下部虫部	体幹失調…立位・座位保持困難
	眼振・異常眼球運動…方向一定性の前庭性眼振
小脳半球	運動失調…障害側の協調運動障害・筋力低下
	眼振…注視方向性の衝動性眼振(jerky nystagmus)
歯状核・上小脳脚	企図振戦…正確に目標に指足を向けようとしたときに出る速く粗大な振戦
	姿勢振戦…いわゆる指鼻試験でみられる比較的粗大な振戦

さず，身体をベッドから起こして初めて，異常所見に気づく場合があります．これらのポイントを念頭に鑑別を進めていたら，S君はおそらく正しい診断にたどりつけていたでしょう．

TIPS

・傾眠傾向程度の軽度意識障害，四肢に明らかな麻痺がなく，CTで明らかな所見のない症例でも脳梗塞はありうる．
・小脳，脳幹，視床といった椎骨・脳底動脈領域の神経診察技法の習得は軽度の意識障害患者に対するとき強力な武器となる．

■ 参考文献

1) 水野美邦：神経内科ハンドブック，鑑別診断と治療．第4版．医学書院，2010

（聖路加国際病院 救急部　望月俊明）

CASE 21

緊急度：★★　重症度：★★　対応医：初期研修医　転帰：感染症内科入院

感染源はどこだ？

症例

Oさん（67歳，女性）は高血圧の既往がある．来院4日前より特に誘因なく後頸部痛，腰痛，喋りにくさを自覚するようになった．様子をみていたが改善せず，痛みのせいで起き上がることも辛くなってきたため近医受診した．頭蓋内疾患を疑われ，頭部MRI検査をされるも異常なしとの診断であった．その後も症状は増悪し微熱も出現するようになった．痛みでベッドから起き上がれなくなり食事もとれなくなったため，救急車で搬送となった．自覚症状は後頸部痛，腰痛，軽度の体熱感，喋りにくさのみで頭痛，悪心はなかった．

経過

初期研修医のJ君は，「現病歴からは髄膜炎が考えられるけど頭痛はないし，典型的ではないなぁ」と思いながら診察にあたった．

来院時のバイタルサインは意識レベルJCS 1，血圧170/60 mmHg，脈拍100/分，呼吸数16/分，SpO$_2$ 97%（室内気），体温37.7℃ だった．

口腔内は特記すべき所見なく咽頭発赤，腫脹も認めなかった．頸部リンパ節は触知できなかった．項部硬直は認めなかった．後頸部は全体に自発痛があったが視診・触診上特に有意な所見はなし．胸腹部は特に有意な所見はなし．腰部は明らかな叩打痛はなし．神経学的所見は喋りにくさの症状はあったものの，他覚的に異常所見は認めなかった．

血液検査では著明な炎症反応の上昇を認めた．急性発症の発熱，炎症反応の上昇より感染症の疑い，原因検索のため髄液検査，胸腹部CTを施行するも髄液はdry tap（採液不能）でCTでは明らかな感染巣は認めなかった．また，後頸部痛の訴えが激しいためX線撮影したが明らかな骨折，アライメントの不整は認めなかった（図1）．

原因ははっきりしなかったが，症状は重篤であり食事もとれていないとのことであったため発熱精査目的に入院とした．

入院後精査したところ，頸部MRIでC5-C6レベルを中心とした椎間板炎と硬膜外膿瘍および蜂窩織炎を認めた．またC3〜C7レベルで椎前間隙あるいは咽頭後間隙に膿瘍形成および蜂窩織炎を認めた（図2）．

この結果を踏まえ，硬膜外膿瘍，咽頭後膿瘍，椎間板炎の診断でドレナージ手術および抗菌薬治療が開始された．

話を聞いたJ君が改めて頸椎X線を確認したところ，椎体前面の軟部組織の腫脹を認めた……．

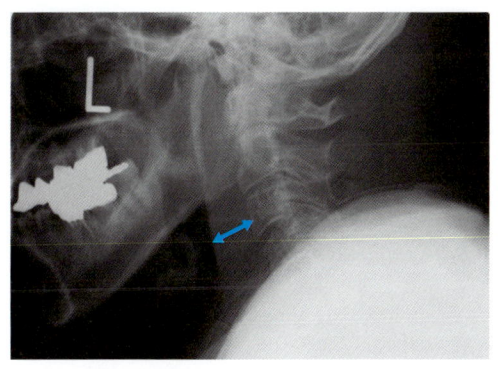

図1 頸部X線像
椎体と気管の間の軟部組織の拡大が認められる（矢印）．

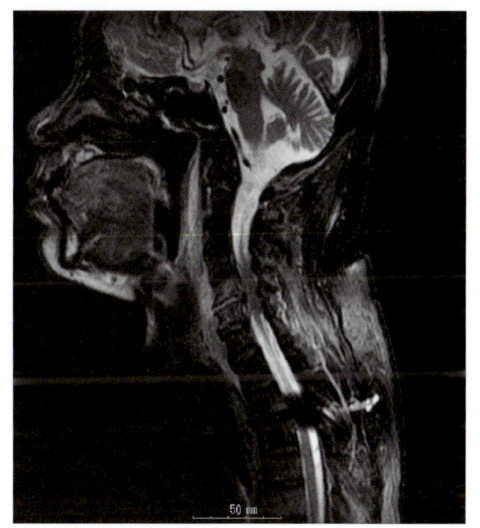

図2 頸部MRI像

診断

咽頭後膿瘍，硬膜外膿瘍，椎間板炎

解説

　甲状腺，喉頭，気管，咽頭，食道といった頸部臓器を包む筋膜のことを深頸筋膜中葉と言います．また，椎体と後頸筋を包む筋膜のことを深頸筋膜後葉と言います．この両者の筋膜の間は疎な結合組織で満たされており，ここを咽頭後間隙と言います（図3,4）．高さは頭蓋底から第3胸椎まで続いています．

　咽頭後間隙と後方の椎体周囲間隙前部の間には危険間隙（danger space）という存在腔があり，高さは頭蓋底から横隔膜まであります．これらは疎な結合組織で満たされており，可動性が大きく，嚥下運動などを可能にしています．しかし，一方で炎症，膿瘍は容易に波及しやすく，特にdanger spaceに波及した場合，咽頭部の感染が縦隔，後腹膜まで広がる場合があります．

　咽頭後膿瘍の原因として，咽頭炎，咽頭異物（咽頭部にニワトリの骨が刺さるなど）という直接の炎症の波及が一般的ですが，骨髄炎，椎体炎，頸椎の手術，乳様突起炎，扁桃周囲膿瘍，といったやや離れた感染巣から波及することがあります．一般的には小児の発症が多いのですが，成人例も報告されています．

　症状としては，発熱，咽頭痛，呼吸・嚥下障害などがあります．軽微な症状であることが多いので，診断のためには疑うことが重要です．検査としては一般的な血液検査のほかに炎症の部位評価のためには頸椎CT，MRIが有用です．しかし，救急外来で疑わしい症例に全例CT，MRI撮影するのは困難です．そこで有用なのが頸椎X線です．

1 内因性疾患

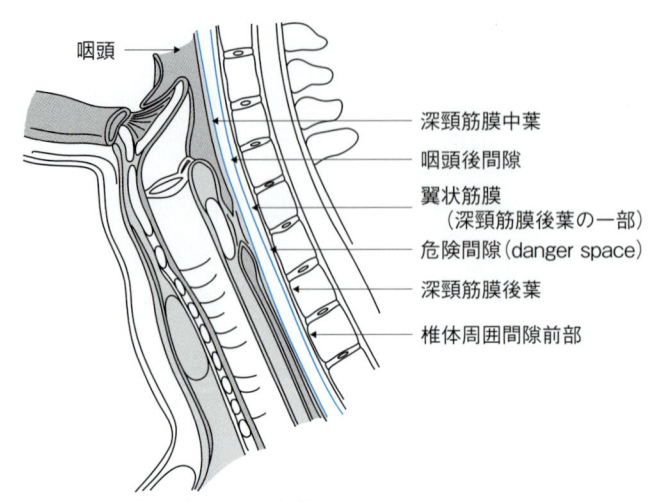

図3 咽頭後間隙の周囲（矢状断）

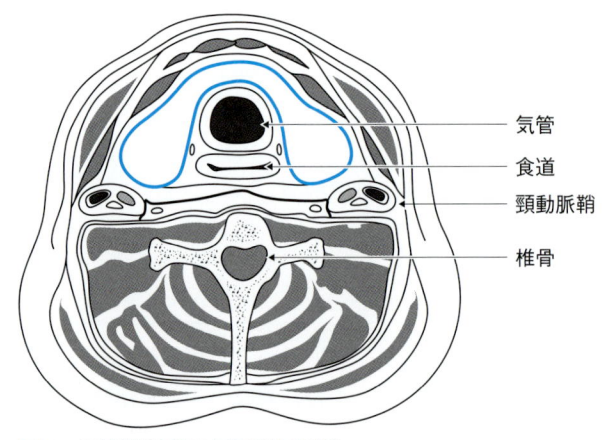

図4 咽頭後間隙の周囲（軸状断）

① 咽頭背側の脊椎前軟部組織の厚みが 7 mm 以上
② 気管背側の脊椎前軟部組織の厚みが成人で 14 mm 以上，小児で 22 mm 以上
③ 脊椎前軟部組織内の気体や異物の存在
④ 脊椎前脂肪層の偏位や消失

炎症巣検索において，上記がある場合，咽頭後膿瘍を鑑別にあげる必要があります．

合併症としては，danger space への波及による縦隔炎および後腹膜炎，今回のような椎体炎，硬膜外膿瘍があります．特に danger space に波及してしまうと容易に縦隔まで進行し，縦隔炎になると治療が困難になるため，迅速な対応が必要です．成人の壊死性縦隔炎の致死率は 25% にもなります．治療は手術などの外科的排膿および抗菌薬になります．

TIPS
- 感染源不明の感染症の検索で咽頭後膿瘍を忘れない．
- 疑わしいときは頸椎X線をチェック

■ 参考文献

1) Jang YJ, Rhee CK：Retropharyngeal abscess associated with vertebral osteomyelitis and spinal epidural abscess. Otolaryngol Head Neck Surg 119：705-708, 1998

（東京ベイ・浦安市川医療センター 救急科　本間洋輔）

ワンポイントメモ―14
● NYHA（ニューヨーク心臓協会）の心機能分類

Ⅰ度	心臓病を有するが，自覚的運動能力に制限がないもの．
Ⅱ度	心臓病のため，多少の自覚的運動能力の制限があり，通常の運動によって，疲労・呼吸困難・動悸・狭心痛などの症状を呈するもの．
Ⅲ度	心臓病のため，著しい運動能力の制限があり，通常以下の軽い運動で症状が発現するもの．
Ⅳ度	心臓病のため，安静時でも症状があり，最も軽い運動によっても症状の増悪がみられるもの．

| CASE 22 | 緊急度：★　重症度：★★　対応医：初期研修医　転帰：消化器内科入院 |

突然発症の激しい心窩部痛

> **症例**　狭心症，高血圧，心房細動の既往のあるEさん（61歳，男性）．脳梗塞にて入院歴があるが後遺症はない．最近著変はなかったが，12月のある朝，ストレスの多い会議の最中に，突然の激しい心窩部痛が生じた．少し様子をみていたものの，冷汗・悪心も伴うようになり改善を認めないことから，救急要請した．

経過

　来院時，バイタルサインは血圧 120/60 mmHg，脈拍数 48/分，呼吸数 24/分，SpO_2 100%（室内気），体温 35.2℃．身体所見では胸腹部所見は特に異常を認めなかった．

　初期研修医のJ君は，冷汗を伴う突然発症の心窩部での激痛，心電図上はⅡ，Ⅲ，aV_FでのST上昇のようにみえ，また徐脈を認めることから，下壁の心筋梗塞疑いでただちに循環器内科医をコールした．循環器にコンサルテーションしたものの，心エコーでは下壁を含めた全体的に壁運動は良好で痛みの原因は心臓ではないと言われた．

　困ったJ君は，腹部診察所見に乏しいため精神的な痛みかもしれないと思ったが，あまりに激しい疼痛を訴えるためCT検査を施行した．激しい疼痛で造影剤の同意を取るには困難であったため腹部単純CT検査を施行した（図1）．

　「穿孔もないし，大動脈瘤もない……．困ったな……」．そこへ上級医のM先生が訪れ，大動脈解離，腹部大動脈瘤，上腸間膜動脈塞栓症などの除外が必要なので，必ず造影するように叱られた．造影CTを撮影するも，「上腸間膜動脈塞栓症や大動脈解離もなさそ

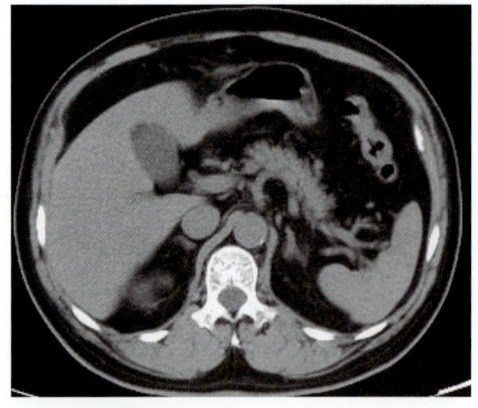

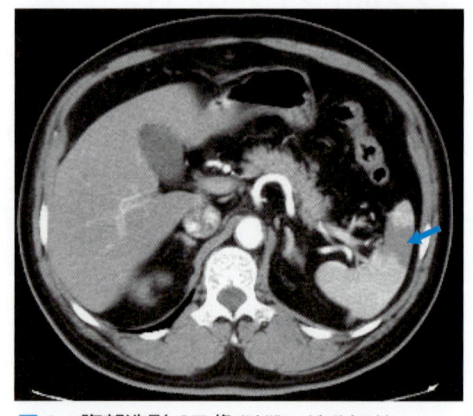

図1　腹部単純CT像

図2　腹部造影CT像（脾臓に低吸収域）

う……．やはり精神的な痛み？　胃潰瘍？」．上級医のM先生が腹部造影CTを読影したところ，脾臓に低吸収域が認められ（図2），脾梗塞の診断にて入院となった．

診断

脾梗塞

解説

脾梗塞は，典型的には急な左側腹部痛で発症しますが，時に激しい痛みのため心窩部辺りを示すことがあります．初期研修医のJ君は，急性冠症候群を疑ったところまではよかったのですが，その後の激しい痛みのため説明同意が得られないとのことで，造影剤を使用せずにCTを撮影したようです．

本症例の教訓として，①突然の心窩部痛の鑑別には心筋梗塞，大動脈瘤破裂などの緊急を要する重篤な疾患をまずは否定すること，②腹部所見に乏しい激しい腹痛では血管系の疾患を鑑別にあげること，③急性腹症に対しては，禁忌症例を除いて非侵襲的な腹部エコーの後に，積極的に造影CTを初診時から施行すべきであること，を覚えておいてください．

このように急性の腸間膜を含めた血管塞栓症では，腹膜刺激徴候がないにもかかわらず腹痛が激しいのが特徴です．

脾梗塞の原因には，心房細動，感染性心内膜炎，敗血症，外傷，抗リン脂質抗体症候群などの凝固亢進状態，血液疾患，卵円孔開存をもつ患者などに発症します．ERにおける脾臓疾患としてほかには脾動脈瘤破裂，脾膿瘍もあるので頭に入れておいてください．

> **TIPS**
> ・腹部身体所見に乏しい激しい腹痛→急性冠症候群，血管系疾患などを考える．
> ・急性腹症に対しては，禁忌症例を除いて積極的に造影CTを初診時から施行すべきである．

参考文献

1) Antopolsky M, Hiller N, Salameh S, et al：Splenic infarction；10 years of experience. Am J Emerg Med 27：262-265, 2009
　☞脾梗塞のまとまったレビュー

（東京医科歯科大学 救急災害医学/ERセンター　世良俊樹）

| CASE 23 | 緊急度：★★　重症度：★★　対応医：後期研修医　転帰：産婦人科入院 |

心窩部痛でも婦人科疾患？

> **症例**
>
> 　土曜日，朝の救急外来をCさん（23歳，女性）が心窩部痛を主訴に受診．早朝に痛みで目が覚め，痛みの強さに波があるようだがはっきりしない．以前に同様の痛みの覚えはなく，悪心はあるが下痢はしていない．昨夕は外食だったが少量飲酒したのみで特に変わったものは食べず，今朝は朝食は食べていない．昨夕までの体調は普通で，大きな病気の既往やアレルギー歴はない．最終月経は半月ほど前で普段どおりであり，機会飲酒はするが喫煙歴はないとのこと．バイタルサインは脈拍108/分（RSR），血圧88/60 mmHg，呼吸数18/分，体温37.2℃であった．

経過

　卒後3年目の後期研修医S君は，多分軽いウイルス性胃腸炎か胃炎程度で，血液検査をやるべきか，H_2ブロッカーを処方すべきかなどと考えながらCさんの病歴を聞き，ついてきた彼氏とおぼしき男性を「診察をしますから」と断ってカーテンの外に追いやった．

　Cさんに横になってもらうと顔がゆがみ，胃が余計痛くなったと言う．「寝ようとして力が入ったからでしょう．痛みに波があるんですかね」とあまり真剣に受け取らず，腹部の触診をすると，わずかに筋性防御があるような気がする．本人はそれほど強い圧痛は自覚しない．「上部消化管穿孔？」と，ちょっと慌てつつ採血，静脈路確保をしてから，触診し直すと，どうも下腹部も痛がる．「そういえば虫垂炎も鑑別か」とMcburney点などの圧痛を試すがいまひとつはっきりしない．看護師に同席してもらい直腸診をすると，なんと0時方向を痛がる！　ポータブルエコーを当てると，Morrison窩にもDouglas窩にも液体貯留があるような……（図1）．

　腹部CTでは卵巣出血が疑われ婦人科にコンサルテーション．Douglas窩穿刺，経腟エコーで卵巣出血の確定診断がつき，数時間の経過観察を行われていたが，出血が持続していることなどから片側卵巣摘除術となった．婦人科医からは，前夜の性交渉の際に排卵直前の卵巣が圧迫されて破裂し

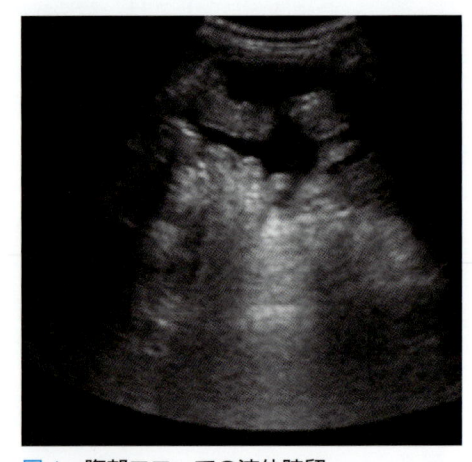

図1　腹部エコーでの液体貯留

た可能性が高いこと，よく症状を尋ねると左肩への放散痛もあり，横になると腹腔内の出血が心窩部に移動して，腹膜刺激症状としての心窩部痛が増強することはたまに経験するとの説明を受けた．

診断

卵巣出血

解説

本症例のように産婦人科疾患の女性がそれと気づかず通常の救急外来を受診するケースは決して稀ではありません．外傷でない若い女性の腹腔内出血はまずほとんどが産婦人科疾患と考えられますし，腹腔内の腫瘤で痛みを伴うものであれば，一部の稀な外科疾患（腸間膜腫瘍，大網腫瘍など）を除いてやはり産婦人科疾患の可能性が高くなります．妊娠に関しても，20～40歳までの間に女性が平均2人の出産を経験すると仮定すると，流早産など正常産に至らないことも含めて2年くらいは妊娠期間で，約10人に1人は妊婦という計算が成り立ちます．検査前確率は高く，やはり「女性を診たら妊娠と思え」は至言でしょう．

それでは本症例のように妊娠以外の状況も含め，急性腹症の診療でどのようなときに産婦人科疾患を疑って産婦人科にコンサルテーションすればよいのでしょうか．

表1に代表的な産婦人科疾患の特徴を OPQRST にそって列挙しました．

表1 代表的な産婦人科疾患の特徴

1）子宮外妊娠破裂	O：性交後に多く急激 P：患側下腹部 R：腹膜刺激症状．出血性ショックとなることも稀でない． S：激痛
2）切迫流産	R：少量性器出血 S：無痛～軽度
3）卵巣出血	O：黄体期，性交後に多い． P：腹膜刺激症状 S：軽微～激痛
4）卵巣腫瘍破裂	S：チョコレート嚢腫とデルモイドの破裂では激痛となるがそれ以外では軽度
5）PID	O：性交時に多いとされる初経前，閉経後，妊娠中は稀 P：下腹部に限局～全体　※右上腹部痛は Fitz-Hugh-Curtis syndrome を考慮 R：不正性器出血，膿性帯下，発熱など S：無症状～不快感～疼痛などさまざま．
6）卵巣茎捻転	O：性交や転倒などの刺激に続くことがある．急性腹症型は40％，軽度の痛みが1～2週間前から先行することも． R：下腹部痛のほか，悪心，腰背部痛で受診することも多い．腫瘍破裂がなければ腹膜刺激症状は出にくい．

O＝Onset 発症様式／P＝Place 場所／R＝Related symptoms 随伴症状／S＝Severity 強さ

CASE 23 心窩部痛でも婦人科疾患?

　腹膜刺激症状の1つである筋性防御は，産婦人科疾患では認められないことが多いようです．妊娠反応が陽性ならばコンサルテーションをあまり迷う必要はないかもしれません．また，経腹でも超音波検査を行えば，胎囊の確認や腹腔内出血，腫瘤性病変について強い根拠を提供してくれますが，超音波は検査技術の差に感度，特異度ともに依存します．重篤な疾患を疑えば胎児被曝の可能性などを心配してCTを躊躇するべきではないでしょうが，本症例のような場合に最初から全例CTというのも現実的ではありません．

　ここで，簡便な方法として直腸指診による0時方向の圧痛はcervical motion tenderness（子宮頸部他動痛）を間接的に検査していることになり，子宮や付属器の圧痛，出血や感染などによる骨盤腹膜刺激の判断に有用です．もし直腸診での0時方向に有意な圧痛があれば，表1の3）～6）の疾患の検査前確率が非常に高くなります．また6）においては，直腸診で腫瘤が直接触知可能であったり，あるいは指を動かした際の腫瘤の移動による痛みが診断の助けになることもあります．〔ただし6）では，3）～5）に比べると直腸圧痛の陽性率はやや劣るといわれています〕．

　本来であれば内診を行うほうが情報量は多いのですが，わが国では産婦人科以外の医師が内診を行うことには医師・患者ともに非常に抵抗感があり，また手技の習熟も要求されますので，間接的な方法として直腸指診を行うとよいでしょう．

　最近，前立腺がんのスクリーニングでも有用性がいまひとつ，外傷での有用性も低い[1]，虫垂炎での有用性も低い[2]など肩身の狭い直腸指診ですが，非侵襲的でほとんど道具も要らず，診断はつかずとも骨盤内腹膜刺激をきたすような重大な状況は予想できます．有用性が低いのは単に「ヘタ」なためという可能性もありえますので，筆者らは婦人科疾患を疑った場合でも直腸指診は意味がないという十分なエビデンスが出るまでは必要時には積極的に行って，自分の指の「感度と特異度に磨きをかける」ことをお勧めします．

TIPS

・産婦人科の急性腹症を疑ったら直腸指診をためらわずに行う．

■ 参考文献

1) Mower W, Morgan M, Sargent M, et al：Poor test characteristics for the digital rectal examination in trauma patients. Ann Emerg Med 50：25-33, 2007
2) Sedlak M, Wagner OJ, Wild B：Is there still a role for rectal examination in suspected appendicitis in adults? Am J Emerg Med 26：359-360, 2008

（心臓病センター榊原病院 循環器内科　髙橋 生）
（東京大学大学院 公共健康医学　森 朋有）

CASE 24　緊急度：★★★　重症度：★★　対応医：後期研修医　転帰：救急科入院

喘息ではなかったの？

症例

Yさん（43歳，女性）は喘息にて近医通院中である．精神科通院歴はなし．退社時刻がいつもより遅くなり，夕食の準備もまだできていなかったため，急いで自宅へ帰った．夕食を作り始めてからしばらく経ったとき，なんとなく息苦しさを感じた．またいつもの喘息発作と思ったYさんはテオフィリン製剤 200 mg を1錠内服した．しかし，呼吸苦はますますひどくなり，とりあえず錠剤を数種類内服した．しばらくしてから動悸が起こり，嘔吐も起こり始めたため，いつもの発作ではないことを悟ったYさんの娘さんがすぐに119番通報した．救急隊の到着時，Yさんの意識は，JCS 1，血圧 90/58 mmHg，脈拍 120/分，呼吸 30/分，SpO_2 95% であった．

経過

　救急隊からの連絡は，「喘息の既往のある43歳女性，本日夕方からの呼吸苦と動悸・嘔吐で救急要請．受け入れお願いします」．

　救急外来で待ち受けていた後期研修医のS君は，救急室搬入時ただちに診察を開始．呼吸苦の存在，既往，聴診上 wheeze 聴取したことから喘息発作と判断した．β_2 刺激薬の吸入を行ったが，それでも症状は改善しなかった．

　「おかしいぞ」と思ったS君は，よくよく本人から話を聴取することにした．すると，呼吸が辛くて，ついテオフィリン製剤 200 mg を計5錠内服したとのことだった．さて，どうしようかと思いつつ，一時患者から離れたS君．その直後に「うぁー」と大きな声……．

　駆けつけると，そこには強直性けいれんを起こしているYさんの姿があった．けいれんは治まったものの，四肢をばたつかせ不穏状態であった．鎮静，気道確保を行った後で，けいれん，悪心，頻脈などからテオフィリン中毒を疑った．S君はすぐに腎臓内科医にコンサルテーションし血液浄化を依頼．その結果，血液吸着を施行され，全身状態は安定した．

　後日判明した血中濃度は 109 μg/dL（治療域血中濃度 10〜20 μg/dL）であった．

診断

テオフィリン中毒

解説

　テオフィリンは気管支拡張薬として気管支喘息や慢性閉塞性肺疾患などの治療や喘息発作で使用されています．しかし，有効血中濃度が狭く，副作用や予期しない中毒が発生しうる薬剤であり，使用は減少してきています．

　また，**現在欧米のガイドラインでは，テオフィリンの急性期使用は否定的**で，救急外来ではほとんど使用されない薬剤になっています．その結果，主に救急外来で従事している医師にはあまりなじみのない薬剤になりつつあります．

　テオフィリンの中毒症状は表1に示すとおりです．

　テオフィリン急性中毒に対する介入としては，血液浄化法が選択肢にあがってきます．急性中毒では，テオフィリン血中濃度が $100\ \mu g/mL$ 以上の場合，または $20\ \mu g/mL$ 以上でけいれん発作，重篤な不整脈・血圧低下がみられるか臨床症状が悪化傾向の場合，血液浄化法を導入します．

　急性血液浄化法には大きく，血液吸着（DHP）と血液透析（HD）があげられます．

　DHPはダイアライザーに活性炭を用います．すなわち，活性炭に吸着される物質でなければ適応になりません．本症例であげたテオフィリン中毒はよい適応です．ほかにも，フェノバルビタール，フェニトイン，カルバマゼピンの急性中毒において，DHPが治療の選択肢にあがります．

　一方，HDは，分子量が小さく，蛋白結合率の低い薬剤の急性中毒に適応となります．代表的なものとしては，メタノール，エチレングリコール，アスピリン/サリチル酸塩，リチウムの各急性中毒が知られています（近年，透析膜の改良で，HDでもDHPと同様にテオフィリンを除外できるようになってきているともいわれています）．

　本症例では中枢神経症状が出現しているテオフィリン中毒でした．搬入時にwheezeを聴取した点で，喘息発作と捉えてしまいましたが，これは頻回の嘔吐とそれに引き続く咳嗽で誘発された喘息症状であったと考えられます．結果，初療医はそのほかの合併病態・鑑別疾患を考えることをやめてしまいました．振り返ってみると，頻拍・嘔吐ともテオフィリン中毒の一症状と考えて矛盾しません．あえていうなら，吸入処置を行いつつ病歴聴取を優先すれば，テオフィリン過剰内服はもう少し早く認識できたかもしれません．

　救急の現場で迅速検査としてテオフィリン血中濃度を測定できる施設はほとんどないでしょう．本症例のように，現場では状況証拠から判断し，後日答えあわせをせざるをえないのが現状であると思います．「たいしたことはない」という判断で，経過観察していても，けいれんが出現してしまうと，判断ミスの非難を受けてしまうことがあります（実際にその判断はなかなか難しいのですが……）．

表1　テオフィリン中毒の症状

中枢神経刺激作用	頭痛，興奮，振戦，せん妄，昏睡，けいれん発作など
心筋刺激作用	頻拍性不整脈，血圧低下など
利尿作用	低リン血症
骨格筋興奮作用	代謝性アシドーシス，横紋筋融解症

悪心，嘔吐，振戦，意識障害(せん妄)，けいれんといった症状を呈している救急患者で，テオフィリンを内服しているようであれば，その過量内服を想定し，テオフィリン中毒を鑑別にあげながら対応する必要があるでしょう．

> **TIPS**
> ・テオフィリン内服中の救急患者は，常にテオフィリン中毒を鑑別の1つに考える．
> ・テオフィリン急性中毒における血液浄化の適応判断のタイミングを逸さないよう留意する．

■ 参考文献

1) 相馬一亥(監)，上條吉人(著)：臨床中毒学．医学書院，2009
   中毒の総論・各論とも非常によくまとまっている．

(公立豊岡病院 但馬救命救急センター　長嶺育弘)

ワンポイントメモ—15

● 日本中毒情報センター起因物質別相談件数(左)と家庭用品別相談件数(右)
(2010年1～12月)

起因物質	年間件数	%
家庭用品	23,654	64.9
医療用医薬品	6,106	16.8
一般用医薬品	3,357	9.2
工業用品	1,159	3.2
自然毒	815	2.2
農業用品	649	1.8
食品　他	695	1.9

家庭用品　品種	年間件数
化粧品	4,323
たばこ	3,687
洗浄剤	2,973
乾燥剤・鮮度保持剤	2,339
文房具・工芸品	1,702
殺虫剤	1,897
防虫剤	496

CASE 25

緊急度：★★★　**重症度**：★★★　**対応医**：後期研修医　**転帰**：救急科入院

挿管できない？

症例1　Oさん（45歳，男性）がバイクで転倒し，顔面を強打したため救急車で搬送されてきた．来院時，血圧150/80 mmHg，脈拍90/分，呼吸数30/分，SpO_2 95%（酸素10 Lリザーバー），意識清明だったが，顔面の挫創，腫脹が激しく，口腔内からの出血が多く吸引器で吸引しても持続的に出血が続いていた．かなり話しづらそうで，途切れ途切れの単語で話をしていた．顔面以外に損傷はなかった．

経過1

対応した後期研修医のS君は止血をしようと口腔内を観察するが，出血が多く，出血点の同定に難渋していた．突然，SpO_2モニターが低下し始め80%台となった．

S君は慌ててマスク換気を行うが，全く換気ができず，SpO_2は70%台まで低下し続けたため，気管挿管を行うことを決意した．いざ喉頭鏡を挿入してみると，口腔内出血多量，下顎骨体部の骨折あり，何度試みても喉頭展開が全くできず，ついにSpO_2は60%台となった．そこへ騒ぎを聞きつけた上級医のM先生が登場し，すぐさま挿管困難症例と判断し輪状甲状靱帯切開を行い，何とか気道確保し，バイタルサインは安定した．危うく心停止に至る症例であった．

診断1

気道緊急，下顎骨粉砕骨折，口腔内挫創

症例2　Tさん（24歳，女性）が自傷目的で家庭用のアルカリ性洗剤を飲んで救急車で搬送されてきた．来院時は血圧130/70 mmHg，脈拍90/分，呼吸数24/分，SpO_2 98%（室内気）で意識清明だった．何度か嘔吐があり，口腔内にも吐物が残り，吐物や唾液をさかんに出していた．喉の痛みを訴えていたが，声は低くこもった感じでやや擦れた感じだった．

経過 2

その後，徐々に患者が不穏状態となり，後期研修医のS君が15Lリザーバーで酸素投与をしてもSpO_2は70%台のため，上級医のM先生を呼び気管挿管を試みた．喉頭鏡をかけたところ，腫大した喉頭蓋で気道は閉塞しており，全く声門が見えなかった．輪状甲状靱帯切開を行い，気道確保したところ，バイタルサインも安定した．

診断 2

気道緊急，腐食性喉頭炎・食道炎

解説

救急医療では airway（気道），breathing（呼吸），circulation（循環）の順で評価・判断し，異常があればただちに蘇生処置を行うこととなっています．このABCの順番は，酸素が体内に入って運搬される経路の順番で，特にAに異常があると，BやCに異常がなくても，数分で致命的となるほど緊急性の高いものです．

気道の評価では，通常，会話ができていれば気道は開通していると評価しますが，**嗄声，低くこもったような声，唾が飲み込めない**という症状は気道の異常を示唆する所見であり，絶対に見逃してはいけません．そのほかにも，口腔内からの持続的な出血や嘔吐，顔面や頸部の腫脹は，急激に気道が悪化する可能性があるため細心の注意を要します．気道を評価する際は，喉頭を刺激しないように内視鏡や喉頭鏡を用いてなるべく低侵襲な方法で観察します．

気道の異常がある場合は気道確保が必要になりますが，最も一般的で確実な気道確保は気管挿管です．喉頭展開には喉頭鏡のほかにさまざまな器具がありますが，それぞれの施設によっても異なるため，普段から慣れておきましょう．通常，気管挿管の際には鎮痛薬，鎮静薬，筋弛緩薬を併用します．詳細は割愛しますが，作用するまでの時間や血圧低下などの作用を患者の状態とともに考慮して薬剤を選択します．体型や口腔内の出血や腫脹などで喉頭展開が困難なことも往々にしてあるので，まず事前に挿管困難を予想できるようになり，挿管困難な場合の対処法を複数習得しておく必要があります．

挿管時の補助器具としては，例えば気管チューブイントロデューサー（ガムエラスティックブジー）は喉頭展開が困難で声帯が直視できないときに使用しますし，気管支鏡が使用できるときはガイドワイヤー代わりに使用します．また，近年ビデオ喉頭鏡などの器具も出てきており，挿管困難例に施設で使用可能なものを把握しておきます．

12歳以上の挿管困難患者では，輪状甲状靱帯切開を行うことが救命につながります．

TIPS

- 気道の悪化を早期に認知する．
- 気管挿管が困難ならば，タイミングを逃さず外科的気道確保を行う．

■ 参考文献

1) 日本外傷学会，日本救急医学会，日本外傷学会外傷研修コース開発委員会：外傷初期診療ガイドラインJATEC，改訂版．へるす出版，2006
2) ACS：Advanced trauma life support for doctors, 8th ed. Chicago, American College of Surgeons, 2008
3) Walls RM, Murphy MF：Manual of emergency airway management, 3rd ed. Philadelphia, Lippincott Williams & Wilkins, 2008
4) 木村昭夫；アプローチの一般化に基づく救急科診療ことはじめ．へるす出版，2010

(国立病院機構水戸医療センター 外科 阪本太吾)
(国立国際医療研究センター病院 救急科 中尾俊一郎)

ワンポイントメモ—16

● 各種異物摘出術の比較

	長所	短所
内視鏡的異物除去術	・侵襲が比較的少ない ・異物の材質にかかわりなく施行可能 ・成人は外来で施行可能	・異物の形状や大きさに限界あり ・回収時に消化管損傷の可能性あり ・乳幼児には全身麻酔が必要
磁石付き胃チューブ（マグネットチューブ）	・最も低侵襲 ・乳幼児でも全身麻酔の必要がない ・外来で施行可能	・磁石に接着する材質に限られる ・異物の形状や大きさに限界あり（比較的小さく，鈍な形状に限る）
外科的異物摘出術	・異物の形状，大きさ，材質に制限なし ・回収時に消化管を損傷することがない ・穿孔や腸閉塞を合併していても施行可能	・侵襲が大きい ・入院治療が必要

〔日本消化器内視鏡学会卒後教育委員会(編)：異物摘出術ガイドライン．消化器内視鏡ガイドライン第3版，pp.206-214，医学書院，2006 より一部改変〕

CASE 26

緊急度：★★★　重症度：★★　対応医：後期研修医　転帰：循環器科入院

心不全じゃないんですか

症例
　Eさん（70歳代，女性）は，高血圧，糖尿病，高脂血症の既往があり近医で内服加療中．夜間自宅で突然呼吸困難感が出現．改善なく救急要請．

経過

　当院搬入時起坐呼吸，喘鳴著明．血圧200/110 mmHg，心拍数120/分，呼吸数40/分，SpO_2 85％（6Lマスク）．発汗著明，頸静脈怒張は明らかでなく，浮腫もない．Ⅲ音は聴取困難．しかし肺ラ音著明であり，救急医は心不全，急性肺水腫を疑い，リザーバーマスクにて酸素投与，ラシックス® 20 mg静注，血圧高値のため，ミリスロール®を計5 mg静注した．収縮期血圧は120 mmHg程まで低下し，呼吸苦は著明に軽減したものの，その後血圧が収縮期80 mmHgまで低下してしまった．胸部単純X線写真は肺うっ血を呈していた．

　循環器科に診察依頼をしたところ，循環器科後期研修医のS君がやって来た．すぐに心臓超音波検査を施行．軽度左室肥大を認めたものの，左室収縮能は正常範囲内であった．下大静脈は虚脱気味で，血管内容量は多くないことが示唆された．S君は，「身体所見上頸静脈怒張や浮腫はありませんし，心臓超音波検査では左室収縮能は良好ですし，volume overloadもありません．ドップラーから推測する血行動態も悪くありません．心不全の証拠はありません」．採血では血清BNP値は160 pg/mLと，軽度高値にとどまっていた．S君は「非代償心不全にしては低すぎます．やっぱり心不全ではなかったと思います」．

　初療を担当した救急医は，「初めの症状，徴候は確かに心不全っぽかったんです．心不全じゃないんですか」．

　そこに登場した，循環器科上級医のM先生．「これは左室拡張障害に起因した急性心不全だね．激しい症状のようだったけど，速やかな前負荷，後負荷軽減で，病態は速やかに改善したね．ただ，利尿がつき，血管内脱水となり血圧が下がってしまったようだから，補液をしよう」．S君「まだまだ修行が足りず，すいません」．

診断

左室拡張障害による急性心不全

解説

　Mebazaaらが提唱した急性心不全症候群におけるクリニカルシナリオ1の典型例です(表1).著しい高血圧を伴った急性肺水腫です.急激に発症し,そのため体液の過剰貯留を伴わないことが多く静脈圧は高くなく,浮腫もなく,BNP値も軽度高値にとどまることが少なくありません.何らかの原因で左室拡張末期圧が上昇し,血液の再分配により肺うっ血をきたします.著しい呼吸困難でさらに血圧が上昇し,後負荷が増強,さらなる呼吸困難をきたすという悪循環に陥ることで急激に病態は悪化します.本症例のように,後負荷・前負荷軽減,酸素投与などで悪循環を断ち切ると速やかに改善傾向を示すことが一般的です.左室収縮能は保たれているも,拡張障害を有している例が多く,したがって高血圧既往があり左室肥大を認める患者や,高齢者などに発症しやすいです.

　体液過剰貯留が主体ではないため,利尿薬が必要ないことも多く,治療の中心は血管拡張薬です.当症例でも利尿薬は必要なかったかもしれません.過度の利尿薬,血管拡張薬を投与してしまうと,逆に血圧が低下しすぎてしまうこともあり,治療過程においては症状,バイタルサイン,尿量などの慎重なモニタリングが必要です.また,NPPV(非侵襲的陽圧換気)の使用は大変効果的であり,積極的使用が推奨されています.

表1　急性心不全症候群におけるクリニカルシナリオ

CS 1	・収縮期血圧>140 mmHg ・突然発症 ・肺うっ血が主体 ・浮腫は少ない(体液量は多くない). ・左室拡張末期圧の急上昇(左室収縮能は保たれていることが多い) ・体血管抵抗の上昇
CS 2	・収縮期血圧 100～140 mmHg ・徐々に発症し,体液貯留を伴う. ・全身浮腫が主体 ・肺うっ血は少ない. ・慢性的充満圧上昇(静脈圧,肺動脈圧上昇) ・組織障害徴候(腎障害,肝障害,貧血,低アルブミン血症)
CS 3	・収縮期血圧<100 mmHg ・突然発症あるいは徐々に発症 ・低灌流徴候 ・体うっ血,肺うっ血ともに少ない. ・充満圧上昇 ・2つのサブセット 　(1) 明らかな低灌流,ショック 　(2) 低灌流ではない,ショックではない.
CS 4	・急性冠症候群(ACS;acute coronary syndrome)による急性心不全
CS 5	・右室不全(RVF;right ventricular failure) ・突然発症あるいは徐々に発症 ・肺うっ血なし. ・右室障害 ・体うっ血

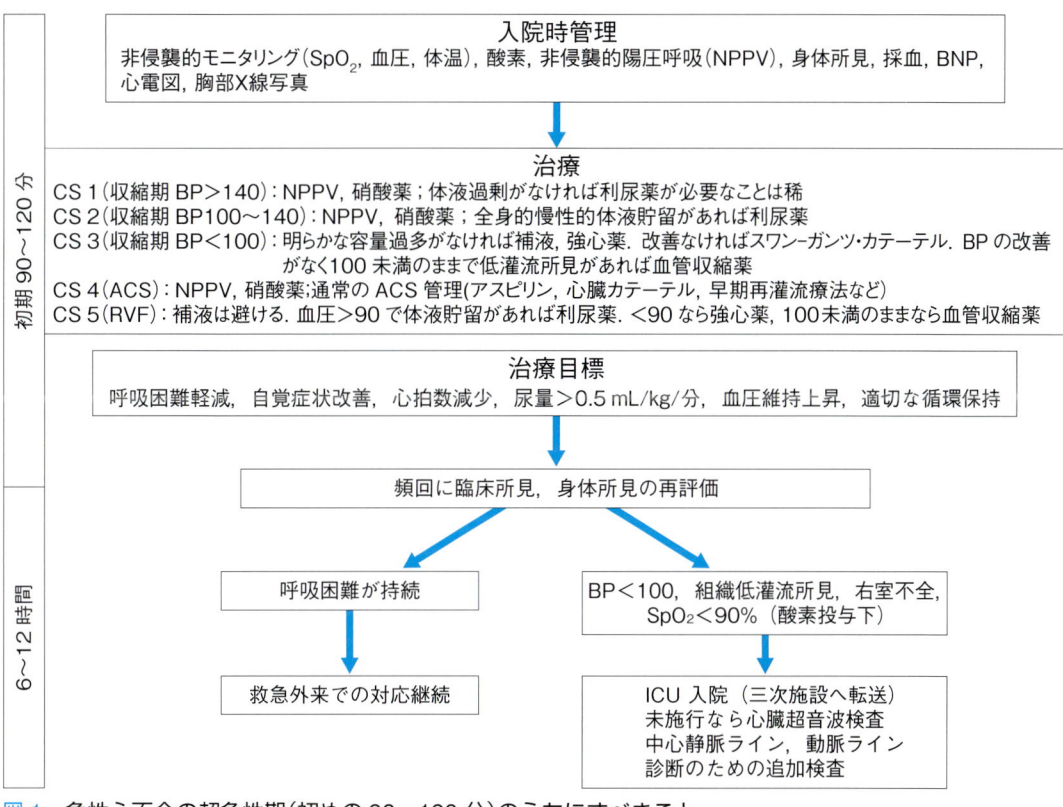

```
┌─────────────────────────────────────────────────────────────┐
│                     入院時管理                               │
│ 非侵襲的モニタリング(SpO₂, 血圧, 体温), 酸素, 非侵襲的陽圧呼吸(NPPV), 身体所見, 採血, BNP, │
│ 心電図, 胸部X線写真                                           │
└─────────────────────────────────────────────────────────────┘
```

図1 急性心不全の超急性期(初めの90～120分)のうちにすべきこと

初期 90～120分 / 6～12時間

治療
- CS 1(収縮期BP>140): NPPV, 硝酸薬;体液過剰がなければ利尿薬が必要なことは稀
- CS 2(収縮期BP100～140): NPPV, 硝酸薬;全身的慢性的体液貯留があれば利尿薬
- CS 3(収縮期BP<100): 明らかな容量過多がなければ補液, 強心薬. 改善なければスワン-ガンツ・カテーテル. BPの改善がなく100未満のままで低灌流所見があれば血管収縮薬
- CS 4(ACS): NPPV, 硝酸薬;通常のACS管理(アスピリン, 心臓カテーテル, 早期再灌流療法など)
- CS 5(RVF): 補液は避ける. 血圧>90で体液貯留があれば利尿薬. <90なら強心薬, 100未満のままなら血管収縮薬

治療目標
呼吸困難軽減, 自覚症状改善, 心拍数減少, 尿量>0.5 mL/kg/分, 血圧維持上昇, 適切な循環保持

頻回に臨床所見, 身体所見の再評価

- 呼吸困難が持続 → 救急外来での対応継続
- BP<100, 組織低灌流所見, 右室不全, SpO₂<90%(酸素投与下) → ICU入院(三次施設へ転送) 未施行なら心臓超音波検査 中心静脈ライン, 動脈ライン 診断のための追加検査

・低灌流所見
  ・小さい脈圧
  ・奇脈
  ・四肢冷感
  ・傾眠傾向
  ・低Na血症
  ・腎機能障害

・うっ血所見
  ・起坐呼吸
  ・頸静脈怒張
  ・S3増強
  ・浮腫
  ・腹水
  ・肝頸静脈逆流

		うっ血所見の有無	
		なし	あり
低灌流所見の有無	なし	Warm and Dry A	Warm and Wet B
	あり	Cold and Dry L	Cold and Wet C

図2 Nohriaら[2])による急性心不全の病型分類

　急性心不全の超急性期,初めの90～120分のうちにすべきことは(図1),NPPVを施行しつつ,非侵襲的モニタリング,身体所見,採血,心電図,胸部X線写真,心臓超音波検査による評価により,クリニカルシナリオの該当する病態を把握し,それに見合った適切

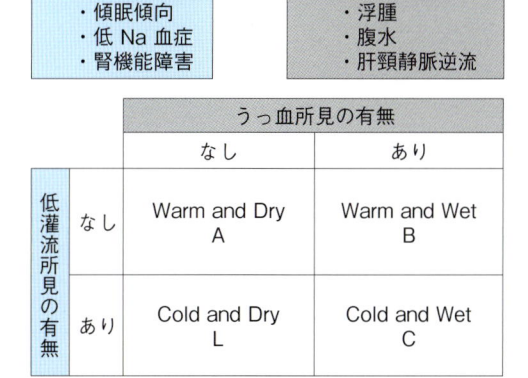

な治療を施すことです．特に左室機能のチェック，血管内容量の評価，体血管抵抗の評価が重要となります．後者2つの評価においては，Nohriaら[2]による急性心不全の病型分類が役立ちます（図2）．

> **TIPS**
> - 浮腫がなくても，頸静脈怒張がなくても，BNPが異常高値でなくとも，急性心不全は否定できない．
> - 心不全＝利尿薬投与ではない．
> - NPPVも有用である．

■ 参考文献

1) Mebazaa A, Gheorghiade M, Pina IL, et al：Practical recommendations for prehospital and early in-hospital management of patients presenting with acute heart failure syndromes. Crit Care Med 36(1 Suppl)：S 129-139, 2008
2) Nohria A, Lewis E, Stevenson LW, et al：Medical management of advanced heart failure. JAMA 287：628-640, 2002

（国立病院機構東京医療センター 循環器科　布施 淳）

ワンポイントメモ―17

● Killipの分類：心不全の臨床所見による分類

> Ⅰ群：心不全の徴候なし．
> Ⅱ群：軽度～中等度心不全．肺野の半分以下で肺ラ音を聴取．
> Ⅲ群：肺浮腫．全肺野の半分以上で肺ラ音を聴取．
> Ⅳ群：心原性ショック．血圧90 mmHg未満，尿量減少，チアノーゼ，冷たく湿った皮膚，意識障害を伴う．

CASE 27

緊急度：★★★　重症度：★★★　対応医：後期研修医　転帰：ICU入院

隠れた心不全の敵を探せ！

症例1

これまで病気ひとつしたことがないHさん（21歳，女性）は2か月前からの腰痛と1か月前からの動悸を自覚していた．本日出勤して仕事をしていたが悪心があるため近くの病院を受診し緊急入院となった．入院後，悪心と腹痛は増悪し，末梢に冷感と動悸を感じるようになり，さらに呼吸困難感と低酸素血症を認めたため，後期研修医S君の病院へ転院となった．

経過1

救急車内でSpO_2低下が増悪していたので慌てた救急隊員であったが，すでに二次救急外来の前に到着していたため酸素投与しつつ救急隊員は急いで初療室内へ突入した．「低酸素状態です」．傍で尿路結石患者を診ていた内科医が紹介先からの前医で撮影されたCTを読むと，両側肺胞全体に透過性低下がみられた．「先生，15LリザーバーマスクでSpO_2 78％です」とベテランER看護師．すぐに救命救急センターに移動された．

呼吸不全の若年女性が搬送されたと聞いていたS君は，原因は何だろうと思案しながらHさんに病歴を聞こうとしたが，もはや発語もままならない状態だった．SpO_2 80％のモニターアラームが鳴り響き，脈拍数150/分を超えていた．鎮静，気管挿管して低酸素状態は何とか改善したが，その後心肺停止（CPA）に至った．胸部単純X線ではやや心拡大を認め，肺門部血管陰影増強と両側胸水を認め心不全（heart failure）が疑われた．前医から送られてきたCTを見直すと，左副腎に腫瘤を認めて，さらに腫瘤内に出血を認めた．PCPS（経皮的体外心肺補助装置）を使用して救命された後，MIBGシンチグラフィーにより褐色細胞腫と診断された．

診断1

急性心不全（褐色細胞腫）

症例2

高血圧治療中のIさん（75歳，女性）は1か月前から胸部の不快感と労作時呼吸困難感を自覚していた．2週間前から急激に呼吸困難が増悪してきたため近医を受診した．「心不全かもしれません」と言われて，後期研修医S君の待つ病院に紹介された．これまで何例も心不全症例を経験していたS君は「またDecoか．今度の原因は何ですかね？」

1　内因性疾患

などと少し余裕をもって対応した．X線上心陰影は拡大し肺門部血管陰影の増強は著しく，うっ血性心不全は明らかであった．入院時の血圧210/80 mmHgであり，UCG（心臓超音波検査）上左室壁運動異常を認めず，中心性左室肥大を認めることから高血圧症に続発した左心不全だと診断した．

経過2

利尿薬，ニトログリセリンに反応がよく，βブロッカー投与にて血圧も安定し，呼吸状態は改善傾向がみられた．しかし，翌日様相は一変し，38℃台の発熱と脈拍数130/分台の頻脈が出現し，意識レベル低下および血圧低下をきたしたIさんに驚いてS君は輸液負荷しつつ原因検索を再度考えた．よく見ると患者は多量に発汗しており，悪寒戦慄を認めず，入院時採血にてコレステロール低値であることに気づき，甲状腺機能をチェックしたところ FT_4 5.47 ng/dL，FT_3 28.2 pg/dL，TSH＜0.003 μIU/Lと著明な甲状腺機能亢進症を認めた．そういえば心不全の鑑別に甲状腺機能チェックが必要だったと思い知ったS君であった．

診断2

急性心不全（甲状腺クリーゼ）

症例3 いつも酒ばかり飲んで過ごしていたKさん（60歳，男性）は，1週間前から自宅でトイレに移動することも辛くなってきていた．2日前からベッドで寝たきりとなったため心配した母親によって救急要請された．救急搬送時の意識レベルJCS 100，血圧180/110 mmHg，脈拍110/分，SpO_2 89%（10Lリザーバーマスク），全身に発汗著明であった．

経過3

撮影した胸部単純X線では肺門部拡張像と両側肺紋理の増強を認め，うっ血性心不全を呈していた．担当していた後期研修医のS君が，循環器内科の後期研修医に相談し，CAG（冠動脈造影）にて虚血性心疾患でないことを確認したのち，原因となる疾患を1つひとつ除外していった．明らかな原因となる疾患を指摘できないまま降圧薬と血管拡張薬にて呼吸・循環動態は落ち着いた．後日届いた外注検査結果ではビタミンB_1 5 ng/mLと低値であった．大量飲酒歴があったためビタミン補充療法を忘れなかったS君は再検したビタミンB_1が正常範囲内なのをみて胸をなで下ろしつつビタミンB_1補充を強化した．

表1 心筋症の原因は多彩

心筋症の原因	原発性	遺伝性	肥大型心筋症
		混合性（遺伝性＆非遺伝性）	拡張型心筋症，拘束型心筋症
		後天性	心筋炎（炎症性心筋症），周産期心筋症，ストレス性心筋症
	続発性	自己免疫性（SLE），電解質異常，内分泌疾患（DM，甲状腺機能低下症），心筋内線維症，浸潤性（アミロイドーシス，Gaucher病），炎症性（サルコイドーシス），神経学的（neurofibromatosis），栄養学的（脚気），放射線性，ヘモクロマトーシス，中毒，DiGeorge症候群	

診断3

急性心不全（脚気心）

解説

　心不全を見つけたらまず原因となる病態を把握せよ，とは臨床現場ではよくテーマになる考え方です．虚血性心疾患，高血圧症，弁膜症，不整脈はすばやく除外していくべき原因としてよく知られていますが，これらが指摘できない場合は何を考えればよいでしょうか．表1に示すように心筋症の原因は多彩なので，急性心不全を呈して救急外来に搬送されてくる患者の心不全の原因を考えるためには丁寧に鑑別診断を進めていくしかありません．その際重要なのは丁寧な病歴聴取と身体所見です．今回の3症例においても十分な病歴聴取を行えば内分泌学的異常を疑ったり，大量飲酒による栄養障害（malnutrition）を疑ったりすることが可能です．また甲状腺が腫大しているような症例では身体所見で必ず引っかけることができるはず．二次性心筋症の鑑別を考えながら心不全を診療するようになると上級医への道も開けてくるかもしれません．

TIPS

・心不全を診たら原因を考える．全身性疾患に続発する心筋症を見逃すな．

参考文献

1) Wexler RK, Elton T, Pleister A：Cardiomyopathy：An overview. Am Fam Physician 79：778-784, 2009

（国立病院機構東京医療センター 救命救急センター　上村吉生）

CASE 28

緊急度：★★★　重症度：★★　対応医：後期研修医　転帰：呼吸器科入院

大量喀血！　どう対処しますか

> **症例**
> Tさん(70歳, 男性). 肺アスペルギルス症, 慢性閉塞性肺疾患(COPD)で近医に通院中だった. ある日の朝, 痰に血が混じっていたため近医を受診し, 止血薬を処方され帰宅する途中に, むせ込んだ後に大量の喀血をしたため, 救急搬送された.
> 来院時, 意識は清明, 血圧149/86 mmHg, 脈拍62/分, 呼吸数30/分, 酸素10Lリザーバー付マスクで投与されてもSpO$_2$測定不能, 体温36.8℃だった. 服が鮮血で真っ赤になるほどの出血で, むせては喀血を繰り返していた.

経過

初期治療を行った後期研修医のS君は末梢ルートを確保し, 採血を行ったところ, 血液ガス所見は表1のようだった. 胸部を聴診すると左はほとんど呼吸音が聴取できず, 右はわずかに聴取できた. 点滴に止血薬を混ぜ, 意識もよく血圧も保たれているので, 酸素投与量を上げて様子をみていようかと思っていたところ……急激に意識レベルが低下し, あっと言う間に血圧触知不能, 心肺停止(CPA)となった.

すぐに気管挿管し, 胸骨圧迫心マッサージ, アドレナリン静注の心肺蘇生術(CPR)を行い, 4分後には自己心拍が再開した. 低酸素血症からのCPAと考えられた.

そこへ上級医のM先生がやってきて, まず「しっかりairwayとbreathingを確保するように. 通常の挿管チューブでは, 病側の肺から健側の肺への出血の垂れ込み防止には無効だよ」と指導した. 挿管チューブをダブルルーメンチューブに入れ替え, 右の健側肺へ垂れ込んだ血腫の十分な吸引排出を行ったところ, 酸素化の改善が得られた. 次に気管支鏡を行ったところ, 左の病側肺からは持続的に出血が続いており, 希釈アドレナリンの注入, トロンビン注入では止血が得られないため, 緊急で経動脈的塞栓術(TAE)を行い, 気管支動脈塞栓術も行い持続的な出血はなくなった. バイタルサインが落ち着いたところで, ICUに入院となった.

S君はいつも「ABCの順番で安定化させるように」という教えの重要性を改めて認識し(図1), airway, breathingの異常は数分でCPAに陥る怖さを, 身をもって感じた.

表1　来院時の動脈血液ガス(酸素10Lリザーバーマスク投与下)

pH 7.272	HCO$_3^-$ 27 mmol/L
PaCO$_2$ 66 mmHg	BE −4 mmol/L
PaO$_2$ 30 mmHg	

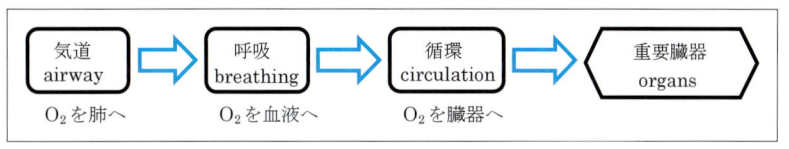

```
気道          呼吸          循環          重要臓器
airway    →   breathing →   circulation → organs
O₂を肺へ      O₂を血液へ    O₂を臓器へ
```

図1　酸素(O_2)運搬の流れ

診断

気道出血(喀血)，低酸素血症による心肺停止(CPA)

解説

　気道出血(喀血)は気道トラブル，呼吸不全から急激にCPAなどの致死的な病態となりうる疾患です．気道出血の原因は外傷性と非外傷性に大別されます(表2)．外傷性は肺挫傷や肺裂傷，非外傷性は肺結核や肺アスペルギルス症などの感染症，気管支拡張症，肺がんなどの悪性腫瘍などで認められます．

　気道出血は病側肺からの出血が，対側の健側肺に垂れ込むことによって，両側性の呼吸障害となり，急激に病態の悪化が起こることに注意しなければなりません．少量の気道出血は咳嗽反射により喀出されるが，それ以上の量と考えられる場合は気管挿管し，確実に吸引排出する必要があります．しかし，気管挿管は気管内の吸引はできるが，垂れ込み防止には無効であるため，ダブルルーメンチューブやブロックバルーン付気管内チューブが必要になります．

　突然の大量出血などの緊急時には，健側肺への片肺挿管により一時的に凌ぐ方法もあります．ダブルルーメンチューブによる分離片肺換気は肺の虚脱，膨張，吸引が病側，健側ともに行え，垂れ込み防止に優れています．ブロックバルーン付気管内チューブは挿管チューブの先端に可動式のブロッカーバルーンが付いた構造で，出血した気管支にバルーンを選択的に挿入し，ほかの健側肺での換気を可能にするものです．

　気管支鏡は出血部位を同定するだけでなく，止血薬を注入して止血をはかることも可能です．しかし，出血量が多い場合は経動脈塞栓術(TAE)が有効です．気管支拡張症や肺結

表2　気道出血(喀血)をきたす主な原因

1) 外傷性：肺挫傷，気管損傷，肺裂傷
2) 非外傷性
　① 感染：気管支炎，肺炎，肺膿瘍，結核
　② 心血管系：肺塞栓，うっ血性心不全，肺高血圧症，肺血管奇形
　③ 新生物：肺がん，腺腫
　④ 肺胞出血症候群：Behçet病，Goodpasture症候群，膠原病，Wegener肉芽腫
　⑤ 炎症性：気管支拡張症，囊胞性線維症
　⑥ 血液学的：抗凝固療法中，血小板機能不全，尿毒症
　⑦ 医原性：気管支鏡，肺生検
　⑧ その他：気管内異物，動脈気管支瘻(胸部大動脈瘤)
　⑨ 特発性

核などの気道出血の原因は気管支動脈と肺動脈の異常吻合(シャント)であるといわれており，気道出血の責任血管の大部分は気管支動脈のため，気道出血に対して気管支動脈塞栓術が有効です．また，人工呼吸にもかかわらず生命を脅かす低酸素血症が持続する場合には，ガス交換補助と肺の安静のために経皮的心肺補助装置(PCPS)などを用いた体外式肺補助が適応となる場合があります．

> **TIPS**
> ・大量喀血では，健側肺への垂れ込みを防ぐ．
> ・重症の場合は動脈塞栓術や体外式肺補助などの集学的治療が必要となる．

■参考文献

1) Tintinalli JE, Kelen GD, Stapczynski JS：Emergency medicine；A comprehensive study guide, 5th ed. pp474-476, New York, McGraw-Hill, 2000
2) 本間正人："塞ぐ"と"穿つ"出血性・閉塞性病態に対する最新治療．呼吸器からの出血，気道出血(喀血)．救急医学 32：623-627，2008

(国立病院機構水戸医療センター 外科　阪本太吾)

| CASE 29 | 緊急度：★★★　重症度：★★★　対応医：後期研修医　転帰：救急科入院 |

高齢者の腹痛と心房細動といったら……

症例

Bさん(77歳, 女性)は, 夫と二人暮らしで認知症もなく元気な方. 8月のある日の夜, 夫に「何だか急にお腹が痛くなった」と訴えたが, もともと便秘気味でもあったので様子をみていた. しばらくして, 冷や汗をかいて辛そうなBさんを夫が発見して救急要請した. 救急隊到着時, バイタルサインはJCS 1, 血圧182/93 mmHg, 脈拍114/分, 呼吸数32/分, SpO_2 98%であった.

経過

　来院後, 後期研修医のS君は頻脈があるため, すぐに末梢ラインを確保し, 輸液を開始しながら病歴聴取と診察を進めた. 腹部は平坦軟, 腸雑音正常, 患者自身は臍周囲の痛みを訴えるものの明らかな圧痛はないように思えた. 筋性防御や反跳痛も認めなかった. 既往歴は, 高血圧, 心房細動, 便秘症であり, 腹部の手術歴はなかった.

　「やっぱり, 先生, 便秘ですかねぇ……」とBさんは言うが, S君は頻脈や冷や汗からそうは思えなかった. 腹部所見は軽微な印象があるものの明らかにBさんは具合が悪そうである. 腹部単純X線を確認すると, 小腸ガスが認められ, イレウスの状態であった. 少し慌てたS君が「気持ち悪くないですか」と声をかけようとしたときに, ちょうどBさんが嘔吐し, 顔色も悪くなっていた. 腹部の手術歴もなく, いつものイレウスではないような気がしたS君は, すぐ近くにいた上級医のM先生に相談したところ,「心電図は？」と聞かれた.「既往に心房細動がありますが……」と答えると「心房細動で高齢者の腹痛といったら, 急性腸管虚血を必ず鑑別に入れろって言っていただろ」と言われ, 緊急性に気がついたS君は, すぐに腹部造影CTの依頼をした.

　腹部造影CTの結果, 上腸間膜動脈(SMA)の閉塞が認められた. 幸い, まだ腸管浮腫はそれほどでもなかった. CTを確認した上級医のM先生は, すぐに外科医に連絡を取って, 手術室へ向かう準備を開始した.

　治療を外科医に引き継いだ後, 上級医のM先生は「上腸間膜動脈閉塞症は, 確かに頻度は低いけど, 救急外来にいたら必ず出会う疾患だから絶対に忘れちゃだめだ. 発症から数時間が経つと腸管粘膜に重篤な障害が発生して, 血行再開できた場合でも再灌流障害が発生しやすくなる. 腸管壊死が進行すれば, ショック, アシドーシス, 敗血症といった具合で診断しやすくなるけど, その前に見つけるか否かは患者にとっては大きな問題なんだよね」とS君に話した.

診断

急性腸管虚血（上腸間膜動脈閉塞症）

解説

　上腸間膜動脈閉塞症や血栓症などの急性腸管虚血は，救急で決して珍しくない疾患でありながら初期診断が困難な疾患の1つです．そのうち，閉塞症が50％以上，血栓症が25％くらいといわれています．依然として致死率は高く，60％以上との報告もあります．腸管虚血や腸管壊死が進んで汎発性腹膜炎となれば，筋性防御や反跳痛が出現することが多いので，それらの所見があればほとんどの医師は，緊急性の高い急性腹症として精査を進めると思います．しかしながら，その時点ではすでに病態はかなり進行しており，大量腸切除を余儀なくされたり，多臓器不全に陥る可能性が高くなります．よって，より早い段階での診断ならびに治療が求められます．

　今回の症例の腹痛は，「突然の発症」でした．血管閉塞が原因の疾患は，多くの場合突然発症の経過を取りますが，血栓症が原因であったり，非閉塞性腸間膜虚血（NOMI：non-occlusive mesenteric ischemia）であったりした場合は「突然」とは限りません．NOMIとは，造影CTにて上腸間膜動脈の閉塞が認められず，攣縮によって生じる病態で，急性腸管虚血の20〜30％を占めるといわれています．

　問診や腹部の身体診察において特異的なものはあまりなく，急性腸管虚血の最大のポイントは，初期診察の段階で疑うことができるかどうかです．**リスク因子として，心房細動，心臓弁疾患・弁置換術後，透析患者，ショック**などがあります．また，検査では**血液ガスの代謝性アシドーシスの存在**が参考になることもあり，原因がはっきりしない代謝性アシドーシスで腸管虚血を疑うことも大切です．さらに早期では，代償性の呼吸性アルカローシスのみが顕著になる場合も多く，全身性炎症反応症候群としか判断できない場合も稀ではありません．腹部超音波エコー検査では，しばしば拡張している内腔に液体貯留のある腸管浮腫像が認められます．腕が上れば，カラードップラーにて血流を確認することで診断に近づけることができます．

　また，腹部単純X線での初期の特徴は「拇指圧痕像（thumb-printing）」として知られる腸管の浮腫像がありますが，虚血が進行すると腸壁内や門脈系にガスが認められるようになります．いずれにせよ腸閉塞像となるので，ほかの原因によるものとの鑑別が必要になります．

　確定診断のカギは，腹部造影CT検査です．CT検査では，大動脈解離を鑑別しておく必要があり，胸部から骨盤まで大動脈全長を撮像範囲に入れてください．CT診断上動脈閉塞の可能性が高い場合には，発症早期であれば治療に直結させることができるため，腸間膜血管造影が適応となります．

　急性動脈閉塞症の診断と治療のゴールドスタンダードは緊急開腹です．NOMIや動脈閉塞の一部の症例に関しては，血管形成術や血管拡張薬の動脈内投与により治療できることもありますが，全身状態の悪化徴候がみられたり，明確な腹膜炎が存在したりする場合に

はNOMIであっても外科的治療が必要になります．なお，当然のことですがまずは循環を中心とした全身管理が必要です．すなわち，大量の補液を行い，血管収縮性薬を回避し，グラム陰性桿菌や嫌気性菌などの腸内病原菌を十分カバーできる広域スペクトラムの抗菌薬投与を行うことです．

> **TIPS**
> ・高齢者の腹痛では，緊急手術が必要な病態が存在し，それを示唆する症候が認められないことが日常茶飯であると心得よ！
> ・高齢者の腹痛では，腸間膜動脈閉塞・血栓症は常に念頭におき診療を進める．

■参考文献

1) Chang RW, Chang JB, Longo WE：Update in management of mesenteric ischemia. World J Gastroenterol 12：3243-3247, 2006
2) Kassahun WT, Schulz T, Richter O, et al：Unchanged high mortality rates from acute occlusive intestinal ischemia：Six year review. Langenbecks Arch Surg 393：163-171, 2008

（東京都立小児総合医療センター　救命救急科　萩原佑亮）
（大阪大学医学部附属病院　高度救命救急センター　竹川良介）

ワンポイントメモ―18

●Canadian Cardiovascular Society(CCS)狭心症分類

クラスI	日常生活（歩行や階段）で症状はない．
クラスII	日常生活に軽度支障がある．早足歩行，坂道歩行，向い風や寒い中での歩行，食後や精神的ストレスと重なった歩行で狭心症を生じる．400 mの平地歩行やビル1階分の昇り以上の行動で生じる．
クラスIII	日常生活が著しく制限を受ける．400 m未満の平地歩行やビル1階までの運動で生じる．
クラスIV	すべての行動もしくは安静で狭心症や不快感を生じる．

CASE 30

緊急度：★★　重症度：★★★　対応医：後期研修医　転帰：循環器科入院

若者の腹痛・嘔吐は急性胃腸炎？

症例　Gさん（22歳，男性）は，生来健康な会社員．5月のある日，実家での夕食後から上腹部痛があり，下痢を伴っていた．お腹の不調だと思って様子をみていたが，その日以降，腹痛が持続し，翌日の夜中からは嘔吐が数回あった．翌々日の未明から腹痛が悪化してきたため，救急要請した．救急隊到着時Gさんは，顔色は悪かったが意識清明，血圧92/58 mmHg，脈拍90/分，呼吸数18/分，SpO_2 98%であり，上腹部痛を訴えていた．

経過

　救急隊の電話を受けた後期研修医のS君は，「急性胃腸炎で救急車か……」とつぶやき，眠い目を擦りながら診察の準備を始めた．救急車が到着しGさんは自力で診察ベッドへ移乗した．確かに顔色は悪い．来院時バイタルサインはGCS 15，JCS 0，血圧95/69 mmHg，脈拍92/分，呼吸数18/分，SpO_2 98%（室内気），体温37.3℃（腋窩）であった．末梢ラインを確保し，輸液を開始しながら病歴聴取を進めた．特記すべき既往歴，家族歴，内服薬はなく，アルコールは機会飲酒程度であった．身体所見上，呼吸音清，異常心音を認めなかったが，触診上，心窩部に筋性防御があり反跳痛を認めた．S君が腹部エコーをしたところ，Morrison窩にecho free spaceを認めた．これは単なる胃腸炎ではないと焦ったS君は，収縮期血圧が90 mmHg台と低いため，急速輸液を施行した．輸液の反応はよく，収縮期血圧は100〜110 mmHg台へと上昇した．少し安心したS君は，12誘導心電図を記録したが，洞調律でややST上昇があるようにみえるものの優位な上昇とは思えなかった．次に，S君は腹部精査のため，腹部造影CTを施行することにした．結果は，心嚢液貯留，肝腫大，胆嚢壁の軽度肥厚，腹水貯留を認めた．「いま思えば，心音が小さかった気もする……」．

　細胞外液を2,000 mL点滴したが，急速輸液を止めると収縮期血圧が80〜90 mmHg台と安定せず，S君はDOA（ドパミン）を3γで開始することにした．診断に苦慮したS君は，心電図変化はないものの心嚢液貯留があったため，念のためにトロポニンIを追加した．すると，5.96 ng/mLと上昇しており，一緒に当直をしていた循環器内科医に相談したところ，急性心筋炎の疑いが強く，ICU管理で循環器内科に入院となった．カテコラミンを使用して循環動態を保ちながら，ステロイドパルス治療やγグロブリン製剤を投与して治療を続けた．

　入院後の血液検査を表1に示す．末梢血の好酸球1,855/μLと上昇しており，好酸球増加症候群（HES：hyper eosinophilic syndrome）の好酸球性心筋炎が疑われた．心筋生検に

表1 血液検査

血算	D-Bil 0.4 mg/dL	AMY 37 IU/L
WBC 12,800/μl	AST 81 IU/L	CRP 0.97 mg/dL
Hb 16.0 g/dL	ALT 77 IU/L	ALP 226 IU/L
Hct 45.5%	LDH 254 IU/L	FDP 3.6 μg/dL
Plt 20.5×10^4/μL	γGTP 111 IU/L	凝固
生化学	CK 199 IU/L	PT 12.4 秒
T-Bil 2.0 mg/dL	CK-MB 28 IU/L	（PT％ 89.71）

て，特発性好酸球性心筋炎の診断となり，循環動態の安定後，膠原病科へ転科した．その後，ステロイド内服へ切り替えられ，外来通院となった．

診断

急性心筋炎（好酸球性心筋炎）

解説

　急性心筋炎は，多くの場合，**風邪様症状や消化器症状を先行**し，数時間から数日の経過で心症状が出現するといわれています．わが国では，ウイルス感染や薬剤性が原因となることが多いのですが，病因が特定できないこともあり，特発性と称されることも稀ではありません．心筋炎の診断として，上記のような病歴，不整脈や心雑音の出現，心電図変化，心エコーでの壁肥厚や壁運動低下，心囊液貯留などがあげられます．血液検査で心筋構成蛋白（CK-MB やトロポニン）の検出は有用であり，なかでもトロポニン I は，感度34％ と低いものの特異度は89％ と高いので診断の助けとなります．しかし，これらの急性心筋炎の所見は数時間単位で変動するものであり，救急外来では必ずしも異常所見が出現しているとは限りません．例えば，心電図の所見として，冠動脈支配に合致しない ST 変化や異常 Q 波が有名ですが，その感度は47％ と低く，心電図が正常だからといって心筋炎を否定することはできません．心筋炎の心電図変化は，炎症の継時的変化とともに心電図が多彩に変化することが特徴で，診断のためには**心電図検査を繰り返し行うこと**が重要です．この症例においては，来院時の心電図では V$_3$〜V$_6$，Ⅱ・Ⅲ・aV$_F$ 誘導でやや ST 上昇を認め，入院後30分ごとに多彩な心電図変化を示していました（図1）．

　救急外来における初期治療は，**循環動態を安定化**させることです．心原性ショック，房室ブロック，心室頻拍（VT）や心室細動（Vf）などをしばしば起こします．よって，急性心筋炎では呼吸・循環を安定化させる集中管理が全例で必要となります．心不全症状に対しては，一般の急性心不全と同じで利尿薬やカテコラミンなどが使われます．致死的不整脈の出現時には，除細動や体外式ペースメーカーにて対応します．炎症期の1〜2週間を乗り切れば，心機能回復が期待できるため，必要に応じて，循環補助装置の大動脈内バルーンパンピング（IABP：intra-aortic balloon pumping）や経皮的心肺補助装置（PCPS：percuta-

図1　来院時心電図

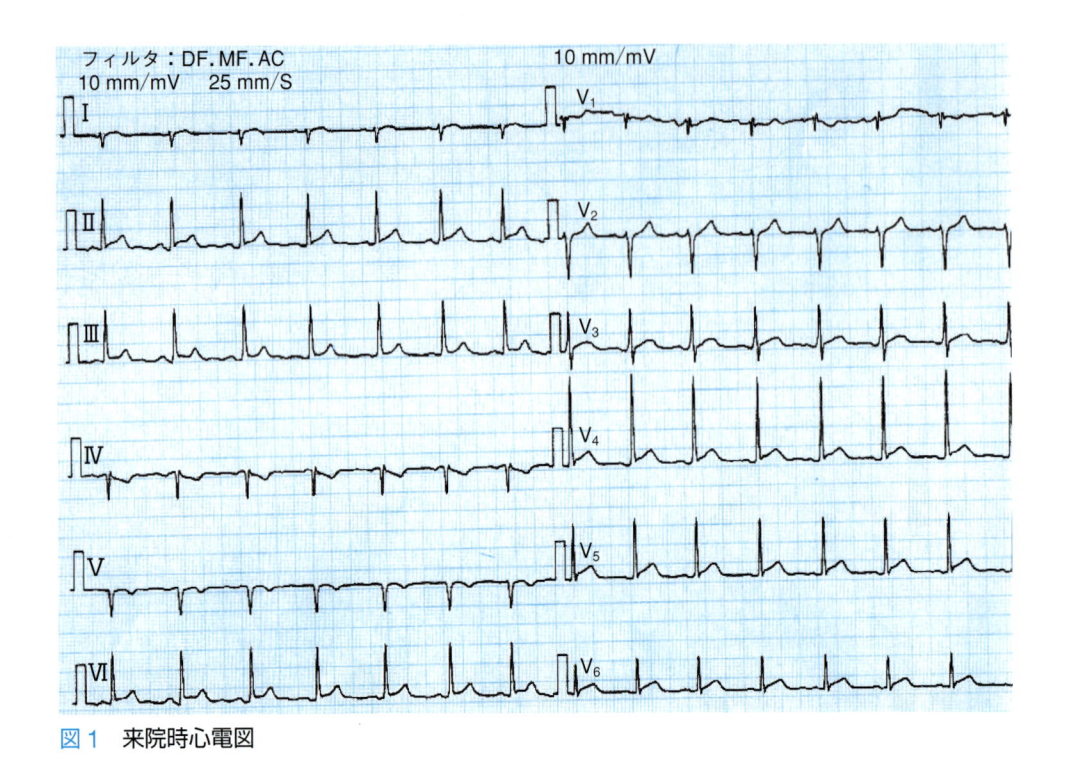

neous cardio-pulmonary support)を装着することもあります．

> **TIPS**
> ・風邪様症状や消化器症状では，心筋炎も想起する．

■ 参考文献

1) Cooper LT Jr : Myocarditis. N Engl J Med 360 : 1526-1538, 2009
2) 日本循環器学会，日本胸部外科学会，日本小児循環器学会，日本心臓血管外科学会，日本心臓病学会，日本心不全学会：急性および慢性心筋炎の診断・治療に関するガイドライン(2009年改訂版)

(東京都立小児総合医療センター　救命救急科　萩原佑亮)
(大阪大学医学部附属病院　高度救命救急センター　竹川良介)

CASE 31

緊急度：★　重症度：★★　対応医：初期研修医　転帰：救急科入院

身近にある鉄中毒

症例

　Uさん（20歳，女性）が搬送前日17時ごろ，日頃服用していた市販の鉄剤を内服（体重換算にして鉄約70 mg/kg）した．次第に悪心，腹痛，下痢が出現し，グッタリしてきたため，服用から9時間経過後に両親が救急要請した．

　来院時，意識レベルはGCS14（E3V5M6）で，血圧，脈拍，呼吸数，酸素飽和度に異常はなかったが，腹痛，嘔吐，下痢などの消化器症状を認めた．腹部は平坦，腸蠕動音は正常であるが，びまん性に圧痛を認めた．血液検査ではWBC 11,590/μLと白血球上昇，AST 905 IU/L，ALT 494 IU/Lと肝逸脱酵素上昇を認め，またPT比52.5%と凝固機能異常を認めた．血清鉄濃度は325 μg/dLであった．腹部超音波検査および胸腹部単純X線では明らかな異常所見を認めず，鉄剤の陰影もみられなかった．

経過

　救急外来での輸液治療により，意識レベルも改善し，下痢，嘔吐などの消化器症状もほぼ消失したが，鉄剤内服による肝障害の疑いと診断したため入院治療となった．

　第2病日は自覚症状の増悪はなく，血液検査では肝胆道系酵素の上昇はなかった．血清鉄濃度は237 μg/dLと低下傾向にあったが，第3病日，AST 5,129 IU/L，ALT 4,569 IU/Lと肝障害が著明に増悪し，PT 36.8%，PT-INR 3.14と凝固機能も悪化した．鉄中毒による重症肝障害と考え，新鮮凍結血漿の輸血，鉄キレート剤のデフェロキサミンメシル酸塩を投与した．第3病日以降，肝障害は徐々に改善し，第9病日に自宅退院した．

診断

　鉄剤内服による肝障害

解説

　鉄剤は病院から処方されるだけでなく，広く市販されており，手軽に手に入り，特に鉄欠乏のない人でも内服していることも多いため，一般的に鉄剤の危険性はほとんど知られていない．そのため，状態を軽く判断され，治療介入が遅れたり，少量でも重篤化することがあるため，注意が必要である．

　鉄中毒は，内服から30分〜6時間の間に嘔吐，下痢，腹痛などの消化器症状を呈し，そ

の後6〜24時間の間，症状は軽減するといわれている[1]．Uさんの場合も入院後はいったん症状が落ち着いているようにみえた．しかし重症鉄中毒の場合は症状が再度増悪し，ショックや代謝性アシドーシス，肝障害を起こす[2]ため，その徴候を見逃してはならず，早期より治療介入が必要である．

鉄中毒の治療は，呼吸，循環の安定化と臓器不全への対症療法が基本であるが，以下の場合は，全身毒性をきたした結果，多臓器不全に陥るリスクが高い．この場合は対症療法だけでなく，鉄吸収を抑制する治療が必要といわれている[3]．

① 60 mg/kg 以上鉄剤の経口摂取
② 血清鉄濃度が 500 μg/dL 以上のとき
③ 服用後，嘔吐，下痢，意識変容が遷延する症例
④ 頻脈などの循環障害を認める症例
⑤ 単純X線写真で胃内に多量の錠剤を認める場合

鉄吸収を抑制する治療としては，非侵襲的でありかつ有効なのはデフェロキサミンメシル酸塩の静脈内投与である．同時に，鉄剤は危険であるという啓蒙も必要である．

デフェロキサミンメシル酸塩の初回投与量は 1,000 mg であり，5 mg/kg/時から開始する．副作用である血圧低下に注意しながら 15 mg/kg/時まで増量することができる．2 回目以降は患者の状態を評価しつつ，500 mg ずつ追加するが，初日の投与量上限は 360 mg/kg または 6 g である．投与中止に関する明確な基準はないが，患者の状態改善をもって投与を中止するべきである．

TIPS

・鉄剤は身近にあるが危険である．対症療法と同時に鉄吸収抑制薬の投与が必要になることもある．

■ 参考文献

1) Reynolds LG：Diagnosis and management of acute iron poisoning. Baillieres Clin Haematol 2：423-433, 1989
2) Tenenbein M：Toxicokinetics and toxicodynamics of iron poisoning. Toxicology letter 102-103：653-656, 1998
3) Liebelt EL：Iron. In Shannon MW, Borron SW, Burms MJ：Haddad and Winchester's Clinical Management of Poisoning and Drug Overdose, 4 th ed. 1119-1128 Saunders Elsevier, Philadelphia, 2007：1119-1128

（国立国際医療研究センター病院 救急科　稲垣剛志）
（国立病院機構水戸医療センター 外科　阪本太吾）

| CASE | 緊急度：★★ | 重症度：★★ | 対応医：後期研修医 | 転帰：脳神経外科入院 |

32 脳梗塞
詰まるのは動脈とは限りません

> **症例** Tさん（33歳，女性）は，2年前から経口避妊薬を内服中であった．2日前より右眼の奥の強い頭痛を自覚し，近医を受診したところ緊張性頭痛との診断を受け鎮痛薬を処方された．その後は頭痛は改善傾向にあったが，食事中に急に左上下肢の脱力感を認めたため夜間の救急外来を受診した．

経過

　救急外来受診時，意識清明，血圧142/96 mmHg，脈拍78/分（整），呼吸数18/分，左上下肢の軽度の筋力低下と感覚異常を認めた（NIHSS：National Institutes of Health Stroke Scale．スコア7点）．頭部単純CT上，明らかな出血性病変やearly CT signは認めず，急性期脳梗塞と考えt-PA（組織プラスミノゲンアクチベータ）も考慮していた．しかし，上矢状静脈洞（SSS）の軽度肥厚と右前頭部静脈内高吸収域を認めたため，脳神経外科当直医にコンサルトした（図1左）．造影CTでは同部位の閉塞所見を認め（図1右），脳血管造影検査ではSSSの造影遅延と一部欠損を，また右前頭部静脈の欠損と周辺の側副血行路を認めた（図2）．脳静脈・静脈洞血栓症（CVT；cerebral venous thrombosis）と診断し，ヘパリンによる抗凝固療法，エダラボンの投与を開始した．頭痛・神経症状は徐々に改善，第3病日には消失した．

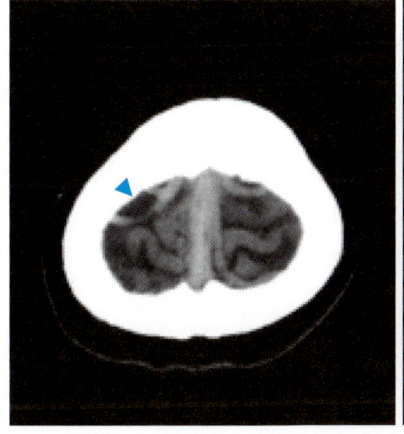

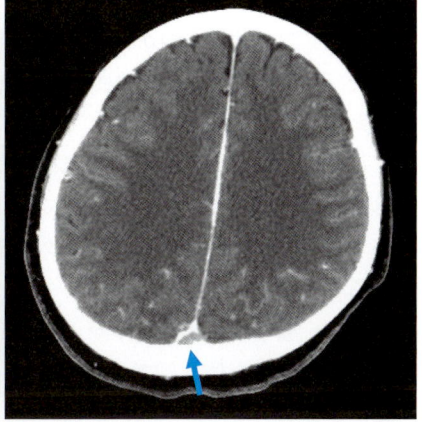

図1　単純CT像（左）と造影CT像（右）
単純CTでは血栓の存在を示唆する上矢状静脈洞，右前頭部静脈内（矢頭）の高吸収域と，造影CTでの低吸収域を認めた．造影CTでのSSSの欠損像はdelta signと呼ばれる（矢印）．

1 内因性疾患

CASE 32　脳梗塞　詰まるのは動脈とは限りません

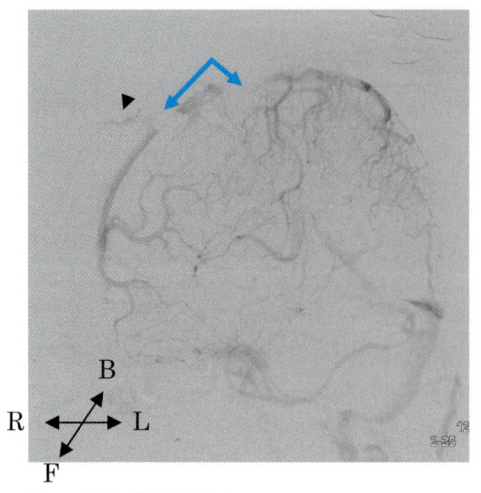

図2　脳血管造影検査
SSSの描出は遅延しており，ところどころに欠損を認める（青色矢印）．欠損部の周辺にはcork & screw様に側副路が描出されている（黒矢頭）．

診断

脳静脈・静脈洞血栓症による脳梗塞

解説

　CVTにおいては，静脈血栓により静脈圧上昇をきたし，頭蓋内圧上昇や局所の脳浮腫，梗塞，出血（皮質下出血，クモ膜下出血など）を引き起こします．症状としては頭痛が最多（75～90％）ですが，そのほか，悪心・嘔吐，けいれん，意識障害など非特異的で多岐にわたります．本症例のような局所神経徴候は，30％程度に伴うといわれ，脳梗塞の稀な原因としてあげられます．

　単純CTではいくつかの特徴的画像を示しますが，10～30％は正常所見を示すとされます[1]．確定診断にはMRA（磁気共鳴血管造影），MRV（磁気共鳴静脈造影）や血管造影が必要となります．

　このような要因から単純な脳梗塞や機能性頭痛，てんかん発作などと誤診されることも珍しくありません．初診医としては，本症例でみられたような画像上のサインを見逃さないこと，また特にリスクファクターを有する患者においては本疾患を鑑別疾患の1つにあげることが大切です（表1）．

　なお，脳卒中治療ガイドライン2009[2]によると，抗凝固療法が第一選択として推奨されており，出血を伴う例でもヘパリンの使用は禁忌ではありません．t-PAの投与に関しては，重症例あるいは抗凝固療法のみにて改善のみられない症例には局所投与を試みてもよいとされていますが，十分なエビデンスがありません．

　CT画像所見としては（表2）に示すようなものが知られているが10～20％の症例では単

表1 CVTの危険因子

感染症	髄膜炎,中耳炎,副鼻腔炎など
血液凝固亢進	妊娠産褥期,経口避妊薬,炎症性腸疾患,ネフローゼ症候群,DIC,著明な脱水,重症心疾患,血栓嗜好症,悪性腫瘍,SLEなど
外傷性	穿通性頭部外傷,非穿通性頭部外傷
医原性	開頭術後,頸静脈的血栓ペースメーカー移植など

表2 CVTのCT画像所見

単純CT	上矢状静脈洞内高吸収域(sense delta sign)(図1) 脳表静脈内高吸収域(cord sign)(図1) 脳内点状出血(flame hemorrhage) 白質浮腫,脳溝狭窄化,脳室縮小
造影CT	上矢状静脈洞内低吸収域とその周囲の高吸収域(empty delta sign) 大脳鎌やテント増強効果(tentorial enhancement) 側副血行路を示す静脈高吸収域(Gyral enhancement)

純CTで正常所見を示すと言われており診断は簡単ではない.確定診断にはMRI,MRV,CT静脈造影(CTV)が必要となる.

TIPS
・非特異的な神経症状の原因として静脈・静脈洞閉塞症を鑑別に考える.

■ 参考文献
1) 黒岩敏彦(監訳),保田晃宏,西村進一,田村陽史,他(訳):グリーンバーグ 脳神経外科ハンドブック,原著6版.金芳堂,2007
2) 篠原幸人:脳卒中治療ガイドライン2009.協和企画,2010

(心臓病センター榊原病院 循環器内科 高橋 生)

CASE 33

緊急度：★★★　重症度：★★　対応医：後期研修医　転帰：脳神経外科入院

体動時の突然の腰痛＝ぎっくり腰？

> **症例**
> これといった既往のないKさん（55歳，女性）は，最近下痢と便秘を繰り返しており，足がつることが多かった．ある日の夜，自宅で椅子から立ち上がり背伸びをしたところ，突然腰部痛が出現したため，救急要請した．

経過

　来院時，Kさんは激しい腰痛を訴えていた．初療を担当した後期研修医のS君は「ぎっくり腰で救急車か……」と思いつつモニターをつけ末梢ルートを確保した．GCS 14（E 3 V 5 M 6），呼吸数 19/分，SpO$_2$ 98%（室内気），末梢冷感や湿潤なく，両側足背動脈触知可能だった．腹部も圧痛などなく特記すべき所見は認められなかった．腰椎単純X線写真でも異常所見はなかったが，大動脈解離などの血管疾患が心配になり血圧を測定したが，右上肢 137/87 mmHg，左上肢 145/80 mmHg，右下肢 180/91 mmHg，左下肢 159/83 mmHg と大きな左右差や上下差は認められなかった．バイタルサインは安定していたが，安静時でも疼痛が激しく，大動脈疾患の除外を行う必要があると判断したS君は，緊急で胸腹部の造影CTを行った．しかし明らかな大動脈解離の所見なく，そのほか特記すべき所見は認めなかった．「やっぱりぎっくり腰かぁ」と思い鎮痛薬を投与し，Aさんの症状はかなり改善した．そろそろ帰宅してもらおうかと思って立ち上がらせようとすると，来院時にはなかった右優位の下肢不全麻痺を認めた．上肢やそのほかの部位には麻痺がなく，anal tonusも正常であったが，排尿障害を認め腰部および下腹部の激痛が続いた．両下肢の麻痺は徐々に進行し，知覚障害がTh12の高さまで生じた．

　慌てて上級医のM先生に相談すると，「脊髄病変じゃないの？」と言われ，緊急で造影腰椎MRIを施行すると，Th11のレベルに脊髄硬膜外血腫による脊髄圧迫所見を認めた．脳神経外科に入院し緊急手術となった．

　術後は麻痺や知覚障害は消失し経過良好であった．

診断

特発性脊髄硬膜外血腫（SSEH）

解説

　特発性脊髄硬膜外血腫（SSEH）は救急外来においては稀な疾患で，脊髄占拠性病変の1%以下であるが，脊髄硬膜外血腫（SEH）全体の40〜50%を占める．病因ははっきりしておらず，血液凝固異常，悪液質（白血病，血友病），動静脈奇形，血管腫，血栓溶解療法，コカイン使用者，カイロプラクティックでの脊髄への手技と関連性がある．男女比は1.5：1で，多くは50〜80歳代の患者に認める．

　典型的には，病変周囲の椎体レベルにおいて，突然の激しい背部から頸部の痛みと，デルマトームにそった放散痛を伴い，脊髄や神経根の圧迫症状が続いて起こる．発症時の症状はいつも曖昧で，脊髄圧迫による症状が伴うまで血腫の同定が困難である．脊髄圧迫による症状は，上行性の感覚低下，放散する感覚異常，進行性の麻痺，膀胱直腸障害などを伴うが，静脈由来の出血が多く，こういった症状が数日間続くことが多い．症状の発症から，神経脱落症状の出現までに長い時間を要することもある．

　CT検査では病変を捉えることができないことが多いが，MRIは非常に感度の高い検査である．出血の時期により所見が異なり，最初の24時間の血腫はT1強調画像で等信号域，T2強調画像で高信号域であり，24時間以降になるとT1もT2も高信号域となる．ガドリニウム造影を行えば血腫周囲の増強が認められる．進行する神経学的欠損を認める場合には，椎弓切除術と血腫除去術などの緊急手術が必要となる．適切な時期に血腫の除去を行えば，永久的な神経学的損傷を回避することができる．所見が小さく安定している場合には保存的に管理することもできる．

　また，最近では，最小限の外科的処置と直接血腫へのr-tPAの注入という治療を組み合わせる方法も検討されている．重大な合併症がある際や，血腫がさまざまなレベルで存在し，椎弓切除術を何か所も行わなければならないがリスクが高い患者においては適応がある．

　以下の画像はこの患者のMRI所見である．Th10下縁からTh12上縁レベルにかけて硬膜外に上下に広がる，T1強調像で低信号域，T2強調像で軽度高信号域の病変が認められる（図1）．

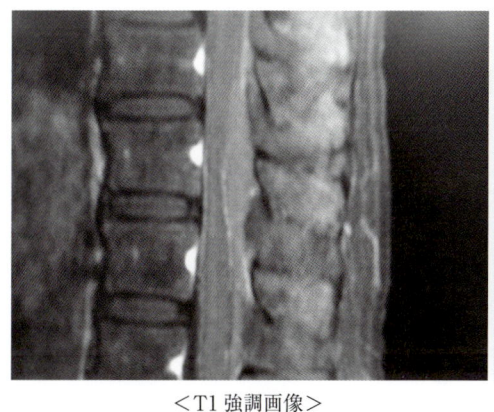

<T1強調画像>　　　<T2強調画像>

図1　特発性脊髄硬膜外血腫のMRI像

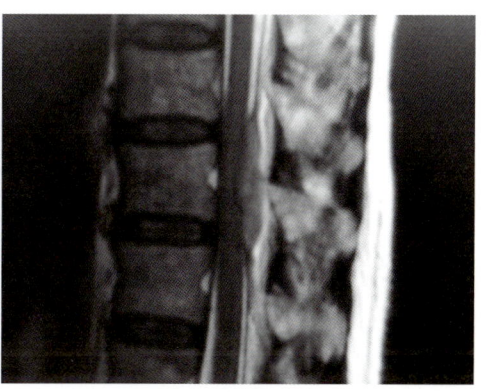

> **TIPS**
> ・脊髄圧迫症状を伴う突然の後頸部から背部痛患者では，SSEH を考慮し，迅速に検査を進める．

■ 参考文献

1) UpToDate；Disorders affecting the spinal cord
2) Thiele RH, Hage ZA, Surdell DL, et al：Spontaneous spinal epidural hematoma of unknown etiology：Case report and literature review. Neurocrit Care 9：242-246, 2008
3) Liu WH, Hsieh CT, Chiang YH, et al：Spontaneous spinal epidural hematoma of thoracic spine：A rare case report and review of literature. Am J Emerg Med 26：384.e1, 2008

(大阪大学医学部附属病院 高度救命救急センター　竹川良介)

(国立病院機構水戸医療センター 外科　阪本太吾)

ワンポイントメモ—19

● 2010 年改訂関節リウマチ診断基準(米国リウマチ学会と欧州リウマチ連盟の共同提唱)

> 1. 関節浸潤(0～5 点)
> 2. 抗体検査(RF または抗 CCP 抗体)(0～8 点)
> 3. 炎症反応(CRP または ESR)(0～1 点)
> 4. 症状持続時間が 6 週間未満か(0～1 点)
>
> 6 点以上で関節リウマチと診断する

(Aletaha D, Neogi T, Silman AJ, et al：2010 rheumatoid arthritis classification criteria：An American College of Rheumatology/European League Against Rheumatism collaborative initiative. Ann Rheum Dis 69：1580-1588, 2010)

CASE 34

緊急度：★★★　重症度：★★★　対応医：救命救急医　転帰：ICU入院→精神科外来

復温の早ワザ簡単レシピ

> **症例**
>
> 少し春めいた陽気の早朝，若い女性 A さんがバス停前で倒れているのと救急要請の通報があった．救急隊が現場に到着したとき，すでに A さんは瞳孔が散大し心肺停止（CPA）状態だったため蘇生処置を開始された．救急車内の心電図モニターでは Vf（心室細動）が確認され，除細動を計 6 回施行されながら救命センターに搬送された．

経過

　救命センター搬入時，A さんは徐拍性の PEA（無脈性電気活動），膀胱温は 24.7℃ で，左前腕に注射痕を認める以外に明らかな外傷は認めなかった．蘇生開始時の血液ガス所見（表 1）では著しいアシドーシスなどは認めず，witness，bystander CPR がないものの，偶発低体温が原因の蘇生可能性が高い CPA が疑われた．標準の蘇生と並行して温水胃洗浄，加温大量輸液，電気毛布による加温などを開始したが，治療開始後 30 分以上経っても体温はほとんど上昇しなかった．救急医の M 先生が「温水浴で加温しよう」と言ったときには誰も反対せず，ベッドバスを使用した半身温水浴を行いながらの心肺蘇生（CPR）が開始された（図 1）．

　温水浴開始後，膀胱温は 1 時間に 4℃ 程で上昇し始めたがその後も自己心拍は再開しなかった．「いつまでこの方法で蘇生を続けるべきなのか」と思い始めた入室約 110 分後，膀胱温が 29℃ の時点で Vf が出現．患者をベッドバスよりあげ除細動を行ったところ自己心拍が再開（図 1）した．

　その後の脳保護療法も含めた集中治療により一週間後に A さんは後遺症を残さず退院となった．A さんの回復後に詳しい話を聞くと，うつ病の既往があり数日前にも薬物過量内服で他院に入院し，通報の 10 時間ほど前にも再度の抗うつ薬と睡眠薬の過量内服を行い外出したとのことであった．薬物量としては致死量には至っておらず，屋外で意識を失ったために偶発低体温をきたして CPA に至ったと考えられた．

表 1　100％ 酸素投与下（37℃ の値へは未換算）

血液ガス	HCO_3^- 26.5 mmol/L	K 4.3 mEq/L
pH 7.32	BE −0.3 mmol/L	Glu 103 mg/dL
$PaCO_2$ 53 mmHg	生化学	血算
PaO_2 388 mmHg	Na 142 mEq/L	Hb 12.3 g/dL

図1　蘇生治療の経過

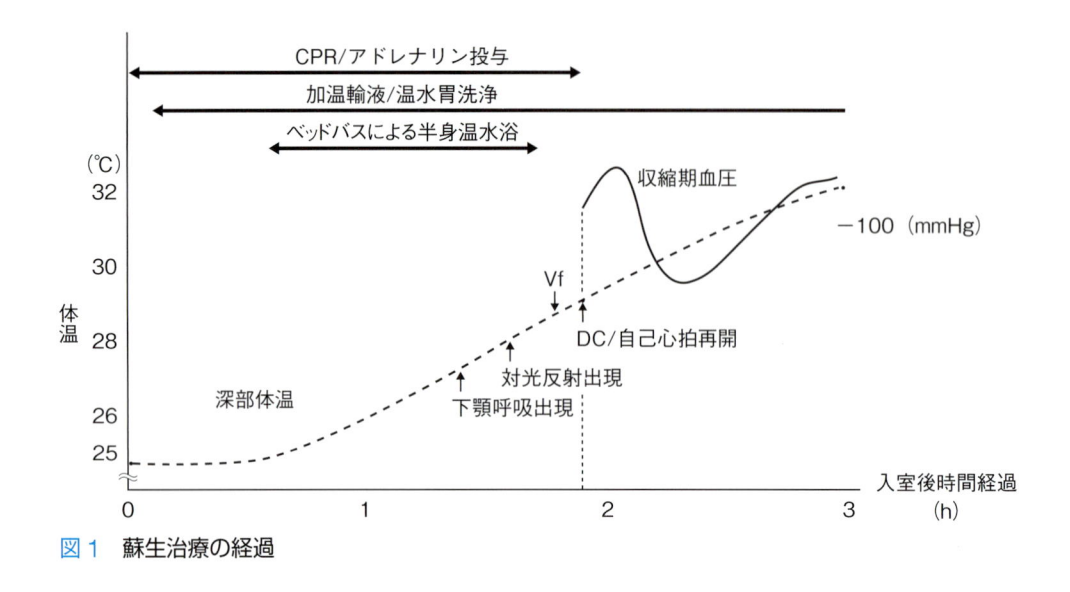

診断

急性薬物中毒，偶発低体温によるCPA

解説

　ACLS（二次救命処置）で4H4Tの代表選手である低体温．しかし実際にはCPAのAさんへの復温治療は簡単ではありません．おそらく施設ごとにその基準も方法もかなり異なるのではないでしょうか．AHAガイドライン2010などでは正常の深部体温に復温されるまで蘇生中止の判断をしてはならないとされる一方で，CPAになれば体温はゆっくり環境温まで降下するので，低体温は死斑や死後硬直，角膜混濁などとならんで早期死体現象といわれる蘇生困難のサインでもあります．もちろん全例に正常体温までの復温治療は現実的ではありません．当院でも現実的な対処方法として，死後の変化としての体温降下か偶発低体温によるCPA状態なのかを，現病歴やほかの早期死体現象の有無，血液ガス所見から推測し見分けて適応を判断しています．

　30℃を下回るような重度低体温，特にCPAでは患者さんのシバリングによる体温上昇は全く期待できないため，強力な能動的加温が必須です．教科書的には体表加温だけではダメで，末梢のみの代謝上昇や血管拡張による血圧低下（rewarming shock），復温後の再度の体温降下（after drop）を起こすとされます．そのため体腔内の温水灌流や，特に循環動態不良の超低体温ではPCPS（経皮的心肺補助装置）の使用が推奨されています．しかし，ベッドバスでの単純な復温の有効性を見直す報告も読んでいたため[2]，本症例ではCPAにベッドバスによる復温を試みました．

　2時間近くの蘇生治療にもかかわらずAさんは助かり，過量内服した薬物が脳保護的にはたらいた可能性など勝手な憶測もされましたが，ベッドバスが復温に有効だという手応

えも得られました．本症例はカテコラミンの投与でバイタルサインも安定したために34℃以上の復温はせずそのまま24時間の低体温脳保護療法に移行しました．

その後も当院では偶発低体温と判断されたCPAにはルーチンで移動式のベッドバスを使用した半身温水浴を行っています．現在までの院内での心拍再開率は80％程度，生存退院は半数ほどです．ちゃんとしたEBM（evidence based medicine）でもないのに本に書くとは何事かと言われてしまいそうですが，当院のように温度調節可能なPCPSがなくてそれでも復温治療をしなければならないとき，または教科書的なPCPSの適応とは言いにくく，すぐに専門治療可能なマンパワーも揃わないがそれでも復温を試みたい，というときに思い出してください．

ちなみに本症例では30℃以下でエピネフリン，アトロピンの反復使用をしてしまいます．AHAガイドライン2010では，AHAガイドライン2005では否定されていた30℃以下の重度低体温でのエピネフリン投与や除細動など通常のACLSどおりの反復施行については，動物実験では自己心拍再開率の改善が認められるが，ヒトでは十分なエビデンスがないという記載に変わっているようです．

TIPS

- CPA後の体温降下と偶発低体温による心停止（CPA）を見分ける．偶発低体温は復温するまで蘇生治療を諦めない．

■ 参考文献

1) AHAガイドライン2010 http://eccjapan.heart.org/pdf/ECC-Guidelines-Highlights-2010JP.pdf
2) 有吉孝一, 佐藤慎一, 立道 清：偶発性低体温症に対する温水半身浴療法．日本救急医学会雑誌（JJAAM）15：531-536, 2004

（東京大学大学院 公共健康医学　森 朋有）

2 外傷，飲酒，中毒など

CASE 01 意識清明の頭部外傷はここに注意！

緊急度：★★　重症度：★★　対応医：初期研修医　転帰：脳神経外科入院

> **症例1**　Iさん（54歳，男性）は，働き盛りのサラリーマン．今朝も通勤途中に混み合った駅の階段を駆け上がっていたところ，階段を走り下りてきた若い男性とぶつかって勢いよく階段5段分の高さを頭から転落してしまった．Iさんは階段の下で倒れ，意識を失い顔から血を流しているため，転落を目撃した女性が救急車を呼び病院へ搬送された．

経過1

病院到着時，初期研修医のJ君が診察したところ前額部に長さ3cmほどの挫創があり，そのほかに外傷を認めなかった．救急隊現場到着時にIさんはすでに意識清明で，来院時にも神経学的異常所見を認めなかった．Iさんは「早く仕事に行かなければいけないので怪我の処置をしたらすぐ帰らせてくれ」と興奮気味に言うので，J君は頭部CTを撮影するか迷って上級医のM先生に相談した．すぐにM先生に危険因子の存在を指摘され，頭部CTを撮影した．頭部CTでは前頭葉に3cm大の脳挫傷と外傷性クモ膜下出血が認められ，同日に脳神経外科入院となった．

診断1

脳挫傷，外傷性クモ膜下出血

> **症例2**　Kさん（72歳，男性）は，心房細動（Af）と高血圧の既往がある．夕方から久しぶりに再会した仲間と飲酒し，帰宅途中にエスカレーター5段ほどの高さから転落した．Kさんは頭部を受傷し頭から出血していたため，仲間が救急要請し病院へ搬送された．

経過2

病院到着時，Kさんは見当識障害なくGCS 15，神経学的な異常も認めなかった．左側頭部に2cmほどの挫創を認め，まだ出血が続いていた．初期研修医のJ君は止血に苦労し

ながらも頭皮挫創を縫合処置し，頭部CTを撮影したところ明らかな異常所見はなかった．Kさんは心房細動（Af）に対して**ワーファリン®を内服**していた．Kさんは帰宅を希望したが，上級医のM先生と遅れて到着した家族との説得に応じて経過観察目的に救急部に入院した．翌朝意識レベルが低下しており頭部CTを再検したところ，急性硬膜外血腫が出現していたため同日脳神経外科に転科し緊急手術となった．受傷当日の頭部CTを見返してみると，アーチファクトに重なってごく少量の硬膜下血腫があった．

診断2

急性硬膜外血腫

症例3

Nさん（86歳，女性）は独り暮らし．手押し車で買い物に行ったところ段差につまずいて転倒し頭部を地面に強打した．近くにいた女性が目撃し救急要請し病院へ搬送された．

経過3

病院到着時，右前額部に3cm大の皮下血腫を認めたが，そのほかに外傷を認めなかった．Nさんは意識清明で神経学的異常所見も認めなかった．目撃者の情報では意識消失はなく，普段の内服薬もなかった．ただ転倒したときのことを**本人はまったく覚えていなかった**．頭部CTでは前頭骨骨折と外傷性クモ膜下出血を認め，経過観察目的に脳神経外科入院となった．

診断3

頭蓋骨骨折，外傷性クモ膜下出血

解説

　救急外来で軽症頭部外傷患者（＝来院時GCS 14あるいは15の頭部外傷患者）を診察する機会は非常に多いと思います．このときに最も重要なのは，多くの患者のなかに潜んでいる頭蓋内損傷や頭蓋骨骨折の症例を見逃さないことです．

　多くの軽症頭部外傷患者を診療しつつ頭蓋内損傷や頭蓋骨骨折を見逃さないためには，**「病歴や身体所見から頭部外傷患者の重症化を予測する」**ことが大切です．

　各国で頭蓋内損傷を有する患者の予測因子について研究がなされており，軽症頭部外傷患者にCT検査をするか否かの判断を支援するclinical decision ruleが発表されているので参考にしてください（表1）．

CASE 01 意識清明の頭部外傷はここに注意！

表1 各国の頭部CT適応基準
（以下のいずれか1つ以上を満たせばCT適応あり）

NOC[*1]		CCHR[*2]		NEXUS[*3]	
感度	特異度	感度	特異度	感度	特異度
100%	24.0%	100%	49.6%	98.3%	13.7%
1）60歳以上 2）頭痛 3）嘔吐 4）健忘 5）飲酒・薬物 6）けいれん 7）鎖骨より頭部の創傷		1）65歳以上 2）頭蓋底骨折サインあり 3）2回以上の嘔吐 4）開放頭蓋骨骨折疑い 5）来院2時間後のGCSが14以下 6）受傷以前30分間以上の健忘 7）危険な受傷機転		1）65歳以上 2）神経学的異常 3）凝固異常 4）2回以上嘔吐 5）意識障害 6）頭蓋骨骨折 7）頭部皮下血腫 8）不隠状態	

[*1]NOC："The New Orleans Criteria" N Eng J Med *343, 2000*
[*2]CCHR："The Canadian CT Head Rule" The Lancet *357, 2001*
[*3]NEXUS："NEXUS-Ⅱ Decision Instrument" J Trauma *59, 2005*

TIPS
・軽症頭部外傷患者については，重症化予測因子を把握しよう．

■ 参考文献

1) Stiell IG, Wells GA, Vandemheen K, et al：Variation in ED use of computed tomography for patients with minor head injury. Ann Emerg Med 30：14-22, 1997

（国立国際医療研究センター病院 救急科　伊中愛貴）

CASE 02

緊急度：★★　重症度：★★　対応医：後期研修医　転帰：救急科入院

高齢者の頭皮挫創でショック

症例

Wさん（87歳，女性）は，脳梗塞と高血圧の既往があり自宅近くの診療所に通院しバイアスピリン®と降圧薬の内服を継続している．一昨年，脳梗塞発症時に左片麻痺を認めたが，その後懸命なリハビリテーションを続けた結果，現在はゆっくりとであれば杖歩行ができるようになっていた．しかし，少しバランスを崩すと容易に転倒してしまうことが多かった．当日も杖をつきながら，少し遠出して買い物に出かけたところ，不慣れな狭い路地で，ちょっとした段差につまずき，勢いよく転倒してしまった．その際に頭頂部を受傷した．Wさんは自分ひとりでは起き上がることができず，また転倒したところが人通りの少ない場所であったために，Wさんは身動きの取れないまま，その場に倒れて2時間ほどが経過してしまった．ようやく通行人が発見したときには，Wさんはかなりグッタリとしており，その場にかなり多くの出血があり顔も青ざめていたため，通行人は急いで救急車を要請した．

経過

救急隊が現場に到着すると，Wさんの衣服はかなりの量の血液で汚れており，呼びかけに対する反応も鈍く，バイタルサインを測定すると収縮期血圧80 mmHg台，脈拍135/分であったために，救急隊は重症の外傷によるショック状態であると判断した．本人は受傷時のことをハッキリと話すことができず，受傷機転は不明なままであった．

救急隊からの電話を受けた後期研修医のS君は，ショックをきたすような外傷に対応できるよう，急速大量輸液と超音波の準備をして診察室で待っていた．来院時，S君はまずWさんの四肢末梢が蒼白で冷感があり，橈骨動脈を触れにくいことから循環に異常があると判断した．気道閉塞はなく，呼吸状態にも問題はなかった．意識レベルはGCS 13（E 3 V 4 M 6）であった．収縮期血圧80 mmHg台，脈拍130/分台であり，S君は末梢静脈路を2ルート確保し，まず細胞外液を急速投与してその反応を待つことにした．FAST（focused assessment with sonography for trauma）は陰性であった．

800 mLほど全開で輸液を投与した後に，血圧100/60 mmHg，脈拍100/分台となり，輸液に対する反応がみられた．1,000 mL投与したところで，血圧110/70 mmHg，脈拍90/分台となった．この時点で，意識レベルはGCS 15（E 4 V 5 M 6）と意識清明となり，Wさんは路上で転倒して受傷したことをハッキリと話すことができ，また以前からの左片麻痺と比べて新たな神経学的異常所見を認めないことを確認することができた．ポータブル胸部・骨盤単純X線では，大量の血気胸や不安定な骨盤骨折を認めなかった．衣服が血液で

汚れていたために，S君は外出血の部位を全身くまなく検索したが，頭頂部の5cmの挫創以外には外出血を認めなかった．頭部挫創からは静脈性の出血が持続していたが，大きくZ縫合（図1）することにより止血した．頭部CT上は頭蓋内病変，頭蓋骨骨折を認めなかった．同日，経過観察目的に救急科に入院した．

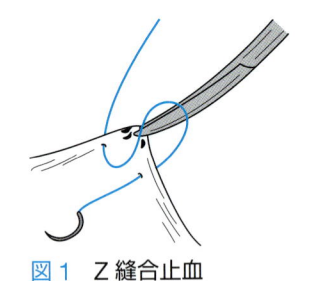

図1　Z縫合止血

診断

頭皮挫創

解説

1．外傷患者の循環評価および蘇生と止血

外傷患者ではさまざまな程度に循環が障害され，重症例ではショックとなります．ショックとは主要臓器への血流低下に伴い，細胞・末梢組織が必要とする血流や酸素の供給ができず，好気性組織代謝が障害されるために細胞機能が保てなくなる症候群です．出血性ショックは，皮膚所見，脈拍，毛細血管再充満時間（CRT：capillary refill time）および意識レベルなどで総合的に判断し早期に認知することが重要です．収縮期血圧の低下は，出血量が30％を超えた時点で初めて顕在化します．

2．初期輸液療法

外傷におけるショックの最大の原因は出血です．したがってほかの原因が証明されるまで，まずは末梢循環血漿量の低下があると考えて蘇生を開始します．その方法とは，一定の輸液量を目安に（20 mL/kg）急速輸液を行い，脈拍や収縮期血圧の反応をみます．1回でそれらが十分に改善しなければ3回まで行い，循環の反応やHbの低下度合いにより治療方針を決定します．外傷患者に対して行う最初の輸液は，末梢循環血漿量低下に対する治療であると同時に，治療方針を決定する羅針盤の役割をもっています．

3．外出血の止血法

1）圧迫止血

外出血はただちに滅菌ガーゼ，手指で直接圧迫し止血します．広い創面からの静脈性出血などでは，圧迫止血を5〜15分間続けることが最も有効かつ優先される止血方法です．

2）電気メス凝固

電気メスの高周波電流による熱凝固によって止血します．細い血管や小範囲組織の出血には最適です．出血点を攝子（セッシ，ピンセット）や鉗子でつかんでから通電すると周囲組織への影響を軽減し，止血効果を確実かつ安全にできます．

3）結紮止血，縫合止血

組織からの出血の場合は，出血点を攝子や鉗子で把持した後に周囲組織を結紮します．糸が外れるのを防ぐため，出血点の組織に針糸を通す（刺通結紮）方法があります．また，2か所で糸を通して組織を縫い縮めるZ縫合は，比較的広い範囲の止血に効果的です．

4）局所止血薬

止血用の薬剤や製剤を用います．血管収縮薬（アドレナリン）の100〜1,000倍希釈液を撒布または局所に注射する方法が代表的です．出血面を止血用薬剤（フィブリン物質，アルギン酸塩被覆剤）で覆う場合もあります．

> **TIPS**
> ・頭皮挫創とあなどるなかれ，高齢者は出血多量でショックになることもある！

■ 参考文献

1) 日本外傷学会．日本救急医学会．日本外傷学会外傷研修コース開発委員会：外傷初期診療ガイドライン JATEC．へるす出版，2006
2) 市田正成：スキル外来手術アトラス，第3版．文光堂，2006

（国立国際医療研究センター病院 救急科　伊中愛貴）

CASE 03 　緊急度：★★★　重症度：★★★　対応医：後期研修医　転帰：死亡

FAST 陰性って信じていいの？

> **症例**　Nさん（65歳，男性）は，数日前に会社を定年退職し，これから悠々自適に生活する予定だった．糖尿病にて近医に通院はしているものの，ほかの病気はない．当日の夕方に犬の散歩に出かけた際，横断歩道で乗用車と衝突した．事故時の乗用車は 20 km/時 程度のスピードで，Nさんは1mぐらい飛ばされたとの目撃情報があった．

経過

　救急隊が現場に着いたときには，左後頭部に血腫・擦過傷，左耳出血，右前頭部に圧痛あり，意識状態 JCS 3，バイタルサインは特に問題を認めなかった．そのまま救急搬送されたが，病院搬入時のバイタルサインは著変なかった．

　病院で搬送連絡を受け，待ち構えていた後期研修医のS君は，すぐに定型の診察を開始した．JATEC（外傷初期診療ガイドライン）に準じて primary survey，secondary survey と進んだ．胸部，腹部にも圧痛は認めず，FAST（focused assessment with sonography for trauma）陰性も確認した．

　歩行者と乗用車の事故であったが，乗用車は 20 km/時 程度のスピードであり，飛ばされた程度も1m程度ではあったため，やりすぎかとは思いつつも，高エネルギー外傷に準じて，頭部 CT，胸腹部 CT 撮影も行った．

　頭部 CT（図1）では右前頭葉に硬膜外血腫，左硬膜下血腫を認めたが，腹部 CT（図2）で

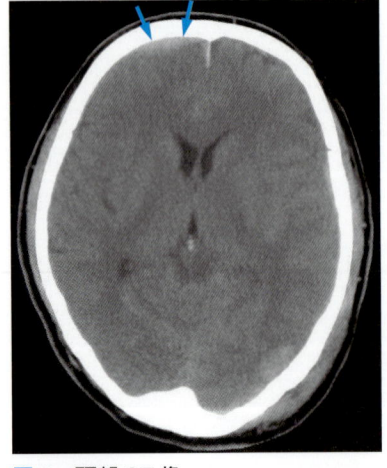

図1　頭部 CT 像 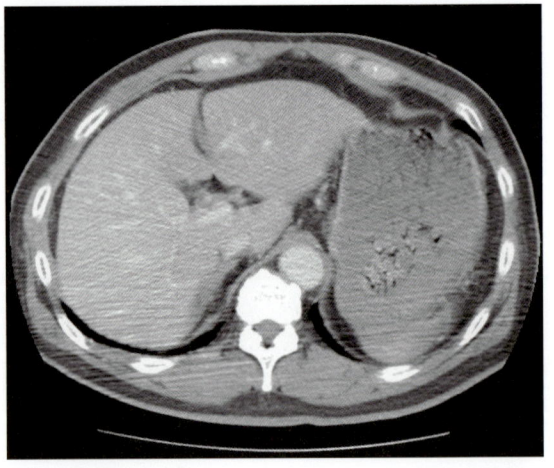　　　図2　腹部 CT 像

は明らかな異常を指摘できなかった．

その後，意識状態が徐々に増悪傾向を認めたため，S君は脳神経外科医にコンサルテーションを行った．「1時間後のフォローのCT像で外科的介入の要否を判断しましょう」との脳神経外科医の提案でCT像（図3）を撮影．そこで血腫の増大を認めたため，開頭術が企画された．

手術室では，開頭血腫除去術の準備が始まった．脳外科医は麻酔導入から，血圧が低めであったことは気になっていたものの，そのようなことは担当の麻酔科医によってはよくあることで，またいつものことかと思って手洗いに行った．頭部剃髪を終え，固定を終えたところに，脳外科医は戻ってきて，目を丸くしてしまった．血圧が40mmHg台しかないのである．輸液を全開で落と

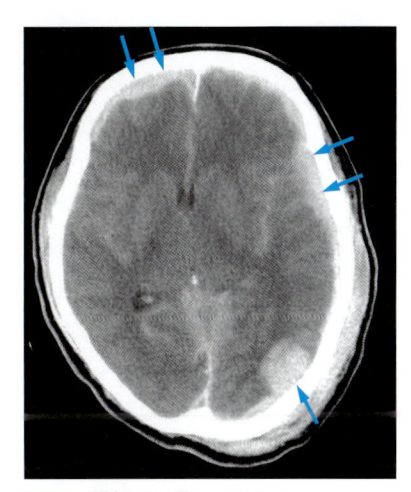

図3 頭部CT像 2回目
血腫の増大を認める（矢印）．

している麻酔科医はカテコラミンの指示を看護師にしながら，「ほかに出血はないんですよね？」と語気を強めていた．

後期研修医のS君が手術室を覗きに行ったのは，まさにそのようなときであった．まさかまさかと思いつつ，S君が腹部エコーを当てると，腹腔内には多量のecho free spaceを認めていた．ポンピングで輸血を続けるものの，血圧は低いまま立ち上がらず，患者は急遽手術を中止しICUへ入室したが，もはや手遅れの状態であった．

診断

頭部外傷（急性硬膜外血腫，硬膜下血腫），腹腔内出血

解説

多発外傷のうち，頭部外傷，中枢神経障害を伴うものは約40％といわれています．また，中枢神経障害があるため身体所見があてにならないのも周知のとおりです．

外傷初期診療において，もはや共通言語となったFASTとは，ショックの原因となる大量血胸・腹腔内出血・心嚢液貯留の検索を目的とした迅速簡易超音波検査法のことを言います．FASTで腹腔内貯留液を検索できる感度は73〜88％，特異度は98〜100％とされています．これは，いままさに胸腔内・腹腔内・心嚢内に出血しているものを検出するにあたっては，非常に有用な検査であるといえるでしょう．しかし，**FAST陰性は，出血がないことを担保するものではありません**．いまは検出できる出血はないが，30分後，1時間後は決して保証できないと思っていたほうが安全です．わが国の外傷初期診療でもFASTの検出感度の話にあわせ，**繰り返し検査する必要性**が記載されています．

本症例では後期研修医のS君は，患者来院直後よりJATECに準じた外傷初期診療を

行っています．FAST 陰性にもかかわらず，高エネルギー外傷ということで whole trunk CT も撮影していた念の入れようで初療を展開しています．後から見返すと腹部 CT でほんのわずかの腹水が認められました．迅速な初療を行ったため，十分な腹水（血液？）貯留となる前に FAST，CT が施行されてしまったのがある意味，不幸でした．このわずかの腹水を FAST で評価できませんでしたが，決して S 君を責められません．**FAST だけでは 100 mL 以下の出血，特に血腫が後腹膜に達するような場合は検出感度が低下するとされています．**

　想定外の腹腔内出血の急速増悪さえなければ，迅速に開頭術へ進んだことは，多発外傷患者の治療戦略としては決して間違ってはいなかったと思われます．ただ，本症例のような希有な事例よりわれわれは何かしら学び，同様の患者が不幸な転帰をたどらないよう努める責任があります．われわれは何ができたでしょうか．

　S 君は本症例を振り返り，CT でわずかの腹水に気づくことができれば，ポータブルエコーを抱えて術前・術中と患者に張り付いていたのに……と肩を落としていました．

TIPS

- 1 回の FAST 陰性を過信してはいけない．

参考文献

1) 日本外傷学会，日本救急医学会(監修)：日本外傷初期診療ガイドライン，改訂第 4 版．へるす出版，2011
2) Miller MT, Pasquale MD, Bromberg WJ, et al：Not so Fast. J Trauma 54：52-59, 2003
3) Holmes JF, Harris D, Battistella FD：Performance of abdominal ultrasonography in blunt trauma patients with out-of-hospital or emergency department hypotension. Ann Emerg Med 43：354-361, 2004

（公立豊岡病院 但馬救命救急センター　長嶺育弘）

| CASE | 緊急度：★★★ | 重症度：★★★ | 対応医：後期研修医 | 転帰：ICU入院 |

04 おそるべし！顔面外傷における鼻出血 鼻出血に S-B tube？

症例

Af（心房細動）にてワーファリン®を内服中のUさん（58歳，女性）．主訴は顔面痛と呼吸困難．自宅の廊下にて足を滑らせ転倒し受傷．顔面の痛みはあるものの，自制範囲内であり，自宅で様子をみていた．受傷から約1時間後，顔面痛に加え，顔面の腫脹，呼吸困難出現し，救急隊要請，三次救急病院ER搬送となる．ホットラインを受けた後期研修医のS君は，救急隊から体幹部には損傷のない，顔面頸部に限局した外傷であること，意識清明でバイタルサインも安定していることから，「出血の垂れ込み防止で挿管かな．出血は圧迫で止まるだろうし」と軽い気分で救急車を迎えに入り口へ．

経過

病院到着時，図1のとおり顔面および頸部は著明に腫脹し，顔面骨骨折部からの出血が口腔内に垂れ込み，両側鼻腔からは著明な鼻出血．まさに窒息寸前の状況．

慌てたS君は，ただちに気道確保を試みるも，顔面および頸部の著明な腫脹により，経口挿管は，困難．病院到着時には95％（15Lリザーバーマスク）あったSpO₂も80％まで低下．さらに慌てる後期研修医のS君を横目に上級医のM先生は，一度マッキントッシュ型喉頭鏡で口腔内を観察後，挿管は物理的に困難だと判断し，やむなく緊急輪状甲状靱帯切開を施行．何とか，気道を確保し窒息の危機を免れた．気道確保は無事終了し，何とか気道への垂れ込みによる誤嚥，窒息は防げたが，肝心の顔面骨骨折（画像上はLe Fort type Ⅲ顔面骨骨折）特に鼻腔から大量の出血のコントロールがつかず出血性ショックに．ワーファリン®内服中がさらに拍車をかけ，大量輸液とワーファリン®をリバースし，ボスミン®ガーゼ，ガーゼタンポンによる圧迫止血を試みるも，血圧低下は歯止めがきかず，血圧はついに触診で収縮期50 mmHgまで低下．すでに細胞外液負荷は2,000 mLへと達していた．Non-responderであり，緊急で申し込みを行ったTAE（経動脈的塞栓術）の準備まで，後15分は必要とのこと．出血性ショックからのCPA（心肺停止）寸前でパニック状態のS君の

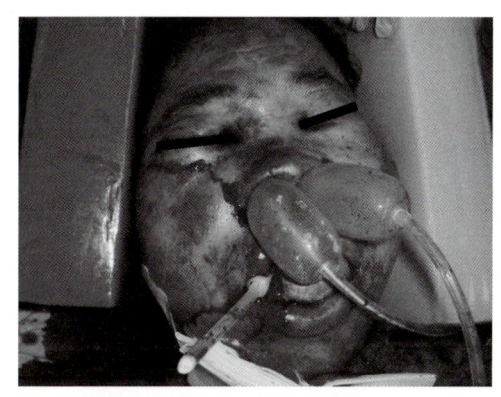

図1　顔面および頸部は著明に腫脹
（☞カラー口絵）

横で，またまたM先生の一言．「両側鼻腔からS-B tubeを入れよう」と，S-B tubeを取り出し，「何でS-B tubeなの？」と不思議そうな顔をするS君を横目に，両側鼻腔からS-B tubeを挿入し，鼻腔内で近位側のバルーンをインフレート．すると，鼻腔から噴いていた出血のコントロールがつき血圧も収縮期130 mmHg台まで上昇した．その後，無事に血管造影室へ入室．血管造影検査においては，S-B tubeのdeflation phaseにおいて顎動脈からの血管外漏出像を認めたが，S-B tubeのinflation phaseでの血管外漏出像は認めなかった．つまり……，S-B tubeのバルーニングによる圧迫にて，顎動脈からの止血が行われていたのである．

その後，第7病日には，顔面骨の手術を施行し，第18病日には，無事独歩にて退院した．

診断

顔面外傷に伴う止血困難な鼻出血（Le Fort type Ⅲ顔面骨骨折）

解説

顔面外傷に伴う鼻出血は，ガーゼパッキング，ベロックタンポン法，膀胱留置カテーテルの使用などの標準止血方法では止血困難な状況に陥ることがあります．時に止血困難から不可逆的な出血性ショックに陥ることもあります．その頻度は1.25～9.4%と報告されています．守田誠司らは，標準止血方法と大量輸液に反応しないnon-respondersの5症例（2004年4月から2年間）に対して食道静脈破裂の止血に用いられるS-B tubeを使用しての止血効果を発表しています[1]．

また，S-B tubeによる止血法は簡便な方法であり，設備の充実していない施設でも使用可能です．S-B tubeによる止血法の詳細は，下記参考文献を参照してください．

TIPS

・顔面外傷に伴う鼻出血をナメてはいけない！　標準的止血方法で止血困難な鼻出血患者を診たとき，頭の片隅にS-B tubeを！

参考文献

1) 守田誠司，秋枝一基，高沢研丞，他：顔面外傷に伴う鼻出血の止血方法 Senqastaken-Blakemore tubeの使用検討．日外傷会誌 19：255-259，2005

〔医療法人春陽会　うえむら病院（佐賀市）　上村春良〕

| CASE 05 | 緊急度：★★　重症度：★★★　対応医：後期研修医　転帰：救急科入院 |

修復は計画的に

症例

バイクをこよなく愛するGさん（40歳，男性）．ある日，バイクで通勤中，よそ見をした際に前方の車が急停車．慌てて急ブレーキをかけたが止まりきれず衝突し，約10 m飛ばされて受傷した．救急隊が現場に到着時，気道，呼吸は安定していたが，血圧102/64 mmHg，脈拍130/分．ヘルメットは完全に脱げてしまっていたが，意識は清明．高エネルギー外傷にてload and go扱いで搬送となった．

経過

　電話を受けた後期研修医のS君はGさんが救急外来へ入室すると同時に駆け寄った．第一印象ではC（循環）に異常あり．入室後の血圧と脈拍はともに病院前とほぼ変わらなかった．ラインを確保し，初期輸液1 Lをボーラス投与したところ，血圧120/72 mmHg，脈拍104/分まで改善した．

　Primary survey（初期評価）を行い，胸・腹部，骨盤には大きな出血はない．少しほっとしたS君はsecondary surveyで所見があった部位について単純X線やCTで評価することにした．その際に左側胸部に強い圧痛を認めており，S君は受傷機転も考慮して胸腹部の造影CTも追加することにした．

　画像検査の結果から左側頭部に5 mm大の急性硬膜下血腫，左大腿骨骨幹部骨折があることがわかった．胸部CTでは左側の肋骨骨折と少量の血胸のほかに，大動脈弓直下の辺縁不整像と周囲の血腫を認めた（図1，2）．

　「大動脈損傷！　緊急手術だ！」．S君は慌てて心臓血管外科のオンコールの医師に電話を入れて緊急手術を依頼した．すると「それじゃ手術の準備をしておくよ．でも手術時にヘパリンを使うけどほかの外傷は大丈夫？」と聞かれた．S君は即答できず躊躇した．

　初期治療後のGさんの血行動態は安定しており，意識清明．多発外傷ではあるが各々の損傷は軽度である．しかし，来院時に血圧が低下していたことを考えると，ヘパリン投与で出血傾向にしても大丈夫という保証はない．また，頭部外傷を増悪させれば意識を悪くする可能性もある．

　「外傷はほかにもありますが……」．S君が言葉を濁していると「それじゃ手術はできないね．後日安定していればやるよ．血圧上げないようにね」と言い残し，心臓血管外科医は電話を切ってしまった．大動脈損傷を目の前にしながら今晩何事もないよう祈るしかなくなったS君は徐々に恐怖を感じ始めた．「どうしよう……」．

CASE 05　修復は計画的に

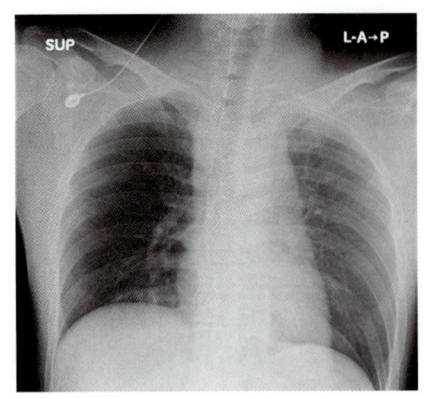

図1　胸部X線像
上縦隔は実測9cmと拡大がみられる．

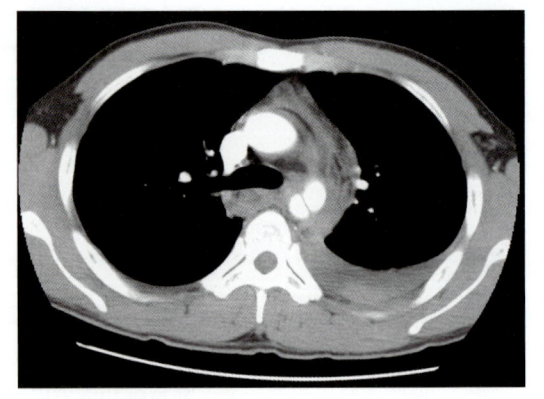

図2　胸部造影CT像
大動脈弓直下に仮性動脈瘤の形成がみられる．周囲に血腫が広がっており，外膜の断裂が起こったと思われる．左血胸も認めている．

診断

胸部大動脈損傷

解説

　胸部大動脈損傷は約85％が現場で死亡するといわれており，生存例もほとんどが外科的治療を要する重度の損傷です．

　好発部位は下行大動脈の左鎖骨下動脈を分岐した直後の峡部で約90％を占めます．受傷機転では減速作用機序によって生じる大動脈への伸展や剪断力によって損傷されることが多いとされています．

　診断にあたっては，**大動脈損傷に特徴的な症候はなく，画像診断が主になります**．胸部単純X線で上縦隔拡大，aortic knobの消失，apical cap，第1・2肋骨骨折などの所見があれば本外傷を疑いますが，これらの異常がない場合も7～43％ほど存在します．一方，胸部CTでは縦隔血腫や仮性動脈瘤などの損傷を直接確認できます．特にヘリカルCTは感度が95～100％と高く，大動脈造影に代わり本外傷の標準的検査になりつつあります．胸部単純X線で所見がなくても本症例のように減速作用機序がかかる受傷機転などで**本外傷を少しでも疑えば積極的にCTの適応を考慮する必要があります**．

　治療は損傷が内膜のみで周囲の血腫を伴わないような軽度の損傷を除いては，人工血管置換術などの大動脈修復術が基本です．まったく治療がなされなければ24時間以内に30％が死亡するといわれており，**見つけたら早期手術が原則です**．

　手術は人工心肺使用下で行いますが，その際は全身ヘパリン化が必要です．しかし，大動脈損傷が起こるのはほとんどが本症例のような多発外傷例です．ヘパリンが起こす出血傾向によって，ほかの外傷が増悪する可能性を考えると大動脈損傷に対して手術が行えない，というジレンマが生じます．

　また，多発外傷例では血行動態が不安定なことも多く，そのような例では手術のリスク

も高くなります．これらの理由から，急性期にはβブロッカーや降圧薬で血圧コントロールのみ行い（収縮期血圧100 mmHgを目標），待期手術とするほうが合併症は少ないとも考えられています．

　大動脈単独の損傷か，合併損傷がごく軽度であればS君の考えた緊急手術も考慮されますが，本症例のような多発外傷例では心臓血管外科医の言うようにまずは保存的療法とし，後日に修復術を行うのが妥当でしょう．待期手術の時期については残念ながら明確な基準はなく，全身状態とほかの外傷の経過をみながら総合的に判断するしかありません．

　近年は**経皮的ステントグラフト術**（TEVAR：thoracic endovascular aortic aneurysm repair）が注目されており，早期治療成績は修復術と同等との報告も増えています．

　TEVARは低侵襲でヘパリン化を要さないため，本症例でも一考の余地はあるでしょう．一方，長期的な安全性についてはいまだ結論は出ておらず，部位や大動脈の形態によって適応が制限されること，施行可能な施設が限られていることなどの問題も残っており，今後の研究が待たれるところです．

TIPS

- 大動脈損傷は早期手術が原則！　ただし，不安定な血行動態や多発外傷でリスクが高ければ待期手術も考慮すべし．

■ 参考文献

1) 日本外傷学会・日本救急医学会（監）：外傷初期診療ガイドライン，改訂第3版．へるす出版，2008
　☞ 初期診療の概要を把握するのによい．
2) Neschis DG, Scalea TM, Flinn WR, et al：Blunt aortic injury. N Eng J Med 359：1708-1716, 2008
　☞ 総説としてまとまっている．

（前・聖路加国際病院 救急部　岡田一宏）

CASE 06

緊急度：★★★　重症度：★★★　対応医：後期研修医　転帰：ICU入院

過換気が立派な病気なこともあり……

症例

既往にアルコール性肝炎，糖尿病，うつ病があるCさん（58歳，男性）．4日前に仕事を辞め，今後が心配で食事がのどを通らないと言って連日飲酒をしていた．受診前日にもいつもどおりウイスキーボトルの半分を飲酒して就寝した．明け方に起床した母親が酩酊状態で苦しそうな息をしているCさんに気づき，市販の胃薬とアモバン®，デパス®を内服させた．しかし，依然として苦しそうな様子を見て心配になり救急車を要請，母親とともに二次救急外来を受診した．

経過

来院時はやや不穏の酩酊状態で，脈拍78/分，血圧133/38 mmHg，体温36.5℃，呼吸数40/分，SpO$_2$ 100%（室内気）であった．自覚症状としての疼痛や呼吸苦は訴えなかった．呼吸数以外のバイタルサインが落ち着いていたため，担当した後期研修医のS君は，母親の話から急性アルコール中毒，もしくは不安による過呼吸と判断．点滴を開始して念のため血液検査と胸部単純X線撮影を指示した．Cさんは看護師が付き添ってストレッチャーでX線撮影に行った際には会話可能であったが，5分後に看護師が呼びかけた際にはすでに応答がなく頸動脈を触知しなかったため，傍にいたほかの医師と看護師によりCPR（心肺蘇生）が開始された．

心電図モニターを装着された時点では脈拍30/分程度の徐脈性PEA（無脈性電気活動）であったが，幸いに5分ほどのCPRで自己心拍が再開し，気管挿管され大量輸液を開始されながら救命センターへ搬送された．後期研修医のS君は「過呼吸が長引くなら，ペーパーバッグによる再呼吸を指示しようと思った」矢先に，CさんがCPA（心肺停止）となったため呆然としていた．

蘇生直後の血液検査では高度の乳酸アシドーシス，肝機能障害，腎不全を認めた（表1）．救命センターでは大量補液と糖，重炭酸投与，さらにビタミンB$_1$の補給などが開始された．一時はARDS（急性呼吸促迫症候群），DIC（播種性血管内凝固症候群）を合併して多臓器不全となり透析も必要となったが，入院7日目には人工呼吸器を離脱でき，その後一般床へ転棟となった．

入院時には病歴と併せてDKA（糖尿病性ケトアシドーシス）とAKA（アルコール性ケトアシドーシス）が疑われたが，血糖値が正常であったことや治療経過，そして入院時のβ-ヒドロキシブチル酸の高値が確認されたことで，最終的にAKAと診断された．

表1 蘇生直後の血液ガス結果（100% O_2 投与下）

血液ガス	血算	
pH 6.54	WBC 17,800/μL	TP 6.2 g/dL
$PaCO_2$ 58 mmHg	Hb 11.4 g/dL	BUN 64.8 mg/dL
PaO_2 417 mmHg	Plt 14.7×10^4/μL	Cre 4.8 mg/dL
HCO_3^- 5 mmol/L	生化学	Na 139 mEq/L
BE −34.5 mmol/L	AST 430 IU/L	K 5.3 mEq/L
Lactate 165 mg/dL	ALT 95 IU/L	Glu 88 mg/dL
	LDH 544 IU/L	CRP 0.9 mg/dL

診断

アルコール性ケトアシドーシス（AKA），アルコール性肝障害，うつ病

解説

　過換気症候群（過呼吸発作）は，ご存知のとおり救急外来で極めて日常的に遭遇する症状です．通常は精神的な不安や興奮，疼痛などを契機として発症し，特別な治療を要さず軽快することがほとんどですが，稀に本症例のような状況もあることを頭の片隅におかないとピットフォールに陥る可能性があります．本症例は母親から聴取した病歴でうつ病や大量飲酒などの既往を確認したことや，ほかのバイタルサインが一見正常であったことから，実際にはAKAの代謝性アシドーシスを代償するための呼吸促迫を，「過呼吸状態＝過換気症候群」と思い込んだために対応が遅れてしまいました．

　忙しい救急外来で，過呼吸を呈する受診患者全員に痛みも伴う血液ガス分析を行うことは現実的ではありませんが，大量飲酒や酩酊，精神疾患の既往などで，本人から信頼できる病歴や症状が聴取できない状況など，救急外来でのトリアージ基準を1つ上げ，注意して診療するべきとされる状況（往々にしてそのような状況ほど，たかをくくって診療が軽んじられる傾向があります）では，慎重な対応が望まれます．

　ちなみに過換気症候群では，血中酸素はむしろ低下傾向であることが多く，またペーパーバッグによる再呼吸やジアゼパムの静注などは，特に呼吸器系の基礎疾患を有する人には，CO_2の値が戻ることで換気ドライブが急に落ち，低酸素血症を誘発する可能性があります．また心筋梗塞や肺塞栓，そして本症例など重篤な疾患で過換気となっている場合は致死的な処置となる可能性もあるので，現在ではむやみに行うことは推奨されていないようです[1]．

　AKAの典型的な病歴は，食事を摂取せず大量飲酒を続けた後，数日間程体調不良のため飲酒ができず，嘔吐を繰り返すようになって，最終的に顕著な脱水と意識障害をきたして救急外来を受診するといった経過をたどります．救急外来ではDKAや乳酸アシドーシスとの鑑別に悩むこともままありますが，AKAでは普通血糖値は正常か低血糖であり，

血液ガス検査で乳酸だけで説明のつかないアニオンギャップの開大した代謝性アシドーシスを認めることなどで見分けます．AKA の発症機序は肝臓でのグリコーゲンの枯渇による嫌気性代謝の亢進なので，糖の補給と脱水の補正，おそらく欠乏しているであろうビタミン B_1 の補給などが中心となります．通常は治療に速やかに反応してアシドーシスは改善するため，それと気づかれずに治療されている場合が少なくないと考えられますが，本症例のように pH の著しく低下した例では集学的治療を行っても致死的となる場合もあり，アルコール多飲者の突然死の原因の 1 つと考えられています．ちなみに確定診断は，ケトン分画測定にて血中 β-ヒドロキシブチル酸の高値を確認することで行います．

TIPS

・呼吸促迫＝過換気症候群と思いこまない．

■ 参考文献

1) Callaham M：Hypoxic hazards of traditional paper bag rebreathing in hyperventilating patients. Ann Emerg Med 18：622-628, 1989

(国立病院機構東京医療センター 救命救急センター　鈴木 亮)

| CASE 07 | 緊急度：★★　重症度：★★★　対応医：後期研修医　転帰：一般外科入院 |

飲酒で意識障害と思ったら……

症例

漫画喫茶を転々としながら日雇い労働をしている住所不定のNさん（34歳，男性）．漫画喫茶の個室内でいつまで経っても出てこないので店員が見に行くと，具合が悪そうに倒れこんでいるTさんを発見したので救急要請をした．個室内には缶ビールが数本転がっており，飲酒によるものが考えられた．バイタルサインは，JCS 3，血圧142/84 mmHg，脈拍104/分，呼吸数20/分，SpO$_2$ 96%，体温36.1℃であった．右側頭部に擦過傷も認めていた．

経過

来院時，名前や生年月日などは言えるものの口調がはっきりせず，意思疎通がやや困難であった．アルコール臭はごく軽度．「また，酔っ払いか……」と思いながらもラインを確保した後期研修医S君．診察上，呼吸音や心音に異常はなく，腹部も平坦軟．しばらく店内で横たわっていたせいか，身体の右側に発赤がみられていたのでS君は採血を提出しておいた．頭部に擦過傷もあったため，頭部CTを施行したが特に問題はなかった．そこで，S君は点滴をしながら経過をみることとし，ほかの患者の診察に向かった．

そろそろ採血結果が出たかとS君がNさんの診察に戻ると，Nさんは変わらずボーっとした感じでベッドに横になりながら点滴を受けていた．S君が採血結果を見ると，WBC 14,800/μL，CRP 43.05 mg/dLと著明な炎症反応があり，これは単なる酔っ払いではないことに気がついた．胸部単純X線写真で肺炎像はなし．尿検査も陰性．腰椎穿刺も施行したが無色透明で圧や細胞数なども問題なし．腹部エコー検査でも特に異常所見は指摘できなかった．困ったS君は，腹部骨盤CTにて感染巣を探すことにした．すると，縦隔に気腫性変化があることが判明し，急遽，頸部から胸部にかけてCTを撮影した．

炎症反応が著明に高値で頻脈もあり敗血症の可能性があること，縦隔気腫があること，そしてほかに炎症の原因となりえる所見がなかったことにより，縦隔炎を第一に疑って一般外科医のM先生にコンサルテーションした．改めて，M先生が胸部単純X線写真（図1）を見たところ，「ほら．

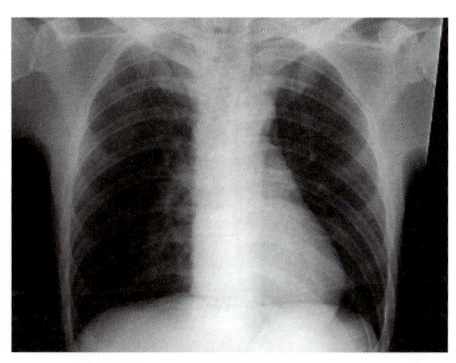

図1　胸部単純X線像

[2] 外傷, 飲酒, 中毒など

この横隔膜が変だと思わない？　横隔膜がずっと追うことができるでしょ．これは縦隔気腫の所見だよ」と，S君に教えてくれた．
　食道潰瘍の穿孔が確認され，手術室に入室した．幸い，患者は順調に回復した．ソーシャルワーカーが介入し，生活環境を整えて，約3週間後に無事に退院をしていった．

診断

食道潰瘍穿孔，縦隔炎

解説

　縦隔炎の原因として多いのは食道穿孔ですが，その穿孔の原因としては，特発性(Boerhaave's 症候群)，がん，外傷(異物を含む)，内視鏡検査などの医療行為などが考えられます．また，頸部や胸部の炎症が縦隔へと波及することで起こることもあります．歯科口腔外科領域ではよく知られている疾患で，下降性壊死性縦隔炎(descending necrotising mediastinitis)といわれるものがあります．口腔周囲の感染症が縦隔へと波及したり，歯科治療に用いるタービンからの高圧エアーが縦隔気腫を引き起こすことで縦隔炎となったりすることがあります．

　一般的な教科書やマニュアルには，縦隔炎の症状は，胸背部の激しい痛み，悪寒・発熱，咳・呼吸困難感などが記載されていますが，意識障害を伴った場合にはその病歴聴取は困難になります．そのため，救急外来において縦隔炎は疑わなければ見逃しやすい疾患の1つです．胸部CTを撮影すれば診断はほぼ確定するので，救急外来での勝負は縦隔炎をいかに考え，胸部CTを撮影するかどうかにかかっています．血液検査で炎症反応が高値で敗血症を疑った際に，胸部単純X線で肺野がクリアであったときには，つい感染巣の精査として胸部CTは不要と考えてしまいがちです．しかし，その胸部単純X線写真に縦隔気腫の所見が隠されていたりするのです．騒がしくて忙しい救急外来において，胸部単純X線写真をゆっくり落ち着いて読影することは困難ですが，必ず体系だって横隔膜や縦隔を読んでいくことで，少しでも見落としを回避できます．頸部の皮下気腫や上縦隔や心陰影にそった透亮像，本症例のような心下縁の横隔膜陰影の明瞭化などが縦隔気腫のX線所見です．縦隔といった閉鎖空間に細菌が定着してしまうと非常に治療に難渋してしまうため，早期の段階で診断をつけることが重要となります．

　縦隔炎の治療に関しては，原因の除去と感染部位のドレナージが必要となるため，緊急的に外科医にコンサルテーションをしましょう．

TIPS

・体系だった診察や画像の読影を行い，縦隔気腫や縦隔炎を見逃さない．

■ 参考文献

1) Ely EW, Stump TE, Hudspeth AS, et al：Thoracic complications of dental surgical procedures：Hazards of the dental drill. Am J Med 95：456-65, 1993
2) Bulut M, Balci V, Akköse Ş, et al：Fatal descending necrotising mediastinitis. Emerg Med J 21：122-123, 2004
　☞稀だけど致死的な下降性壊死性縦隔炎．ケースをあげて簡潔に説明してくれています．

（東京都立小児総合医療センター 救命救急科　萩原佑亮）

ワンポイントメモ―20

● クモ膜下出血の神経学的重症度（Hunt & Hess グレード）

分類	基準
Grade Ⅰ	無症状か，最小限の頭痛および軽度の項部硬直をみる
Grade Ⅱ	中等度から強度の頭痛，項部硬直をみるが，脳神経麻痺以外の神経脱落症状なし
Grade Ⅲ	傾眠，錯乱，もしくは軽度の巣症状を呈する
Grade Ⅳ	昏迷，中等度から重度の片麻痺を呈する．早期除脳硬直や自律神経症状を伴うこともある
Grade Ⅴ	深昏睡，除脳硬直，瀕死の様相を呈する

（Hunt WE, Hess RM：Surgical risk as related to time of intervention in the repair of intracranial aneurysm. J Neurosurg 28：14, 1968 より）

| CASE 08 | 緊急度：★★★　重症度：★★★　対応医：後期研修医　転帰：CCU入院 |

本当にただの酔っぱらいですか

症例

　Dさん(53歳，男性)は，数年前に離婚した後は独身生活を謳歌している中年サラリーマンである．11月のある日，年に1回の会社の飲み会で思う存分お酒を飲んだ後，帰宅の途についた．駅構内で突然嘔吐し，その後，失神．便失禁もみられ，動けない状態になったため，会社の同僚が救急車を要請した．救急隊到着時，酩酊状態であり，血圧90/60 mmHg，脈拍51/分で左肩を痛がっていたが，特に外傷はみられなかった．

経過

　後期研修医のS君とR君は，「飲酒後に失神して運ばれてくる人って多いよね」「飲酒後はきっと迷走神経反射が起こりやすいんだよ」などと話しながら救急車を待った．
　病院到着時もDさんは酩酊状態であり，血圧68/40 mmHg，脈拍45/分で，冷汗をかき，左上腕の痛みを強く訴えていた．後期研修医のS君とR君は，失神したときに外傷があったのだろうと考え，輸液ライン確保後に左上肢のX線を撮影しに行くように看護師に指示を出した．それを見ていた上級医のM先生がすかさず，まず心電図を取るように指示を出した．心電図を取ると，Ⅱ，Ⅲ，aV_FでST上昇を認め，Ⅰ，aV_L，V_5〜V_6でreciprocal changeがあり，1度房室ブロックを伴っていた(図1)．
　心エコーでは下壁の運動低下を認め，急性心筋梗塞の疑いで緊急CAG(冠動脈造影)を行うこととなった．S君とR君はすっかり青ざめてしまった．CAGではRCA(右冠状動脈)(#3)100％閉塞，(#2)75％狭窄を認め(図2)，同部に対しステント留置を施行し(図3)CCU入院となった．Dさんの失神は迷走神経性失神ではなく，心原性失神であった．

診断

　急性心筋梗塞(下壁梗塞)

解説

　飲酒患者は誤診のハイリスク群です．単に所見がとりづらいというだけでなく，診察する側の気持ちの問題も大きくかかわっているでしょう．
　「飲酒後，失神」「飲酒後，意識障害」「飲酒後，転倒」「飲酒後，路上で寝ていた」……．いずれも「飲酒後」という言葉がなければ，患者の身に何か大きな問題が起こっているの

図1 心電図

図2 緊急CAG（ステント留置前）

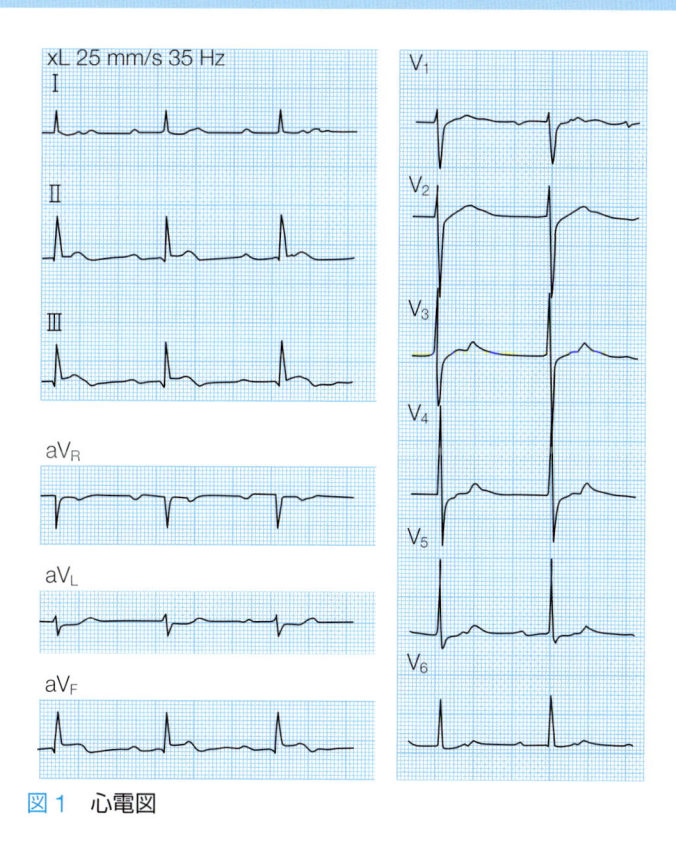

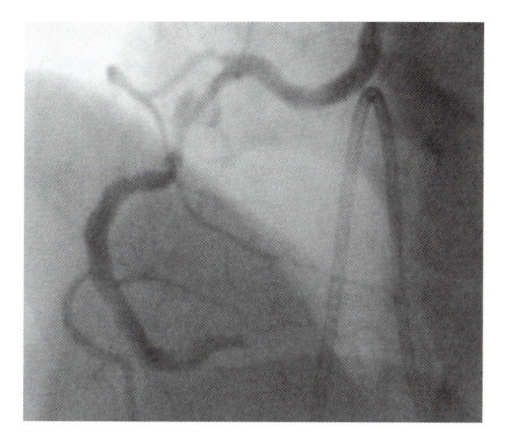

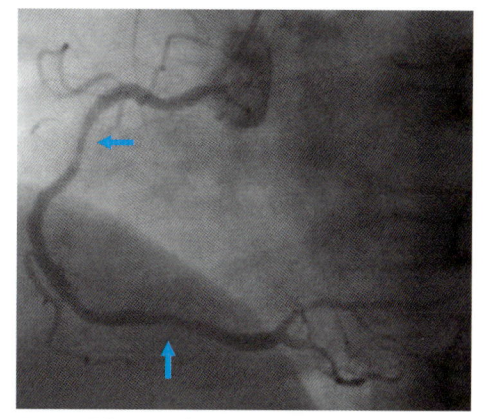

図3 緊急CAG（ステント留置後）

ではないかと考え，診察，治療にとりかかることでしょう．

ところが，「飲酒後」という言葉があるだけで，「目が覚めるまで補液して寝かせといて」「どうせ酒のせいでしょ」などという対応になりかねません．

救急外来の忙しい最中や夜間の眠い時間帯に「飲酒後の○○患者の収容をお願いします」と言われ，平常心で飲酒患者と向き合うことができる人はなかなかいないでしょう．

しかし，そこでグッとこらえて，「飲酒はしているものの，それはさておき患者の身に何か重大なことが起こっているかもしれない」という姿勢で飲酒患者に臨むことが肝要です．

2 外傷，飲酒，中毒など

本症例は「飲酒後，失神」の患者です．確かに飲酒後には神経調節性失神症候群や起立性低血圧のため失神をきたすことが多いのも事実です．しかしそこで，「飲酒後だから」と決めてかからず，まずは通常の失神患者と同様に，心原性失神から否定していくという姿勢が重要であることを本症例はよく示しています．

本症例のほか，飲酒患者の対応でよく言われることとして，以下のものがあります．
① 飲酒後の意識障害は，急性アルコール中毒と診断する前に，ほかの意識障害をきたす原因がないか考慮すべし．
② 飲酒後に転倒した患者では，痛みの訴えが乏しいことがあり全身の診察をすべし．
③ 飲酒後に路上で寝ていた患者は，実は患者ではなくただ気持ちよく寝ていただけかもしれない．しかし，本当に患者であった場合，意識消失後に転倒した可能性もあるし，転倒後に頭部を打撲し頭蓋内出血を起こした後かもしれない．

飲酒患者に対する陰性感情がもたらす気の緩みは，誤診を招くおそれがあり，患者の生命だけでなく自身の医師生命をも危険にさらします．まさに，飲酒患者はハイリスクです．

飲酒と心筋梗塞の関連についてはさまざまな報告があります．「適度な飲酒習慣は心筋梗塞のリスクを軽減する」という疫学研究は，欧米から多数報告されています．研究のテーマは幅広く，エタノールそのものの効果からポリフェノールの効果までさまざまです．一方で，多量に飲酒した際に冠攣縮をきたすことも指摘されています．また，アルコールの心血管系への影響として，冠攣縮以外にも，急性効果による不整脈，慢性毒性による心筋症，急性・亜急性効果による高血圧なども知られています．

虚血性心疾患に予防的にはたらくアルコールの適量は，日本酒1合程度と考えられ，過度の飲酒はかえって心疾患やそのほかの急性疾患による死亡のリスクを高めます．心臓病予防の父として知られるホワイト博士が，狭心症のアイゼンハワー大統領に1日1杯のカクテルを勧めた話は有名です．皆さんもお酒は飲んでも飲みすぎないように注意したいですね．

> **TIPS**
> ・飲酒患者は誤診のハイリスク群である．「飲酒後」という言葉にとらわれず，まずは普段どおりに診察することが重要である．

参考文献

1) Strickberger SA, Benson DW, Biaggioni I, et al：AHA/ACCF Scientific Statement on the evaluation of syncope. Circulation 113：316-327, 2006
   ☞失神のevaluationについての総説
2) Miller TH, Kruse JE：Evaluation of syncope. Am Fam Physician 72：1492-1500, 2005
   ☞失神の評価についてよくまとまっている．

（東京大学大学院 救急医学　福田龍将）

| CASE 09 | 緊急度：★★★　重症度：★★★　対応医：後期研修医　転帰：脳神経外科入院 |

アルコールは摂取した患者だけでなく救急医も惑わす

> **症例**　Ⅰさん（63歳，男性）は，特に既往のない会社員．いつものように，会社から帰宅した後の楽しみとして自宅で夫婦で晩酌をしていた後に，右側頭部の出血に気付いたとのことで救急車要請，当院へ搬送となった．

経過

　病院到着時，Ⅰさんの意識はしっかりしていた．自力歩行可能であり会話もしっかりしていたため，後期研修医のS君は受傷機転について尋ねたが，Ⅰさんは「いや，酔っ払っていたからよく覚えていないんだけど，気づいたら頭に怪我していたよ」と話している．Ⅰさんの奥さんにも聞くと自宅にずっといたようであり転倒もしていないとのこと．

　外来はほかにも酩酊患者がいて混雑しており，少し疲れ気味のS君は「また酔っ払いか，意識もしっかりしているし大したことないな．最近は縫合にも慣れてきたところだし，早く処置しよう」と内心思いながら診察を開始した．

　Ⅰさんは，かなりアルコール臭がするものの，明らかな神経学的異常所見はなし．右側頭部に，軽度の皮下血腫を伴う約5 cmの縫合が必要な挫創が見られた．S君は，「意識清明だしCT室も混んでいるから，先に処置をしましょう」とⅠさんに説明し処置を開始した．

　処置が始まるとⅠさんのイビキが聞こえてきた．S君は，飲酒の影響であろうと思い処置を継続して，無事に処置を終えた．そして終えたことを告げようとしたが，Ⅰさんが声かけにまったく反応しないことに看護師が気づいた．しかし飲酒の影響だと思い，S君はあまり気にとめず，次の診療に移った．

　その後しばらくして，立て込んでいたCT撮影室からCT撮影の順番との連絡が入りCT室へ移動．撮影を行ったところ，右側頭骨骨折を伴う右急性硬膜外血腫を認め，midline shiftも著明であった（図1）．

　慌てたS君は，すぐに脳神経外科へ連絡．ただちに緊急手術を行う方針となった．後から病状説明の際にⅠさんの奥さんに受傷機転を聞くと，ついに奥さんが「夫婦喧嘩をして，私も酔っ払っていてついカーッとなってしまって，ウイスキーの瓶で殴った．みっともなくて話せなかった」とのことであった．

CASE 09　アルコールは摂取した患者だけでなく救急医も惑わす

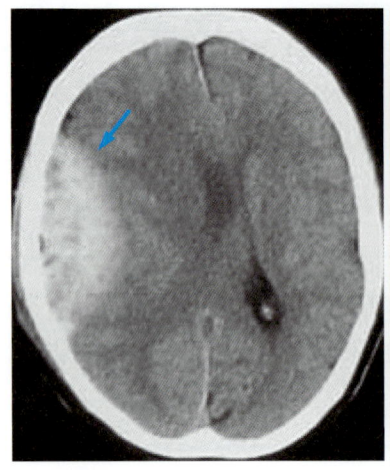

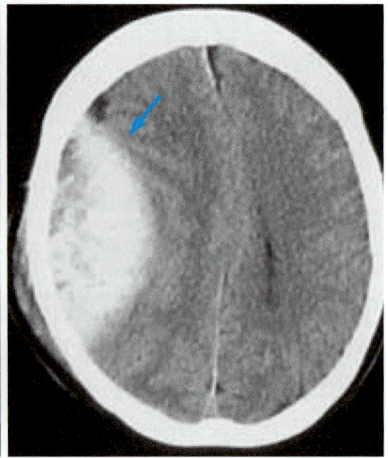

図1　頭部CT像

診断

右急性硬膜外血腫，側頭骨骨折

解説

　飲酒後は意識状態の所見や疼痛部位がはっきりしないことが多く，特に飲酒後外傷では後から疼痛を訴え骨折が判明することをよく目の当たりにします．

　ある統計によると，以下のことがいわれています．

① 最近では，飲酒による交通外傷は，2001年に新設された危険運転致死傷罪により，飲酒運転・悪質運転に対する罰則が厳しくなったため減少傾向ではあるものの，依然として飲酒後転倒・転落による外傷の症例数は変わっていない．

② 飲酒者の頭部外傷と血中エタノール濃度測定の関係については，エタノール血中濃度が高いと頭部外傷を伴う症例が有意に高値であったが，頭蓋内損傷に関しては有意ではなかった．

③ 転倒・転落，二輪事故においては受傷部位が側頭部・後頭部の場合のほうが頭蓋内損傷を伴いやすい．

④ 70歳以上の高齢者においては，70歳以下と比較して側頭部の受傷が多く，意識障害も軽度であるが頭蓋内損傷が有意に多い．

　今回は飲酒していたため正確な受傷機転がはっきりしなくてもよしとしてしまいました．また，当初意識がほぼ清明であったことから，その後にイビキ様呼吸が出現しても，飲酒の影響と判断してしまいました．飲酒という情報がなければ，違った対応もあったかもしれません．

　飲酒後の患者の状態把握の術として，たとえ処置中でも頻回に声かけをすることが大切です．しかし，やはり目をとらわれがちな体表の創の処置より頭蓋内の検査を優先すべき

でしょう．多少出血があると，早く処置をしてほしいと患者・家族から要求されることも多々ありますが，「創は後からきっちり処置します．でも，その前に命にかかわる頭のなかの検査を先にさせてください」と説明し，診療・検査を進めるべきでしょう．

また，創の存在にのみ目をとらわれるのではなく，「**なぜ，ここに，このような創ができたのか**」すなわち，**受傷のメカニズムに目を向け**，診療を進めると，思いもかけないところに埋まっている地雷を避けることができます．

アルコール摂取患者では，正確な病歴聴取・身体診察ができません．若干問題があったとしても，多忙なERでは診療医はえてしてアルコールによるものと片づけてしまいがちです．神経学的異常がないとされていた患者でも（正確には診察医が異常を認識できていなかっただけかもしれませんが）頭蓋内病変を認めるケースは数多く経験します．

アルコールは飲酒した者だけでなく，われわれ救急医も惑わすといえるでしょう．

TIPS
- 飲酒後の外傷では身体所見に惑わされないで，たとえ意識清明でも検査を優先
- 結局は頭部CT撮影による診断が大切

■ 参考文献
1) 藤川 厚, 小野純一, 重森 稔, 他：重症頭部外傷における受傷原因別病態・転帰の変化―頭部外傷データバンク project 1998 と project 2004 との比較．Neurosurg Emerg 14：36-41，2009
2) 高橋 喬, 城谷寿樹, 和田孝次郎, 他：飲酒者の血中エタノール濃度測定と頭部外傷の関係について．日臨救医誌 8：203-206，2005

（前・横浜労災病院 救急センター　中瀬 孝）

CASE 10

緊急度：★★　重症度：★★★　対応医：後期研修医　転帰：ICU入院

抗精神病薬内服中患者の意識障害

症例

Fさん（52歳，女性）は，10代のころから統合失調症で精神科に定期通院中であった．「自宅で急に意識消失し，その後傾眠傾向となった」という触れ込みで救急外来を受診した．救急外来到着時には，体温36.6℃，血圧124/79 mmHg，脈拍98（洞調律），SpO_2 90％（室内気），意識レベルはJCS 10であった．複数の抗精神病薬・抗不安薬を常用内服していたが，同伴した母親によると，過量内服した痕跡はなかったとのこと．

経過

診察上瞳孔には異常を認めず，四肢に粗大な麻痺はなかったが，後期研修医のS君はまず，突然発症した意識障害として頭部CT検査を行った．結果，特に異常は認められなかった．採血上も血糖や電解質には異常を認めなかった．尿のTriage DOA®（Sysmex）では，三環系抗うつ薬とベンゾジアゼピンの反応が認められたが，常用内服による反応として矛盾はしない結果であった．

救急外来で経過をみたところ，患者の意識レベルはJCS一桁程度まで改善．特に自覚症状の訴えも認めなかったため，釈然としないながらもS君は帰宅を指示した．診断は薬物過量の疑いとした．低めのSpO_2が気にはなったが，患者はBMI 28程度の肥満であったため，それによるものであろうと推測した．

母親とともに会計窓口のベンチで待っていたところ，母親にもたれかかるようにまたもや意識消失した．慌てたS君は診察室のベッドに戻し，診察したところ，血圧84/46 mmHg，SpO_2は85％（室内気）と低下していた．胸部聴診上呼吸音は清であり，胸部単純X線写真では肺野の異常を認めなかった．S君は血液凝固検査と胸部造影CT検査をオーダー．結果，D-dimerは10.5 μg/mLと上昇，胸部造影CTでは両側性の肺血栓塞栓症（PTE：pulmonary thromboembolism）を認めた（図1）．

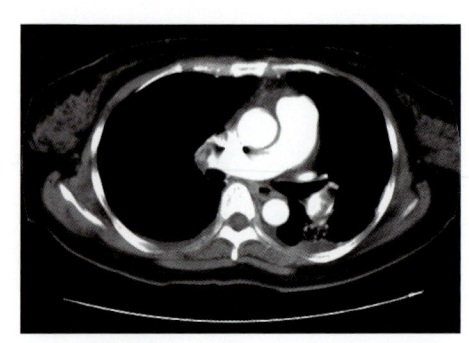

図1　胸部造影CT像

表1 突然発症の意識消失発作をきたす疾患の鑑別

機序	代表的疾患
頭蓋内病変	クモ膜下出血・脳出血，脳梗塞，てんかんなど
脳への血流低下	ショック，Adams-Stokes発作，大動脈解離など
精神科的要因	解離性障害など

診断

肺血栓塞栓症（PTE）

解説

「突然発症の意識消失発作」をきたす疾患の鑑別は表1のように考えるとよいでしょう．

本症例では，ベンチで待っているときに，2回目のPTEを発症したと思われます．その際に，血圧低下をきたした（閉塞性ショック）ために，「意識消失発作」という症状になったのでしょう．

一般に，PTEはADLの悪い高齢者に発症することが多いですが，実は抗精神病薬の内服[1]や統合失調症もリスクファクターとして報告されています．

また，本症例の場合，肥満も認めていることから，あながち検査前確率は低くなかったと思われます．

精神疾患を有する患者を診察する際に，時に身体症状の説明を「精神疾患に由来するもの」と先入観をもってしまうことがあります．しかし，常に身体疾患が存在するものとして，客観的な態度での診療が大事だと，S君は思い知らされました．なお，PTEを除外するツールとして，D-dimerは感度が高く，有用な検査です．結果が$0.5\,\mu g/mL$未満であれば，除外できます．

TIPS

・抗精神病薬の内服はPTEのリスクファクター．精神疾患を有する患者こそ慎重な診察を．

参考文献

1) Tapson VF：Risk of venous thromboembolism with use of antipsychotic drugs. Lancet 356：1206, 2000

（国立病院機構東京医療センター 救命救急センター　鈴木 亮）

CASE 11

緊急度：★★　重症度：★★　対応医：後期研修医　転帰：精神科入院

トイレの水まで！

症例　姉と二人暮しのEさん（52歳，男性）．姉が仕事から帰宅したところEさんが廊下で尿失禁状態で意識消失していたため救急要請された．救急隊到着時の意識はJCS 100，血圧154/82 mmHg，体温37.8℃，脈拍82/分，呼吸数22/分，SaO_2は96%（室内気）．3桁の意識障害のため救命救急センターに搬送となった．

経過

　来院時もバイタルサインは著変なく，後期研修医のS君は採血，静脈路確保，心電図測定の後に頭部CTを撮影したが明らかな異常は認められなかった．迅速血糖は174 mg/dL．尿道バルーンを挿入して施行したTriage®ではベンゾジアゼピンが陽性であった．

　血液ガス分析では著明な乳酸アシドーシスを呼吸性に代償していることが推測され，また著明な低Na血症を認めた（表1）．

　物過量内服，けいれん，電解質異常など意識障害の原因は複数考えられた．姉から病歴を聞き直すと，Eさんは統合失調症で長期の内服通院をしており，病状は安定していたが定職には就かず，姉が身の回りの世話を行っていたとのこと．姉は最近の日中の様子はよく知らない様子であった．かかりつけ医はクリニックのため夜間の診療情報は得られず，診療情報提供は明朝まで待つ必要があった．

　S君は念のため乳酸アシドーシスの原因検索が必要と判断し，造影CTによるSMA（上腸間脈動脈）血栓症の除外などを行ったが異常は認めず，その後もバイタルサインは安定しており，胸部単純X線写真の心拡大や下大静脈の拡張からは溢水が疑われた．そのつもりで尿を確認すると造影剤投与後の浸透圧利尿を考慮しても大量すぎて希釈尿が尿バッグに溜まりつつあった．S君にはここで水中毒とそれによるけいれん，意識障害というすべてを説明できるストーリーがひらめき，初期研修医のJ君に「水中毒って知ってる？　やっぱり知らないよね．教科書持ってきてごらん！」と，したり顔で解説し，同時に治療方針

表1　来院時の血液ガス分析（100% O_2 投与下）

血液ガス		生化学
pH 6.89	BE −18.2 mmol/L	Na 110 mEq/L
$PaCO_2$ 28 mmHg	Lactate 124 mg/dL	K 3.8 mEq/L
PaO_2 412 mmHg	血算	Glu 174 mg/dL
HCO_3^- 8 mmol/L	Hb 11.8 g/dL	

をこっそり確認した．

　低Na血症の是正のため，橋中心性脱髄に注意しながら高張Na輸液と2時間ごとの採血を予定したが，6時間後には自然に5,000 mLほどの低張尿を伴いNa 128 mEq/Lまで上昇してしまった．代謝性アシドーシスや意識状態も急速に回復し，入院12時間後にはほとんど治療らしい治療もせずに，意識，電解質，アシドーシスともに正常に戻った．S君は「橋中心性脱髄をブドウ糖の点滴をしてでも防ぐべき……？」と新たな悩みで胃が痛くなりながら朝のカンファレンスに向かった．

　前医からの診療情報では心因性多飲傾向は以前から認められていたことが判明し，経過からやはり水中毒と，それによる全身性のけいれんを合併したと判断された．

診断

心因性多飲症による水中毒，水中毒の合併症のけいれん

解説

　本症例は水中毒によりけいれん，意識障害をきたして来院し，尿中薬物も認めたことから診断過程が複雑になりましたが，軽い意識障害だけだったら大量の希釈尿から水中毒の診断は簡単につけられていたかもしれません．低Na血症の鑑別には表2のようなものが代表としてあがります．

　心因性多飲は抗精神病薬の内服中の人に多く，いつも薬剤性のSIADH（抗利尿ホルモン分泌異常症候群）などとの鑑別に悩みます．原因はまだ解明しきれないらしく多要因が不可分に関係しあっているともいわれます．そして1日20 L程度は尿を作れるとされる腎臓からの排泄が追いつかなくなるほど急速大量に飲水すると，血液が希釈され低Naとなり，本症例のように水中毒に陥ります．水中毒の症状は頭痛や嘔吐，意識障害などが多く，稀にはけいれんや肺水腫といった合併症も出現するようです．

　高齢者で慢性の摂取量低下による低Naを合併していたりすると話は別ですが，純粋な水中毒では低Naでも体内のNa絶対量は保たれていることが多いため，通常は高張Naの点滴は必要なく全身管理と合併症への対応だけで済み，大量の利尿とともに急速に低Na血症は是正されて意識も戻ります．数日遅れで多様な神経症状を起こすとされる橋中心性脱髄が心配されるのですが，水中毒では急激に血清低Na値が下がるので脳周囲のNa値の変化は間にあわず，脳浮腫やけいれんが起きる一方で急速に血清Na値が補正さ

表2　低Na血症の鑑別

溢水状態	腎不全，心不全，肝硬変，ネフローゼ
正常	SIADH，甲状腺機能低下，下垂体・副腎不全，
脱水状態	嘔吐，下痢，利尿薬，塩類喪失性腎症，Addison病　CSWS，MRHE

SIADH：抗利尿ホルモン分泌異常症候群　　CSWS：中枢性低塩症症候群　　MRHE：高齢者鉱質コルチコイド反応性低Na血症

れても何の障害も残らないということが多いようです.
　心因性多飲の患者は鍵のかかる個室に収容されても，トイレの汚水まで飲んでしまうことがあるそうです．心因性多飲への無配慮な水制限への警鐘を鳴らしている成書もありますが[1]，水中毒が改善した患者への対応ではその点などには留意が必要かもしれません．
　蛇足ですが本症例では乳酸アシドーシスと高NH_3血症から全身性のけいれんを合併したと考えられました．CPA（心肺停止）でも同様の検査所見を認めますが，強直間代性けいれんは息止めをして全力疾走しているようなものですので，やはり急速に嫌気性代謝が起こるためなのでしょう．救急外来で目撃者のいない全身性のけいれんを判断する根拠としてよく用いられます．

TIPS

・水を飲みすぎただけで起きる多彩な症状を知ろう．

■ 参考文献

1) 川上宏人, 松浦好徳：多飲症・水中毒, ケアと治療の新機軸. 医学書院, 2010

（東京大学大学院　公共健康医学　森　朋有）

| CASE 12 | 緊急度：★　重症度：★★　対応医：後期研修医　転帰：ICU入院→転院 |

一酸化炭素中毒の遅発性脳症

症例　Sさん（61歳，男性）は会社経営に苦慮しており，幾度も自殺未遂を図っていた．うつ状態も続くため，精神科受診を考慮していたがまだ受診していなかった．5月のある日に妻が起床すると遺書があり，自宅内の浴槽で練炭自殺を図っているところを発見され救急搬送された．

経過

来院時，意識は JCS 300，血圧 73/53 mmHg，脈拍 112/分，呼吸数 26/分，SpO_2 93%（酸素リザーバー 10 L）であった．意識障害があり舌根沈下していたため気管挿管施行．血液ガス所見は表1のとおりであり，一酸化炭素中毒（CO）と診断した．高濃度酸素投与を施行したが，発症までの経緯から家族が高気圧酸素療法を希望しなかったこともあり，高気圧酸素療法は施行せず経過観察とした．入院後，徐々に意識レベルは回復し，第2病日には JCS 10～20 まで改善したため抜管した．この時点で COHb も 2.1% まで低下していた．明らかな運動麻痺もなく，第4病日には病棟内歩行可能であったが，長谷川式簡易知能評価スケール 13 点．見当識障害・記憶障害などの高次脳機能障害を認

表1　動脈血血液ガス所見（O_2 10 L 投与下）

pH 7.367	HCO_3^- 16.2 mmol/L
$PaCO_2$ 28.9 mmHg	COHb 38.5%
PaO_2 158 mmHg	Lactate 6.2 mmol/L
BE −7.4 mmol/L	

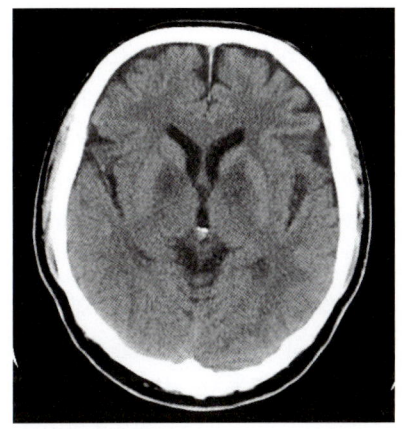

図1　頭部CT所見
両側淡蒼球に低吸収域を認める．

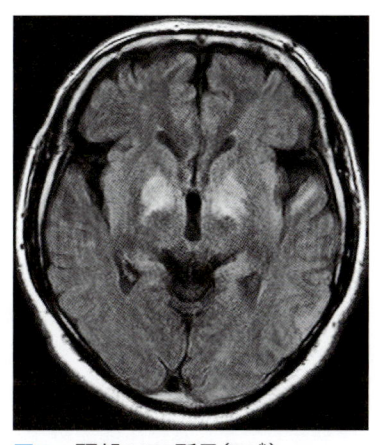

図2　頭部MRI所見（T2*）
両側淡蒼球・左側頭葉に高信号域を認める．

めた．頭部 CT では両側淡蒼球・左側頭葉に低吸収域を認め，頭部 MRI でも同部位に T1 で低信号域，T2 で高信号域を認めた（図 1, 2）．経過中に本人・家族は少しずつ将来に希望をもちはじめ，社会復帰を目指して高次脳機能のリハビリテーションを施行していた．しかし，第 12 病日より徐々に口数が少なくなり，第 14 病日には無言となった．動作も緩慢になり，CO 中毒による遅発性脳症と考えられた．この状況に対して家族が高気圧酸素療法を希望し，第 14 病日に高気圧酸素療法のできる他施設へ転院となった．

診断

間欠型一酸化炭素中毒（遅発性脳症）

解説

　一酸化炭素（CO）は，肺から吸収されると酸素（O）の約 250 倍の親和性でヘモグロビン（Hb）と結合し，カルビキシヘモグロビン（COHb）を産生します．その結果ヘモグロビンによる酸素の運搬が障害され，組織への酸素供給が障害されます．酸素需要の大きい臓器ほど影響を受けやすく，脳や心臓に影響が出やすいとされます．

　CO 中毒には急性中毒と遅発性脳症の 2 つの phase があります．急性中毒は急性の低酸素症によるものであり，病態としては頭痛，倦怠感，悪心，めまい，意識消失などの軽症なものから，けいれん，意識障害，乳酸アシドーシス，心筋虚血，不整脈，肺水腫など重症なものまで幅広くあります．重篤な CO 中毒で皮膚が鮮紅色になるのは有名です．

　一方で遅発性脳症は，脳虚血でも認められる遅発性神経細胞壊死（アポトーシス）や脱髄変化によるといわれていますが，正確な機序はいまだ不明です．遅発性脳症は CO 曝露から 20 日以内に生じることが多く，症状は 1 年以上続くとされます．

　遅発性脳症の具体的な症状は失見当識・人格変化・運動麻痺・巣症状などがあり，重症では植物状態となる場合もあります．本症例のように急性中毒からの回復後，遅発性脳症が発現するまでに寛解期間を有することも多く，遅発性脳症は間欠型 CO 中毒とも呼ばれます．典型例では頭部 MRI にて両側淡蒼球や黒質に異常信号を認めます．酸素需要が高い部位もしくは鉄の沈着が豊富である部位が障害されやすいといわれています．

　さて，CO 中毒の初期治療は全身管理と高濃度酸素投与です．CO の半減期は room air（室内気）で 300 分ですが酸素吸入によってこれは短縮され，高流量酸素マスク下では 90 分，高気圧酸素下では 30 分となります．組織内の CO を洗い出すには 6 時間以上の酸素投与が必要と考えられていますが，高濃度酸素投与は COHb＜10％ になるか症状が消失するまで行います．高気圧酸素療法の適応はいまだ不明確ではありますが，Tintinalli の『Emergency Medicine』[4] では表 2 のような状況で高気圧酸素療法を推奨しています．また，高気圧酸素療法を行うタイミングについても不明確です．曝露後 1 時間以内に行っても，3～5 時間後に行っても結果は変わらないという報告や，本症例のように遅発性脳症が発症してから高気圧酸素療法を行っても効果がみられるという報告もあります．いずれにせよ，大切なことは高気圧酸素療法よりも初期蘇生対応が重要であるということです．高

表2 高気圧酸素療法が推奨される状況[4]

- 失神
- 昏迷，意識の変容
- けいれん
- 昏睡
- 神経学的巣症状
- 血中 COHb＞25％
- 妊婦で血中 COHb＞15％
- 心筋虚血を疑う所見

気圧酸素療法を早く行わなければと，むやみに焦る必要はないし，ましてや初期治療をおろそかにしたら本末転倒です．特に高気圧酸素療法は限られた施設でしか行えないため，それを行うと判断したら多くの場合，患者を他院へ転送する必要がでてきます．さらに実際に高気圧酸素療法が開始されれば医療者は患者とチャンバーで隔てられてしまいます．高気圧酸素療法開始前には普段以上に呼吸循環の安定を確認するべきなのはいうまでもありません．高気圧酸素療法は適応，タイミングともにいまだ不明確な部分が多く，引き続き各施設で検討することが必要です．

TIPS

- CO中毒にはまず高濃度酸素投与を行い速やかにCOHbの％を下げる！
- 高気圧酸素療法は，遅発性脳症の予防のためであり，推奨度が高い因子を把握する！

■ 参考文献

1) 井上 治, 山本五十年, 合志清隆, 他：急性一酸化炭素中毒に対する高気圧酸素療法．国内外の文献から．日本高気圧環境・潜水医学会雑誌 44(2)，2009
2) Ernst A, Zinbrak JD：Carbon monoxide poisoning. N Engl J Med 339：1603-1608, 1998
3) Juurlink DN, Buckley NA, Stanbrook MB, et al：Hyperbaric oxygen for carbon monoxide poisoning. Cochrane Database Syst Rev CD 002041, 2005
4) Tintinalli J, Stapczynski J, John Ma O, et al：Tintinalli's emergency medicine；A comprehensive study guide, 7 th ed. New York, McGraw-Hill, 2010
5) Brvar M, Luzar B, Finderle Z, et al：The time-dependent protective effect of hyperbaric oxygen on neuronal cell apoptosis in carbon monoxide poisoning. Inhal Toxicol 22：1026-1031, 2010
6) Hu H, Pan X, Wan Y, et al：Factors affecting the prognosis of patients with delayed encephalopathy after acute carbon monoxide poisoning. Am J Emerg Med 29：261-264, 2011

（順天堂大学医学部附属浦安病院 救急診療科　森川美樹）

CASE 13　今日もまた急性薬物中毒の患者が来たけど……

緊急度：★★★　重症度：★★★　対応医：後期研修医　転帰：救急科入院

> **症例**
>
> Hさん（20歳，女性）は，精神科既往のある大学生（体重40 kg程度）．10月のある日の夜，友人に「もう死にたい，薬を飲んだ」と自殺企図の携帯メールを送り，心配した友人がHさんの自宅を訪問した．Hさんはソファーの上で寝ている状態であり，反応が鈍かったので友人が救急要請した．救急隊到着時，部屋には空のPTP包装が散乱しており，テーブルの上には缶チューハイが置かれていた．バイタルサインは，JCS 10，血圧104/62 mmHg，脈拍72/分，呼吸数18/分，SpO₂ 98%であった．

経過

　来院時バイタルサインは，救急隊情報とほぼ変わらず，傾眠であった．後期研修医のS君は末梢ラインを確保し，輸液を開始しながら病歴聴取を進めようとしたが，Hさんは徐々に意識レベルが低下し，本人からの病歴聴取は不可能であった．救急隊が持ってきた空のPTPを確認すると，ベンゾジアゼピン系睡眠薬が数種類で36錠，三環系抗うつ薬（アミトリプチリン25 mg錠）が12錠，胃粘膜保護薬6錠であった．友人からの情報では，精神科に通院していること以外は不明であった．ふと見ると，SpO₂が90%前後となり，GCS 7（E1V2M4）で舌根沈下が認められるようになったため，気道確保のための気管挿管を施行したところ，自発呼吸のままでSpO₂は保たれた．胸部単純X線写真上，誤嚥性肺炎像は認めなかった．気管挿管にて気道が保たれたため，活性炭・緩下薬の経鼻経管投与をした．その後，尿道カテーテルなどを挿入したり心電図を記録したりと入院の準備を進めた．心電図は，洞調律でQRS幅は狭く（＜0.10 msec），QTc間隔0.45 msecであった．
　入院後しばらくしてから，真夜中の病棟にモニターアラームが鳴り響いた．「S先生，Vf（心室細動）です！」と看護師が叫び，後期研修医のS君は，除細動器とともに病室へ駆け込んだ．幸い，除細動は成功し，モニター心電図は洞調律へ戻った．12誘導心電図を記録すると，QRS幅0.16 msec，QTc間隔0.53 msecと明らかな延長を認めていた．S君は，除細動の成功にほっとしながらも気を抜かず，すぐに炭酸水素ナトリウム1～2 mEq/kgを静注し，動脈血pH 7.50～7.55を目標に炭酸水素ナトリウム投与を繰り返した．S君は，「ああ，救急外来で炭酸水素ナトリウムを投与しとくべきだったなぁ……」と振り返ったのだった．
　それ以降，心室性不整脈は起こらず，翌日には意識も戻って順調に経過した．後日，遠方から母親も来院し，母親とともに実家へ一緒に帰ることとなった．

診断

三環系抗うつ薬中毒，心室細動(Vf)

解説

　急性薬物中毒は救急外来で非常によくみる疾患です．多くの急性薬物中毒は，睡眠薬を過量内服したものが多いため，特殊な治療を必要とすることなく，経過をみるだけで自然軽快します．ただし，今回の三環系抗うつ薬のように注意しなければならない薬物があることを忘れてはいけません．

　三環系抗うつ薬にはNaチャネル抑制によるキニジン様の膜安定化作用があり，心室伝導を抑制し，約4％に致死的な心室性不整脈を引き起こすと報告されています．心電図変化としてQRS幅増大，QTc延長，aV_R誘導でのR波増高があり，QRS幅＞0.10 msec，QTc延長＞0.42〜0.46 msec，aV_R誘導のR波＞3 mmあたりが基準値となっています．年齢や性別でも若干の差があるため，絶対的な数字ではありません．

　これらの治療は，心室細動(Vf)や無脈性心室頻拍に対する電気的除細動はもちろんですが，動脈血pH 7.45〜7.55を目標に炭酸水素ナトリウム(1〜2 mEq/kg静注10分ごと)や高張生理食塩水の投与が効果があるといわれています．また，低酸素血症，低K血症，低Mg血症が増悪因子となるため，この補正も大切です．

　三環系抗うつ薬中毒で生じるTorsades de pointesは難治性のことが多く，血中Mg濃度が正常範囲内でも硫酸マグネシウム1〜2 gを1〜2分かけて投与することが推奨されます．ただし，Mgによる血圧低下に注意が必要です．また，100〜200/分の電気的高頻度駆動ペーシング(electrical overdrive pacing)を行ったり，電気的高頻度駆動ペーシングが困難な場合には，イソプロテレノールによる薬理学的高頻度駆動ペーシングを考慮します．ちなみに，三環系抗うつ薬による心室頻拍(VT)には，Ia群やIc群の抗不整脈薬は禁忌なので注意してください．

　また，三環系抗うつ薬の中毒によるけいれんには，ベンゾジアゼピンを使用します．フェニトインは催不整脈作用もあるため，使用は避けます．また，急性薬物中毒で三環系抗うつ薬の内服が疑われる例ではけいれんの危険があるので，フルマゼニルの投与は避けたほうがいいでしょう．

　中毒の診療とはいえ，ABC(airway, breathing, circulation)の安定化を目標とすることは通常の診療と変わりありません．ただし，ABCの安定化のために中毒特有の知識や治療法が必要となることがあります．中毒治療の標準化のため，欧米では1997年に「Position Statement」が提唱されています．わが国でも日本中毒学会より「急性中毒の標準治療」が出されています．中毒にかかわる診療では，これらを参考にすることを推奨します．

> **TIPS**
> ・三環系抗うつ薬の過量内服は，致死的不整脈を起こしうる．

■ 参考文献

1) UptoDate：Tricyclic antidepressant poisoning.
2) 日本中毒学会：急性中毒標準診療ガイド．じほう，2008

(東京都立小児総合医療センター 救命救急科　萩原佑亮)

(国立病院機構水戸医療センター 外科　阪本太吾)

ワンポイントメモ—21

● BPD の診断基準(DSM-IV-TR)

〈対人関係の項目〉
1. 「見捨てられること」を避ける，なりふりかまわぬ努力
2. 「理想化」と「幻滅」の両極端を揺ぐ動く，不安定で激しい対人関係

〈情動の項目〉
3. 場にそぐわない激しい怒り，または，怒りの制御が困難
4. 慢性的な虚無感
5. 些細な出来事によって引き起こされる，感情の不安定さ

〈認知の項目〉
6. ストレスに関連した一過性の妄想様観念または重篤な解離症状
7. 「同一性障害」：持続的で，際立って不安定な自己像

〈行動の項目〉
8. 自殺行動，自殺のそぶり，脅し，または自傷行為の繰り返し
9. 「(自殺・自傷行為以外で)自己に害となる可能性のある衝動行為」：少なくとも2つ以上(例：浪費，性行為，物質乱用，無謀な運転，むちゃ食い)

以上の9項目のうち5項目を満たす

〔高橋三郎，大野裕，染矢俊幸(訳)：DSM-IV-TR 精神疾患の分類と診断の手引．pp 237-238, 医学書院，2003〕

3 小児救急

CASE 01

緊急度：★★　重症度：★★　対応医：後期研修医　転帰：小児科入院

腰椎穿刺のタイミング

症例

　特に既往のないIちゃん（4歳，女児）．1月のある日，一昨日からの急な発熱に続き，夜間になって自宅で突然眼球を上転させけいれんしたため，驚いた母親が119番に連絡した．救急隊到着時，全身性強直間代性のけいれん発作は持続しており，顔色は不良であった．橈骨動脈は触知するものの脈は非常に速く，四肢の震えが強いため，ほかのバイタルサインは測定できなかった．救急隊からの連絡を受けた救急当直の後期研修医のS君は，10 L/分の高流量酸素投与の開始を指示するとともに初療の準備を開始した．

経過

　慎重な性格のS君は薬品金庫からジアゼパム注を取り出すと，ポケットに忍ばせたマニュアルを見て小児のけいれんに対する投与量が0.3 mg/kgであることを確認した．またベンゾジアゼピンの副反応として分泌増加，舌根沈下，呼吸抑制，循環抑制などがあることも思い出し，吸引器の作動確認を行い，あらかじめ経口エアウェイやバッグバルブマスクなどの気道管理用品を用意した．静脈路確保困難の可能性も考えて骨髄針も準備した．
　病院到着時にも患児の全身性けいれんは持続しており，持続時間は30分以上になっていた．けいれん重積と判断したS君は酸素投与を継続しながらモニターを装着し，迅速なABC評価の後に，手背へ末梢静脈路を確保した．ジアゼパムを投与すると速やかにけいれんを止めることができたが，直後より呼吸数40/分程度の著明な陥没呼吸が出現した．「ベンゾジアゼピンの副反応だから，30分も換気を補助すれば回復するはず」と考えたS君は，口腔内を吸引し経口エアウェイと肩枕の挿入で陥没呼吸が消失することを確認し，酸素投与を継続しつつ様子をみることにした．経過中末梢循環は保たれ，心拍数はけいれん頓挫後，輸液開始以降は100/分台を推移していた．
　その間S君が母親から病歴を聴取したところ，発熱3日目であり今朝よりひどく不機嫌に頭痛を訴え，数回嘔吐していることが判明した．髄膜炎を疑ったS君は急いで頭部CTを施行し，腰椎穿刺の準備に取り掛かった．しかし，Iちゃんを側臥位にすると吸気性喘鳴が増強し，SpO$_2$がふらついて低下した．気管挿管も必要かな，と物品の準備をしているところに上級医のM先生がやってきた．「検査は？　血培と尿培は終わったの？」などと上級医のM先生はS君から状況を聞きつつ，Iちゃんの全身所見を取り出した．患児の呼吸循環に問題のないことを確認すると，看護師に指示してセフォタキシム100 mg/kgを投

与した．S君は「腰椎穿刺前に抗菌薬を投与したら起因菌がわからなくなってしまいます」とM先生に訴えたが，「起因菌が同定できても救命できないか，後遺症が残ってしまったら何の意味もないでしょ」と言い返されて，それ以上は何も言えなかった．結局呼吸状態の改善後に腰椎穿刺が施行されたが，多核球優位の細胞数上昇と髄液糖の低下が確認され，細菌性髄膜炎の診断にて小児病棟へ入院となった．血液培養からは肺炎球菌が検出されたが，抗菌薬加療が著効し，後遺症を残すことなく約4週間後に無事退院となった．

診断

細菌性髄膜炎（肺炎球菌性髄膜炎）

解説

けいれん重積の初療時には，心肺蘇生のABC評価と抗けいれん薬の投与に加えて，同時にけいれんの原因は何であるか考える必要があります．特に発熱を伴う場合には，単なる熱性けいれんでいいのか，熱源がどこなのかを考えなくてはいけません．なかでも髄膜

表1 細菌性髄膜炎の起因菌想定と治療薬の選択

年齢	グラム染色	想定起因菌	考え方	処方例
新生児期〜4か月未満	グラム陽性球菌	B群溶血性連鎖球菌	第三世代セフェムを選択，リステリアに対し広域ペニシリンを併用	セフォタキシム 300 mg/kg 分3 あるいは セフトリアキソン 120 mg/kg 分2 アモキシシリン 300 mg/kg 分3
	グラム陽性桿菌	リステリア（稀）		
	グラム陰性桿菌	大腸菌		
4か月以降	グラム陽性球菌	肺炎球菌（PRSPに注意）	薬剤耐性菌が多く，第三世代セフェムおよびカルバペネムを併用	セフォタキシム 300 mg/kg 分3 あるいは セフトリアキソン 120 mg/kg 分2 メロペネム 140 mg/kg 分3
	グラム陰性桿菌	インフルエンザ桿菌（BLNARに注意）		
	グラム陰性球菌	髄膜炎菌（稀）		
頭蓋底骨折，脳外科術後など	グラム陽性球菌	ブドウ球菌，A群溶血性連鎖球菌	MRSAが否定されるまでバンコマイシンを使用	バンコマイシン 1回15 mg/kg，1日3回（生後1週まで1日2回）
	グラム陰性桿菌	緑膿菌	カルバペネムまたは第三世代・第四世代セフェムを使用	メロペネム 140 mg/kg 分3 あるいは セフタジジム 150 mg/kg 分3

乳幼児期〜小児期のインフルエンザ桿菌b型による髄膜炎では神経学的後遺症を減少させるため，抗菌薬投与前のデキサメタゾン0.15 mg/kg，6時間ごと，2〜4日間の投与が推奨される．初回抗菌薬投与の際にインフルエンザ桿菌b型感染症の可能性を考慮する．

炎は必ず鑑別すべき疾患の1つです．

　細菌性髄膜炎では，早期に初回抗菌薬を投与することで救命率を上げ，後遺症の発生率を下げることが知られています．髄膜炎が否定できない場合，遅くても初療開始後1時間以内に十分量の抗菌薬を投与すべきです．抗菌薬投与前の培養検体採取は，教科書的には基本中の基本とされています．しかし気道(A)，呼吸(B)，循環(C)が不安定な状態での腰椎穿刺は高いリスクを伴います．特に気道，呼吸が不安定な場合に腰椎穿刺を施行する際には，気道確保が必要なこともありますが，髄液検体採取のために初回抗菌薬投与が遅れるようなことがあってはなりません．

　髄液検査施行後，培養結果が出るまでの数日は経験的な抗菌薬加療を行う必要があります．年齢ごとの想定される髄膜炎起因菌を表1に示します．もしグラム染色が施行できればさらに菌種を絞り込むことができますが，髄液のグラム染色判定は喀痰，尿などに比べ難易度が高く，ある程度の経験が必要とされています．

　本症例のように全身状態が不安定かつ時間的余裕が少ない場合では，筆者らはカテーテル尿採取と静脈路確保時の血液培養を施行し，腰椎穿刺に先行させて広域抗菌薬(セフォタキシム 100 mg/kg)の投与を行っています．初回抗菌薬投与後30分以内であれば，髄液細胞数の著減は認めず髄膜炎の診断は可能と考えています．グラム染色や髄液培養が陰性化してしまうことはありますが，髄液や尿のラテックス凝集反応による迅速診断キットの併用や血液培養の結果から髄膜炎起因菌を同定できることもあります．細菌性髄膜炎の血液培養陽性率は40〜70％と報告されており，髄膜炎が疑われる症例では，積極的な血液培養施行が推奨されます．稀に中耳炎や副鼻腔炎から波及したと考えられる髄膜炎症例もありますので頭頸部の詳細な診察は必須と考えられます．

> **TIPS**
> ・ABCが安定しない状況下の腰椎穿刺は禁忌と考える．細菌性髄膜炎や敗血症を疑ったら，まず血液，尿培養検査後に十分量の広域抗菌薬を投与する．

■ 参考文献

1) American Heart Association：PALSプロバイダーマニュアル AHAガイドライン2005準拠．シナジー，2008
　☞ ER医必読！の小児救急専門書です．
2) 日本神経感染症学会(監)，細菌性髄膜炎の診療ガイドライン作成委員会(編)：細菌性髄膜炎の診療ガイドライン．医学書院，2007
　☞ 日本神経感染症学会，日本神経学会，日本神経治療学会が合同で策定したガイドラインです．
　http://www.neuroinfection.jp/guideline101.html

（国立成育医療研究センター病院 救急診療科　境野高資）

| CASE 02 | 緊急度：★★★　重症度：★★★　対応医：後期研修医　転帰：PICU入院 |

小児重症頭部外傷の裏側

症例

12月ある朝，救急当直をしていた後期研修医のS君のもとに他院より救急患者が搬送されてきた．患者はBちゃん（生後5か月，男児）で，自宅での心肺停止（CPA）症例だった．昨日夕方18時に自宅でうつぶせ寝をしていた際に母親が呼吸停止に気づいた．救急隊現着時にはCPAが確認されていて，救命センターに搬送後蘇生処置が行われた．2回目のアドレナリン投与で自己心拍の再開が得られたが，最大心肺停止時間は40分程度であった．Bちゃんは挿管され，初療時の血液ガス所見では混合性のアシドーシスが著明だった．血液検査上アンモニア（NH_3）が 1,000 μg/dL を超えており，代謝異常症の疑いにて転院搬送となった．

経過

到着時，A（気道）は 4.0 mm 経口挿管で右口角 10 cm 固定，B（呼吸）は弱く浅い自発呼吸があり，呼吸数は 40/分，FiO_2 80％ で SpO_2 は 100％ だった．C（循環）は心拍数 150/分，収縮期血圧 100 mmHg 台で，末梢循環は保たれていた．前医初療時に輸液が合計で約 60 mL/kg 入っていたが尿道カテーテルからの排尿はなかった．D（意識）は痛み刺激に反応なく，瞳孔径は 7/7 mm と散大し，E（体温）は 35.9℃ だった．

人工呼吸管理下に酸素化も保たれ，循環動態も安定していたが，瞳孔は散大したままだった．特に外傷の既往もなかったが，頭部CT（図1）は救急隊の覚知より約6時間後の撮影であったが，散在性の虚血性変化とびまん性の硬膜下血腫を認めた．頭部CTを見たM先生はS君に眼科医に眼底所見をみてもらうように指示した．S君の頭にCA（幼児虐待，child abuse）の単語が浮かんだが，先ほどS君が両親に説明した際には急な出来事にひどく落胆し，まともに話を聞けない状況だった．想定外の事態に「外表に目立った所見もないし，M先生は本当に虐待だと思っているんですか」と半ば両親をかばうように聞いたが，M先生は「眼底所見の結果をみてからま

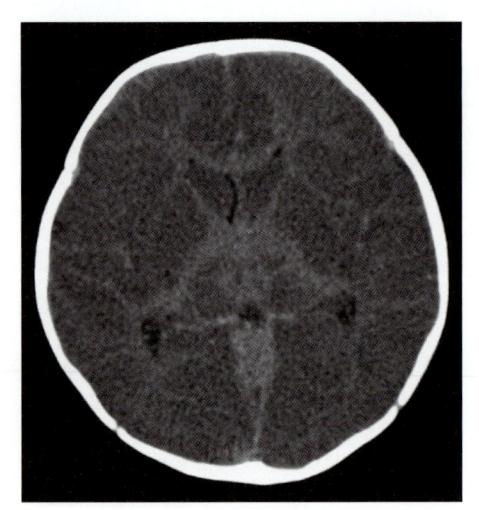

図1　初療時の頭部CT画像
SDH（硬膜下血腫）の所見と広範な大脳の低吸収域が確認された

た話そうか．医師の見た目は当てにならないんだよ」と言い残してCT室を後にした．

検査終了後，患児はPICU（小児集中治療室）入室したが，翌朝には自発呼吸が消失し，脳波検査でも波形は平坦だった．眼科医が患児の眼底検査を施行したところ，両側性に多数の眼底出血が確認され，急性硬膜下血腫の所見とあわせて，虐待によるSBI（重症頭部外傷）と心停止と判断された．数日後には脳幹反射も消失し，来院後5日目で永眠された．S君は何ともやるせない，複雑な心境を抑えきれなかった．

（参考：搬送時にはアンモニア値は低下しており一過性の上昇と考えられた）

診断

急性硬膜下血腫，来院時CPA

解説

国内の基幹病院ではおおむね年間数件の乳児CPA症例の経験があると思います．PALS（小児二次救命処置）のテキストによれば，小児院外心停止症例の生存退院率は5〜12％と低く，神経学的予後も不良とされています．多くの場合はSIDS（乳児突然死症候群）と判断されますが，異状死として警察での検案（検視）を依頼することになります．

SBIでは頭部CT上の急性硬膜下血腫の所見と眼底所見上の網膜出血により虐待症例と判断されますが，診断とその後の対応に関しては多くの課題が残されたままです．当院でのデータですが，集中治療を要した乳児頭部外傷の約80％は虐待関連の症例でした．

CPA蘇生後のみならず，重症の乳児頭部打撲症例では，常に虐待を考慮した姿勢が望まれます．両親の心のケアをしつつ，その裏では虐待も考慮する……そんな相反した思考が必要とされます．現実に1人の医師で患者の初期評価から家族への説明，児童相談所への通告などを行うのは困難です．当院では主治医とは別にSCAN（suspected child abuse and neglect）チームが介入し，児童相談所への通告や保護者への説明を行っています．

TIPS

- 重症頭部外傷症例の原因検索では虐待の鑑別も必要

参考文献

1) Levin AV：Retinal hemorrhages：Advances in understanding：Pediatr Clin North Am 56：333-344, 2009
☞小児虐待（頭部外傷）における網膜出血のレビューです．
2) Lonergan GJ, Baker AM, Morey MK, et al：From the archives of the AFIP. Child abuse：Radiologic-pathologic correlation. Radiographics 23：811-845, 2003
☞虐待児の画像評価に関して，機序から組織像に至るまでを解説したわかりやすいレビューです．

（国立成育医療研究センター病院 救急診療科　辻　聡）

| CASE 03 | 緊急度：★★★ | 重症度：★★★ | 対応医：後期研修医 | 転帰：看取り，警察対応 |

子どもの心肺蘇生はいつまで？

> **症例**　Nちゃん（生後7か月，男児）は自宅にて心肺停止（CPA）の状態でいるところを発見された．ホットラインで収容要請があり．特に妊娠出産歴および発達に異常を指摘されていない．

経過

　早朝8時，消防庁からのホットラインが鳴り響いた．救急隊からの現場情報によれば，自宅でうつぶせ寝のところを母親が発見し，すでに呼吸も脈もない状態であった．すぐに救急車が要請されたが，救急隊現着時に心肺停止（CPA）が確認され，現在も心肺蘇生（CPR）中だった．救急初療リーダーのM先生は手際よく人手を集め，看護師や若手医師たちに次々と指示を出していった．数分で蘇生チームが完成し，各々に役割分担が指示されていた．その場に居合わせた後期研修医のS君も胸骨圧迫要員として蘇生チームに潜り込んだ．

　上級医のM先生の声が初療室に響く．「あと5分で到着だ．各自自分の役割をしっかり果たすように．S先生，胸骨圧迫の4原則を思い出せ．心肺蘇生の基本は質の高いCPRだ，いいな」「ハイッ」S君はドキドキしながら，「強く，早く，しっかり戻す，あと何だっけ……そうだ，中断しない，だ」と心のなかでつぶやいた．

　約10分後，救急車が到着した．救急隊員が必死にCPRを続けている．初療ベッドにNちゃんを移動させると，M先生の号令下にS君は胸骨圧迫を始めた．「モニター波形が出ました」とベテラン看護師がM先生に声をかけた．「よし，いったん止めよう．……Asys（心静止）だ．S先生，胸骨圧迫再開だ．15：2でCPRを続けろ！」「ハイッ」S君は額に汗を滲ませながら，両手の先にM先生の鋭い視線を感じつつ，気道係の麻酔科のT先生と声をかけ胸骨圧迫を続けた．

　患児の足元に配置された2人の研修医が声を上げる．「M先生，骨髄路確保できました」声の途中でM先生は「よし，エピネフリン0.1 mgだ．その後ヴィーンF®のボーラス輸液を開始して」．「M先生，検体とれました」．もう1人の研修医U君が続いてM先生に伝えると，「まず迅速血糖確認して．それから血液ガス検体を持って検査室にダッシュだ．結果を急いでもってきて」．M先生は矢次早に次の指示を伝えた．

　時計を見つめながら記録係の看護師がM先生に声をかける．「M先生，2分経ちました」「よし，S先生，胸骨圧迫中止だ．よくやった．後ろのT先生と交代して．モニター波形は？」．全員の視線が心電図モニターに注がれる．「Asysだ，胸骨圧迫再開！」M先生の声

とともに全員が再び動き出す．「T先生，挿管お願いします」M先生は手際よくチームに次々と指示を出していく．「記録係は2分ごとに声をかけて，それから直腸温モニターで体温を測定して，あと保温もお願いね」．「V先生，採血と尿カテもお願いします．W先生は救急隊に情報を聞いてきてください．師長さんは両親のケアをお願いします．それから，S先生，胸骨圧迫は2分ごとに交代だ，質の高いCPRを忘れるな．それから6H5T*の検索をしよう」．M先生が全身の所見を確認したが，外傷などの目立った所見はなかった．患児は四肢の硬直はないものの，すでに冷感が強く体温は34℃まで低下していた．

救急隊からの情報によれば，患児は特に妊娠出産経過に問題のない，生後7か月の男児で，健診でも特に異常を指摘されたことはなかった．先週より家人に鼻漏と咳嗽を伴う感冒症状がみられており，患児も一昨日より鼻漏と咳嗽症状を認めるようになり，近医で処方を受けていた．本日午前2時ごろに母親が母乳を飲ませた後，患児とともに寝ており，朝7時30分に母親が気づいた際にはうつぶせの状態で顔色不良となっており，すでに呼吸も脈もない状態であった．最大心肺停止時間は6時間程度と推察された．

2分ごとにモニター上での波形確認を行い，4分ごとにアドレナリンの投与を継続したものの，その後も自己心拍の再開は得られず，モニター上はAsysが遷延した．血液ガス所見ではpH 6.7台で重度の混合性アシドーシスを呈しており，電解質はNa$^+$ 134 mEq/L，K$^+$ 6.2 mEq/L，Ca^{++} 1.22 mg/dLだった．M先生よりメイロン®の投与が指示され，輸液ボーラス投与を担当していた研修医のU先生からは輸液が60 mL/kgに相当する600 mL入ったことが報告された．必死の蘇生行為にもかかわらず，いっこうに自己心拍の再開はえられなかった．

初療開始より約30分が経過したころ，M先生は蘇生現場を麻酔科のT先生に任せ，両親の待つ個室へと向かった．両親に簡単な自己紹介を済ませると，自宅ですでにCPA状態にあったこと，救急隊のCRP行為に引き続き，搬送後も賢明な救命処置を続行中であること，しかし患児の自己心拍の再開はいっこうにえられていないことを伝えた．「このまま蘇生を続けても，Nちゃんの心臓が再び動き出すことはないでしょう．救命できない以上，残念ですがこれ以上の蘇生行為はNちゃんにとって苦痛でしかなくなってしまいます．これから一緒にNちゃんのところに行って，最後のお看取りをしましょう」．それを聞いた母親は床に崩れ落ちて泣き出した．父親が涙ながらに母親を抱きかかえ，何とか椅子に座らせようとした．M先生はそれを手伝い，母親が落ち着くのを待って，再度母親に伝えた．「Nちゃんが向こうで待っています．辛いこととは思いますが一緒に会いに行きましょう」．父親に抱えられるようにして母親がようやく歩き出した．M先生は初療室内に目配せをして両親の到着を知らせた．

両親に蘇生の現場を見せ，蘇生行為の説明を行った後，M先生はゆっくりと患児の呼吸

---

*PALSにおける心肺停止時の検索項目は以下の6H5Tです．成人のACLSやICLSとやや異なることに注意してください．
Hypoxemia（低酸素）　　Hypovolemia（循環血漿量低下）　　Hypothermia（低体温）
Hyperkalemia（高K血症）　　Hydrogen ion（H$^+$：アシドーシス）　　Hypoglycemia（低血糖）
Tamponade（心タンポナーデ）　　Tension Pneumothorax（緊張性気胸）　　Toxin（中毒）
Trauma（外傷）　　Thrombosis（塞栓）

と脈のないことと瞳孔反射のないことを確認した．M先生が死亡確認を告げると両親はその場でしばし泣き伏した．

両親が落ち着くのを待って，最後にM先生は両親に対して，院外CPAでは原則警察に届け出る義務があることを伝えた．両親の同意のもとに，死因検索の目的にautopsy imaging(Ai)として頭部から下肢までの全身CT検査を施行したが，頭蓋内出血や臓器損傷などの目立った異常所見はえられなかった*．眼底検査でも網膜の出血斑は認められなかった．

診断

院外CPA(死亡)

解説

心肺蘇生のガイドライン2010では，「患者側の背景，心停止の原因や心停止前，蘇生前の状況，蘇生治療の内容など，ROSC(自己心拍再開)の有無を予測できる，あるいは蘇生努力の中止を考慮するための，信頼できる指標はなく，例えば単純な時間因子のみで蘇生中断を決定することは適切でない」と記載されています[1]．さらには「特に小児医療領域では，蘇生の中止，あるいは医学的無益(medical futility)についての議論が十分になされてきていない」とされており，明確な基準のないまま現場は判断を迫られています．院内CPAの場合には30分以上の蘇生行為により自己心拍の再開や生存退院例の報告があるほか，生存率が26〜27％との報告があり，長時間の蘇生行為は妥当だといえますが，院外CPAの場合の生存率は成人で5％に対して小児では，乳児期では3％，幼児期以降では9％と報告されています．

本症例は就寝中に起こった，時間経過の明確でないCPA症例ですが，体温の低下などからすでに一定時間が経過したものと考えられました．院外CPA症例の蘇生行為をいつまで継続するのか，明確な根拠はなくとも救命の見込みのないままに延々と蘇生行為を継続するべきではありません．最愛の子どもを亡くすことになる両親へのケアも重要ですが，救命できないままに蘇生処置を受ける子ども自身のことも十分に考慮する必要があります．事前に科内や院内で統一した見解をまとめておくべきでしょう．当科では院外CPAの場合で，来院時波形が心静止(asystole)〔無脈性電気的活動(PEA)含む〕に関してはおおむね30分程度の蘇生行為に反応しないことを一応の目安に考えています．そのほか体温や最大自己心拍停止時間，瞳孔径や血液ガス検査上のpH値などを参考に，蘇生中止の判断を行っています．目撃者のある突然の卒倒によるCPAではCPRを継続しつつ，集中治療医との協力のもとに迅速な体外循環の導入(extracorporeal CPR：ECPR)を行います．

AHAのガイドラインには家族の立ち会いに関する記載もあります．

---

*当院では院内外の死亡症例に関して，放射線科の協力のもとに全身のautopsy imagingを行っています．

- 蘇生の現場に患児の家族が同伴することは，悲嘆過程において有益であることがわかっており，概して混乱を招くとは示されていない．そのため，もし，蘇生行為の妨げにならなければ，家族の立ち会いは考慮されてもよい．
- 医療従事者は，小児・乳児の蘇生時の家族の立ち会いに関して，家族の希望を確認する機会を設けるべきであるが，急性期医療の現場に市民が立ち会うことは決して一般的ではないことや，医療従事者と家族間に存在する知識の解離に関して配慮するべきである．同様に事前に部署内で検討しておいたほうがよいでしょう．特に乳児の院外CPA症例では，看取りのタイミングも重要ですが，原因検索として虐待の可能性も検討する必要があります．剖検に加えてAiによる評価や眼底検査の必要性も，今後検討されるべき事案だと思います．

TIPS
- 心肺蘇生時には一丸となったチーム医療が重要だが，蘇生に反応しない場合の対応に関しても事前に統一した見解をまとめておこう．

■ 参考文献

1) JRC（日本版）ガイドライン2010．第3章：小児の蘇生．財団法人日本救急医療財団HP：http://www.qqzaidan.jp/jrc2010.html

（国立成育医療研究センター病院 救急診療科　辻　聡）

| 4 CASE | その他 |

緊急度：★★　重症度：★★　対応医：後期研修医　転帰：消化器外科入院

01　Free air とかくれんぼ

> **症例**　24 時間の当直明けに後期研修医の S 君が働いているときだった．休日出勤をしてきていた上級医の M 先生に呼び止められ「この腹部単純 X 線写真（図 1）どう思う？　正常かな？」．このお腹の単純 X 線像の持ち主は N さん（77 歳，男性）．買い物中に今までにないような腹痛を感じて受診をしたそうだ．

経過

「臥位の撮影ですよね．今まで感じたことのない痛みだからきっと穿孔なんだろうけども free air なんてわかるわけないし．ちょっと見ただけではいつもと変わらないように見えますね．でも何かいつもと違う」と聞かれた S 君は違和感を感じているようではあったが結局答えが出せなかった．

「実は診察したら肝濁音界の消失もあったんだよ．じゃ，CT を見てみよう」と M 先生が CT を提示した（図 2）．

腹部造影 CT では肝表面に free air と腹水を認めた．Free air の位置から上部消化管穿孔が考えられたため，緊急開腹術を行うことになったということであった．そして M 先生

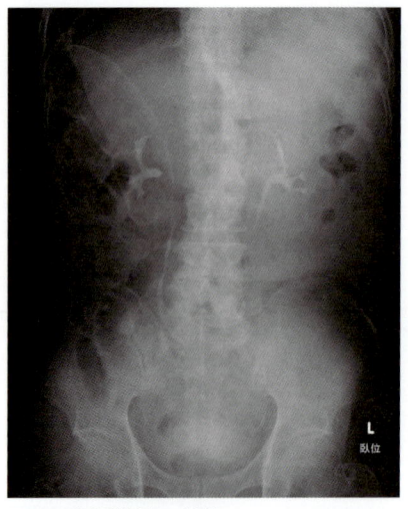

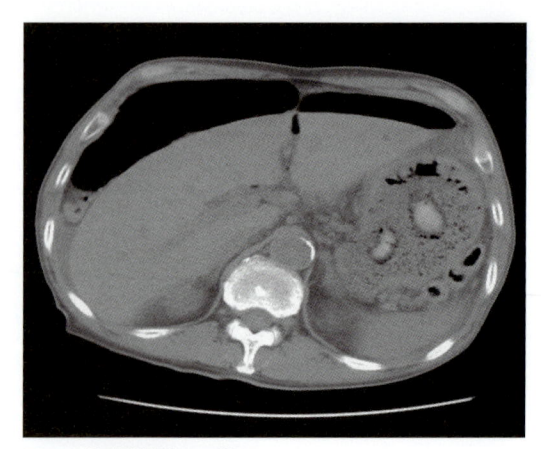

図 1　腹部単純 X 線像

図 2　腹部造影 CT 像

は「この腹部 X 線像を見抜けないようじゃ，患者は救えないかもしれないぞ」と言って立ち去った．

診断

十二指腸潰瘍穿孔

解説

　図1の腹部単純 X 線像に違和感を覚えましたか．「消化管穿孔＝右横隔膜下の free air」と思っていませんか．それはあくまで立位もしくは左側臥位で撮影した場合に見られる所見です．患者があまりのお腹の痛さに立てない場合には，臥位で撮影するしかありません．そのときにはもちろん典型的な free air を単純 X 線でとらえることはできませんが，だからと言って異常所見がないわけではありません．

　図1で消化管穿孔を示唆する所見として以下の2つがあげられます．
　① 正常のものと比較すると腹部全体の透過性が亢進している．
　② 右側の結腸壁そのものが見られている．

　腸管壁が見えるということは，軟部組織濃度である腸管壁の内側（もともと存在している腸管内のガス）と外側（腹腔内の遊離ガス）が空気に囲まれているからであり，腸管外の遊離ガスが存在している証拠となります．この単純 X 線所見を "Rigler's sign"（double wall sign）と言います．

　ただし，あくまで消化管からの遊離ガスが大量である場合にみられる所見になりますが，臥位であっても十分に異常所見としてとらえることができるのです．ただ何よりも大事なのは「いつもと何かが違う」という違和感を大事にして疑いの目をもつことだと思います．どこかに free air が隠れているかもしれません．

　以下に腹腔内遊離ガスの3つの主要な所見とそのピットフォールをまとめました．（頻度順）
　① 横隔膜下の三日月状透亮像（crescentic lucency，図3）：Chilaiditi 症候群に注意！　時に大腸と肝臓上縁との間に存在していることがあり，大腸のハウストラを遊離ガスと間違えてしまうことがあります．
　② 腸管壁の両側が見える（Rigler's sign）：拡張した小腸ループに注意！　拡張した小腸ループが互いに重なると腸管壁の両側が見えているかのような印象を受ける．紛らわしい場合には左側臥位でのX線，CT を撮影するなどの検査の追加を．
　③ 鎌状靱帯が見える（falciform ligament sign，図4）：大量の遊離ガスが存在した場合に患者を仰臥位にして撮影すると見られるサイン．

　また，診察所見でも「肝濁音界の消失」という特徴的な所見があります．正常であれば肝臓から肺に移行するときに濁音から鼓音へと音の性状が変わりますが，free air が肝臓の前面にある場合には濁音が消失し鼓音のみとなります．これも重要な所見ですのでぜひ覚えてください．

CASE 01　Free air とかくれんぼ

図 3　横隔膜下の三日月状透亮像

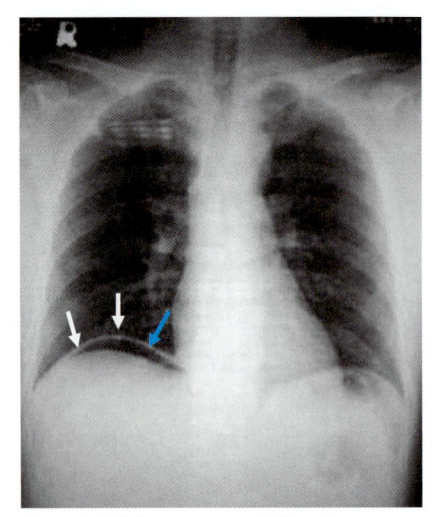

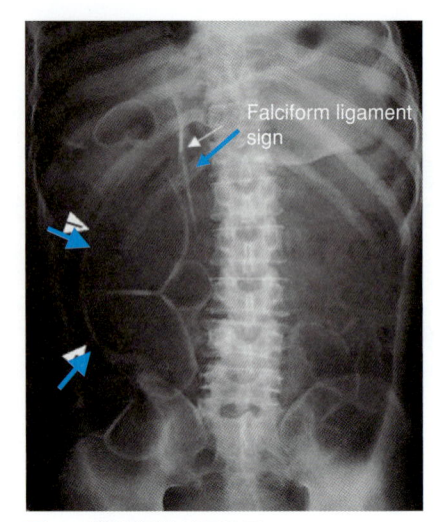

図 4　鎌状靱帯が見える

> **TIPS**
> ・「消化管穿孔＝右横隔膜下の free air」は腹部単純 X 線像を立位もしくは左側臥位で撮影したときにみられる所見

■ 参考文献

1) Herring W（著），江原 茂（監訳），菅原俊祐（訳）：画像診断を学ぼう．単純 X 線写真と CT の基本．メディカルサイエンスインターナショナル，2008
2) Saggi BH, Sugerman HJ, Ivatury RR, et al：Abdominal compartment syndrome. J Trauma 45：597-609, 1998
3) Burch JM, Moore EE, Moore FA, et al：The abdominal compartment syndrome. Surg Clin North Am 76：833-842, 1996

（国立病院機構災害医療センター　放射線科　妹尾聡美）

CASE 02 感染症の free air

緊急度：★★　重症度：★★★　対応医：後期研修医　転帰：泌尿器科入院

症例

Bさん(59歳, 女性)は，10年来の糖尿病の通院治療を1年ほど前の引越しを契機に自己中断したが，それ以外は普段どおり生活していた．しかし，入院3日前より体調不良となり，食事がとれず終日臥床していた．入院当日には腹痛と悪心が出現して立つこともできなくなり，さらに軽度の意識障害を伴ったため，家族が救急要請し二次救急外来を受診した．

経過

来院時，意識はJCS 2，体温35.7℃，脈拍127/分，血圧73/43 mmHg，呼吸数24/分，SpO_2 98%で，腹部にはびまん性の疼痛と圧痛を認め，CVA(肋骨脊椎角)叩打痛は両側陽性，腸雑音は聴取できず，皮膚ツルゴールは低下していた．後期研修医のS君は「こんなショックの人の対応は二次救急の範囲じゃないよ！」と救急隊を恨みながら，それでも脱水および感染症によるショックを疑って採血，心電図，各種培養などを行い急速補液を開始した．自家製マル秘ノートのEGDT(早期目標志向型治療)のページをにらみつつカテコラミンの投与を我慢して補液を続けると，1Lを超えたところでやっと収縮期血圧が90 mmHgを超え始めた．返ってきた血液ガス検査に目を通すと代謝性アシドーシスで，血糖値は400 mg/dL近くあった(表1)．

表1　来院時の検査結果

血液ガス (3 L nasal)	凝固	Na 128 mEq/L
pH 7.32	PT-INR 1.52	K 4.6 mEq/L
$PaCO_2$ 22 mmHg	APTT 38.3秒	CK 57 IU/L
PaO_2 123 mmHg	Fib 968.3 mg/dL	CRP 40.6 mg/dL
HCO_3^- 11.4 mmol/L	D-dimer 36.8 μg/mL	尿迅速
BE -12.8 mmol/L	生化学	pH 6.0
Lactate 103 mg/dL	AST 23 IU/L	TP(3+)
血算	ALT 10 IU/L	Glu(3+)
WBC 2,400/μL	LDH 536 IU/L	ketone(±)
Hb 12.1 g/dL	Glu 386 mg/dL	blood(3+)
Plt 12.0×10⁴/μL	BUN 43.7 mg/dL	Urobil(±)
	Cre 3.70 mg/dL	WBC(2+)

CASE 02 感染症の free air

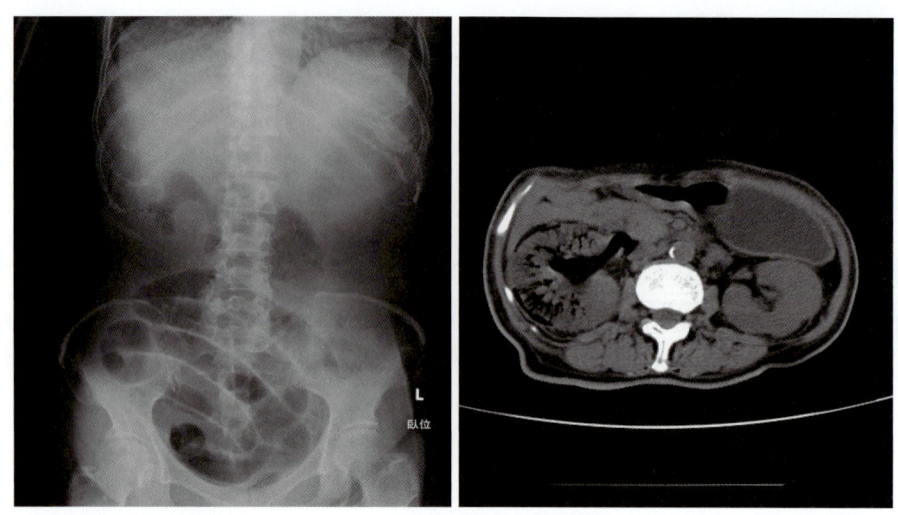

図1 来院時の腹部単純X線写真(左)と腹部単純CT像(右)

　ポータブルの腹部単純X線写真を撮った後，S君は腹痛の原因を調べるため腹部超音波を始めたが右腎を描出できずに四苦八苦した．ちょうどそこへ駆けつけた上級医のM先生は血液ガスの結果を見て「たぶんDM(糖尿病)でDKA(糖尿病性ケトアシドーシス)の腹痛じゃないの？」とバッサリ．ところが腹部単純X線写真を確認すると右腎の陰影が明瞭に浮かび上がっていた．本気になったスタッフと緊急腹部CTの撮影画面を覗き込みながら，S君は右腎の腫大と腎盂および腎周囲の気腫像を確認して(図1)，Bさんには申し訳ないが思わずニヤリとした．

　血液検査，尿検査の結果でも尿路感染が示唆され，Bさんは糖尿病を基礎疾患とした気腫性腎盂腎炎による敗血症性ショックと診断された．そのまま救命センターに入院となり抗菌薬の投与を含む集中治療を開始された．そして泌尿器科医へのコンサルテーション依頼の結果，入院10時間後には緊急の腎摘出術を施行され，その後は順調な経過で約3週間後に軽快退院となった．起因菌は *Escherichia Coli* であった．

診断

気腫性腎盂腎炎，敗血症性ショック，DIC(急性期診断基準)，糖尿病

解説

　Surviving Sepsis Campaign[1]によりEGDTの考え方が普及して，標準化された診療を行う施設が多くなりました．国立病院機構東京医療センターでも最近は若い研修医がガイドラインを片手にEGDTの方針にそって，ひょっとすると指導医たちが経験と勘で行ってきたものよりも均質で確実な初期治療を行っています．

　本症例は第一印象では，高血糖，脱水，ショック，びまん性の腹痛，アシドーシスなどからDKAなどと誤診されそうでしたが，S君は急性腹症と感染症+SIRS(全身性炎症反

応症候群）＝sepsis（敗血症）の鑑別に忠実でした．まずは volume, volume と唱えながら，おおむね EGDT にそった急速輸液などの蘇生治療を行い，患者を大きく移動させずにすむポータブル単純 X 線写真，腹部超音波検査を行って（CT は死のトンネル），腎周囲の気腫像に気づきました．そしてバイタルサインに少し余裕が出たところで消化管穿孔などを腹部 CT で除外し，短時間で気腫性腎盂腎炎の診断にたどり着きました．

気腫性腎盂腎炎はその 90％ 以上が糖尿病に合併する重症感染症です．腎盂腎炎の原因としてはありふれた通性嫌気性菌の *E. Coli* で，なぜ一部のみが気腫を呈する激しい腎炎となるのか．一説には組織内のグルコース濃度が高い状況でブドウ糖発酵による CO_2 産生が促進されることや，糖尿病による血管障害や免疫低下，菌自体が遺伝子的に異なる可能性などがいわれていますが，その機序は不明なようです．

気腫の分布や程度などにより予後やベストの治療法は異なるようですが，原則的には外科的な感染創の解放が治療には必須と考えられており，救命のため緊急の経皮的ドレナージを行ったり腎摘出を行ったりする必要性があります．

気腫を呈する感染症としてほかに代表的なものには気腫性胆嚢炎・胆管炎，ガス壊疽，気腫性膀胱炎などがあります．膀胱炎はやや例外ですが，偏性嫌気性の *Clostridium Perfringens* などによるものも *E. Coli* などの通性嫌気性菌のものも外科的処置で摘出や大気と解放することが必須なため外科的感染症と呼ばれることもあります．感染症でも消化管穿孔と同様，「free air →急いで外科的処置を検討」という公式が成り立ちそうです．

余談ですが，本症例では一見して腎不全ですが，抗菌薬の初回投与量は通常量の投与を行ってください．疑問に思う読者がいるかもしれませんが，急性期の重症感染症ではクレアチニン値から eGFR 計算式で腎機能を予測して初回の抗菌薬の投与量を決めることは適切ではありません．eGFR 計算式は定常状態にのみ適応できるため，急性期で脱水や急性の腎不全をきたしている状況では腎機能を過大評価したり過小評価したりすることも理由ですが，いずれにせよ初回量は血中濃度を迅速に治療域まで上昇させるため通常量以上を投与し，余裕ができたところでその後の投与量は諸所の要因を加味して総合的に判断するべきでしょう．

TIPS

・気腫のある感染症は重症．外科的処置の検討が必須

■ 参考文献

1) Surviving Sepsis Campaign guideline 2008. 医学のあゆみ 227(10), 2008

（国立病院機構東京医療センター 救命救急センター 吉田拓生）
（東京大学大学院 公共健康医学 森 朋有）

| CASE 03 | 緊急度：★★　重症度：★★★　対応医：後期研修医　転帰：消化器外科入院 |

胸水多量警報

症例

Wさん（87歳，男性）は2年前に熱中症で入院歴がある以外には特に既往のない健康な男性であった．3日前からの悪心と全身倦怠感を自覚していた．2日前には嘔吐もしたが我慢強い性格のため自宅で様子をみていた．当日早朝いつもどおり自宅の雨戸を開けようとしたところ脱力感に突然襲われて立てなくなったため，近くの病院に救急搬送された．救急当番をしていた医師が診察したところ呼吸数30/分，血圧72/40 mmHg，脈拍100/分とショックの所見を認め，左呼吸音減弱していることから胸部単純X線を撮影したところ多量の左胸水を認めたため細菌性肺炎に続発した急性膿胸とそれに伴う敗血症性ショックの仮診断で，緊急の全身管理が必要と判断されて救命救急センターに転送となった．

経過

転院搬送が決まって，久しぶりの敗血症性ショックの治療に期待を膨らませていた後期研修医のS君は，どんな抗菌薬にしようかと頭をブンブン振りながら考えていた．Wさんが救命救急センターの初療室に搬送されたときには前医からの輸液療法のおかげなのか血圧は109/56 mmHgとやや上昇していたが，脈拍は100/分を超えて頻脈を呈しており，呼吸数も30/分と多呼吸であった．前医の情報どおり左肺野の呼吸音は減弱しており，胸部単純X線像上も透過性低下は全肺野に及んでいた．S君は最近覚えたばかりの簡易超音波検査を当てて多量の胸水が貯留していることを同定できた（図1）．

S君は前医の指摘のとおり「細菌性肺炎に続発した膿胸なのでは？」と考えつつ，敗血症性ショックを呈する原因もやはりここで間違いないのではないかと考えた．傍にいた上級医のM先生に胸腔穿刺の適応について確認すると，M先生から「中心部の円形ガス像が気になるね．CTを優先しよう」との返事だった．腑に落ちないS君だったがバイタルサインの安定化を優先して中心静脈カテーテルやAラインをサクサクと挿入して急速輸液を行った．頻脈の改

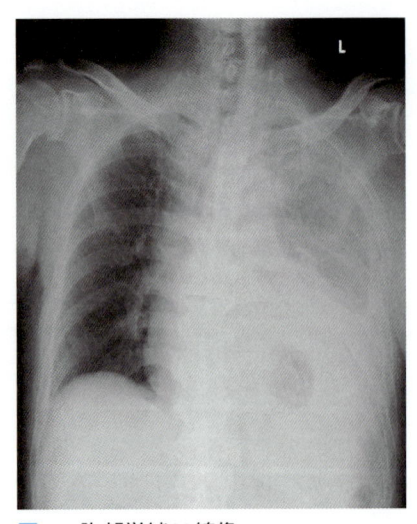

図1　胸部単純X線像

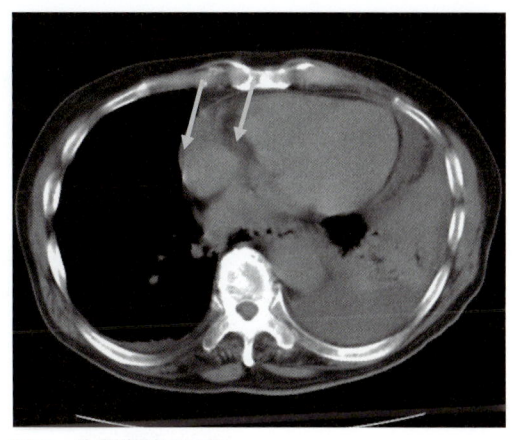

図2　胸部単純CT像

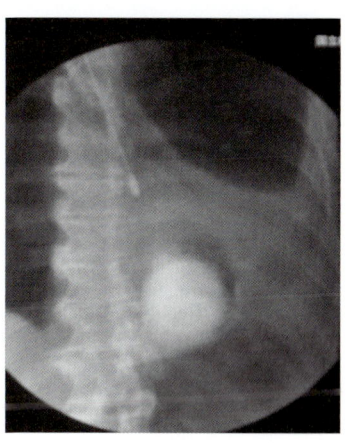

図3　上部消化管造影X線検査

善を確認してから胸部単純CTを撮影した(図2). CT上左胸水貯留を認めることまでは検査前と同じ診断であったが縦隔に少量の気腫を認めていた. 想定を裏切るCT所見に頭を悩ませていたS君の後ろから, 画像を覗き込んだ上級医のM先生が「やっぱり縦隔内に変化があるね. 消化管造影が必要だな」とS君に伝えて技師に連絡し始めた. 上部消化管造影X線検査(図3)の結果, 囊状に拡張した下部食道部分に造影剤の貯留を認め, 一部造影剤の漏出を認めた. 食道破裂であった.

その後行われた手術所見では下部食道に4cmもの大穴が開いており, 周囲に黒色膿性の被膜を伴う貯留物を認めた. 形成術と空腸瘻造設して手術は終了した.

診断

特発性食道破裂に伴う膿胸および敗血症性ショック

解説

特発性食道破裂は, 通称Boerhaave症候群とも呼ばれて1724年にBoerhaave氏により報告された疾患です. 発生機序としては, 急激な食道内圧の上昇, 食道胃協調運動の失調, 解剖学的局所抵抗減弱などが知られていて, 好発部位は下部食道左側に多いといわれます. なぜ食道下部左側に多いかというと, 筋層が脆弱性を有し, 神経血管の流入部であり, 隣接臓器による支持機構が弱いからでした. 報告から200年の時を経てFrinkやBarnetらにより1946年ごろにドレナージや食道閉鎖術が行われるまで致死率は非常に高いものでした. 現在においても食道破裂と聞くと緊急手術が必要だと考えるほどに, 緊急性はよく認知されていると思います. 症状から手術までの時間が12時間を超えると致死率が36%になり, 24時間以上であれば60%を超えるという報告もあるほどなので, どれほどの怖さかは十分に伝わると思います.

診断が遅れる最も多い原因は, 自然に食道が破裂した場合, ほかの一般的な心血管系イ

CASE 03 胸水多量警報

表1 Boerhaave症候群：報告された誤った初期診断例

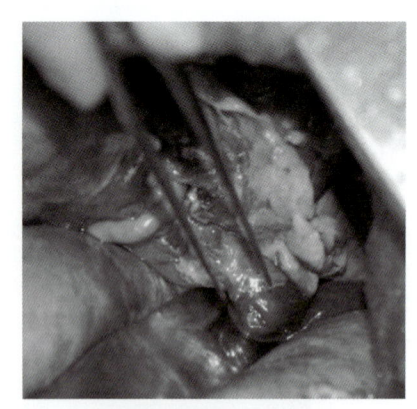

・誤嚥性肺炎	・縦隔気腫
・大動脈解離	・肺炎
・虫垂炎	・気胸
・食道炎	・肺塞栓症
・肺膿瘍	・横隔膜下膿瘍
・腸間膜塞栓症	・胃潰瘍，食道潰瘍
・心筋梗塞	・脾出血
・膵炎	・横隔膜ヘルニア

図4 食道破裂部周囲に膿瘍腔の被膜が形成（☞カラー口絵）

ベントや消化管疾患と症状がよく似ていて誤認されるためです（表1）．

S君が細菌性肺炎に続発した膿胸からの敗血症性ショックと考えてしまうことはまったく不思議なことではないわけです．上級医のM先生も肺膿瘍を考えてはいましたが胸部単純X線における円形の含気腔の位置が肺膿瘍に典型的な所見ではないことや同所見が心陰影後方縦隔側にあることからも消化管穿孔の可能性を考え，CTを優先し，後に消化管造影へと診断を進めたのでした（食道破裂は75〜90%左側に発症）．

前述のごとく激烈な経過をたどり高い致死率を有する疾患ですが，今回紹介した症例では推定発症日からの経過が比較的長く，手術までの間に保存的加療を行うことができました．これは手術所見で示されるように食道破裂部周囲に膿瘍腔の被膜が形成され，感染の波及が局所に限定し急激に進行しなかったことが理由と考えられました（図4）．

> **TIPS**
> ・突然の嘔吐，呼吸困難，胸痛の鑑別には特発性食道破裂を忘れない．左側膿胸をみたら特発性食道破裂も鑑別にあげよ．

■ 参考文献

1) Janjua KJ：Boerhaave's syndrome. Postgrad Med J 73：265-270, 1997

（国立病院機構東京医療センター　救命救急センター　上村吉生）

CASE 04

緊急度：★★　重症度：★★　対応医：初期研修医　転帰：感染症内科入院

命よりも大事な腎臓？

症例　Fさん(65歳，男性)．3日前から発熱があり全身倦怠感を自覚していた．買物をするためにコンビニまで歩いていたところ，悪心出現．路上にうずくまってしまったのを通行人が発見し，救急車を要請．救急隊到着時は頻脈，頻呼吸あり．会話可能．高血圧，糖尿病の既往あり．

経過

初期研修医のJ君はFさんが病院に到着したと同時にバイタルサインをチェックした．呼吸数28/分，血圧100/70 mmHg，脈拍120台/分．体温を測ったら38.8℃でSIRS(全身性炎症反応症候群)の基準は満たすようだ．意識は清明だがやや不穏で「身のおきどころがない」と，モゾモゾ動いていた．

J君は何らかの感染による敗血症をまず考えた．本人の訴えははっきりせず，炎症の病巣はよくわからない．J君は血液培養を採取し，輸液を行いながら身体所見を取り始めた．すると右上腹部に圧痛があり，腹部エコーで調べると肝右葉に辺縁不整の低エコー域を認めた．胆嚢には異常がない．J君は感染巣として肝膿瘍の可能性を考えた．しかし，エコーだけでは腫瘍や嚢胞も否定できず，胆管や膵臓の病変も描出不良で除外できなかったため腹部CTで精査することにした．

ちょうどその頃，血液検査の結果がきた．見ると血清クレアチニン(Cre)が2.25 mg/dLと上昇していた．「造影剤は使わないほうが無難かな」．J君は単純CTをオーダーした．しかし，CTから帰室後，出来上がった画像を見てJ君は思わず絶句した．「全然わからない……」．画像では肝内は不明瞭で，エコーで検出した病変は部位の特定すら難しい状態であった(図1)．

J君は造影CTで再度調べるべきかどうか迷い，上級医のM先生に相談した．上級医のM先生からは「肝膿瘍かどうかははっきりさせないとね．輸液量とバイタルサインは今どうなっているの？」と聞かれた．「来てから約1,000 mL入りましたが，バイタルサインは安定し，利尿もついています」と答えると上級医のM先生は「それじゃ造影CTを撮ろう」との返答．J君はおそるおそる造影CTを施行したところ，肝S7にリング状に染まる結節影を認めた(図2)．

画像と経過，所見から肝膿瘍が疑われ，Fさんは消化器内科に入院し，抗菌薬投与のうえ，膿瘍のドレナージが検討されることになった．J君は後日，放射線科の医師から「最初から的を絞ってCTをオーダーするように」ときつく注意され，思わず一言返したくなっ

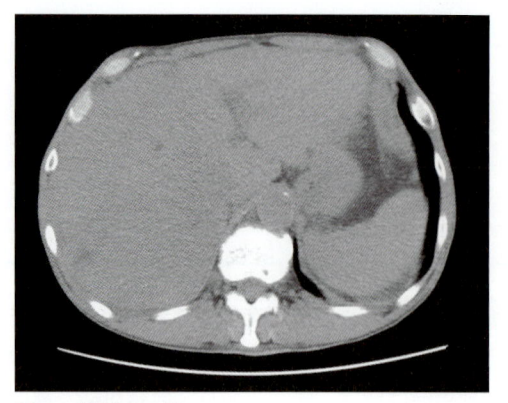

図1 単純CT像
肝臓の腫瘤影は不明瞭となっている．

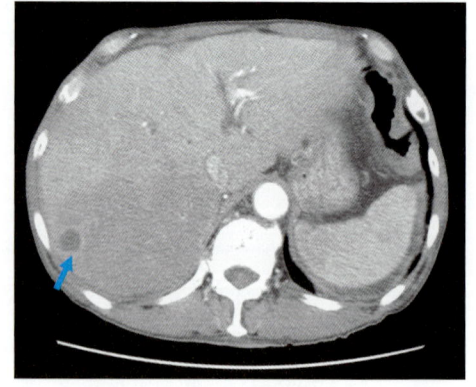

図2 造影CT像（画像は動脈相）
肝S7の外側にリング状に染まる結節影を認める（矢印）．

た．「そんなこと言ったって腎機能が悪い人に造影剤を使って大丈夫という保証はあるの？」．

診断

肝膿瘍による敗血症

解説

　肝膿瘍の臨床症状としては肝腫大や右上腹部の圧痛，黄疸が特徴的ですが，これらが認められるのは50％程度です．高齢者では発熱や倦怠感のみ呈することもあり，症状だけでは診断は困難です．診断には画像検査が重要な役割を占め，主に超音波や造影CTが頻用されます．この症例でJ君は腎障害があるのを知りながら造影CTを施行し，診断にたどり着きました．果たしてこの判断は正しかったのでしょうか．

　造影剤腎症（CIN：contrast induced nephropathy）は一般に「造影剤投与後48時間以内に血清Creが前値より25％以上，または0.5 mg/dL以上の上昇を認め，ほかの原因を除外できるもの」と定義されます．J君が危惧したようにCINの発生頻度は10％前後とそれほど稀ではなく，造影剤使用の際はやはり注意が必要です．ただし，多くは可逆的であり，投与後2〜3日に血清Cr値がピークに達した後は1〜2週間程度で回復し，透析が必要なほど重篤になるケースは1％にも満たないといわれています．

　CINの最も重要なリスク因子は既存の腎障害（血清Cr 1.5 mg/dL以上）で，糖尿病性腎症がある場合や，血清Creが4.0 mg/dL以上の場合は特に高リスクとされます．CINの予防に関しては多数の方法が議論されていますが，現在，有用性が確立されている方法は「循環血液量の確保」と「造影剤の適切な選択」の2つです．血液透析は造影剤を除去しますが腎障害の予防効果はないといわれています．

　前者については0.9％または0.45％の生理食塩水を100 mL/時の速度で造影剤使用前

6時間と使用後6〜12時間輸液する方法が推奨されていますが，救急外来ではこのような長時間の投与は困難です．しかし，**重要なのは速度や時間ではなく，循環血液量の確保です**．実際の外来では腎障害がある患者に対しては血行動態の許容する速度で輸液を行い，十分量に達したと判断した時点で造影剤使用，とするのが現実的でしょう．

後者については非イオン性で低〜等浸透圧性の造影剤が低リスクといわれています．また，**造影剤の腎毒性は用量依存的**であり，腎障害がある場合は造影剤の投与量を減量したり，複数回施行する場合は間隔を空けたりする必要があります．

CIN は常に頭に入れておくべき合併症です．しかし，**腎障害があれば造影剤が禁忌というわけではありません**．この症例のように画像による早期診断で治療方針が大きく左右される場合など造影剤を使って得られるメリットが CIN のリスクを抱えるデメリットを上回るときは，迷わず使う大胆さも必要です．腎障害をおそれるあまり診断が遅れて予後を悪くしてしまうようなことは断じてあってはなりません．

TIPS

- 画像診断がどうしても必要な場合は CIN のリスクを負ってでも造影剤を使用する．ただし，使用にあたっては十分な予防を行う必要がある．

■ 参考文献

1) Thomsen HS：European Society of Urogenital Radiology（ESUR）guidelines on the safe use of iodinated contrast media. Eur J Radiol 60：307-313, 2006
   ☞ヨーロッパ泌尿生殖器放射線学会による造影剤使用のガイドラインです．

（前・聖路加国際病院 救急部　岡田一宏）

CASE 05

緊急度：★　重症度：—　対応医：後期研修医　転帰：死亡退院

患者にできる最後の画像検査

> **症例**　Dさん(81歳，女性)は白内障の手術目的に入院．既往には高血圧，糖尿病，高脂血症，狭心症があったが術前検査では特記すべき異常所見は認められなかったため予定どおり手術室入室となった．

経過

手術室入室2分後に収縮期血圧が200 mmHgを超えており，ニカルジピン塩酸塩を使用し降圧を図った．血圧が安定するのを待っている間に咳嗽とともに意識消失．心肺停止(CPA)状態となり，心肺蘇生(CPR)が開始とされた．院内発症でBystander CPRが行われたことから，PCPS(経皮的体外心肺補助)の適応と判断し導入したが脱血不良のため開始できなかった．原因検索のため，CPRを行いながら超音波検査を実施したところ胸腔内に大量の液体貯留を認めた．血液検査データ上，Hb(ヘモグロビン)4.7 g/dL，胸腔穿刺で血性胸水を確認，大量血胸によるCPAと考えられた．その後CPR継続したが心拍再開得られず死亡確認となった(図1)．

院内での予期せぬ突然の死亡であり，死因を究明するためにご家族の承諾を得て，CT撮影を行うこととした．頭部CTではCPAの原因となる頭蓋内病変は認められず．胸腹部骨盤CT所見上，両側胸腔内にCT値の高い液体貯留が認められた．大動脈の変形と虚

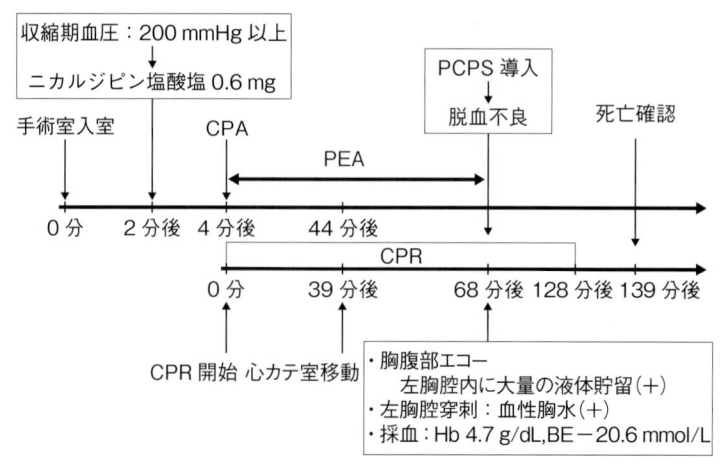

図1　手術室入室後経過

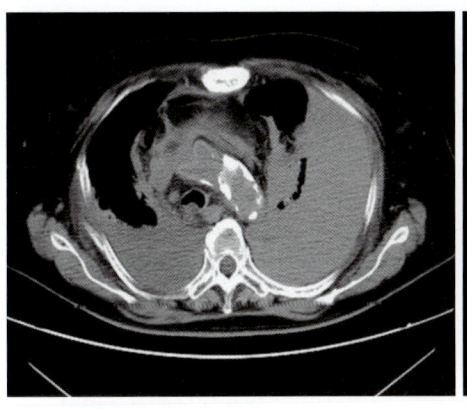

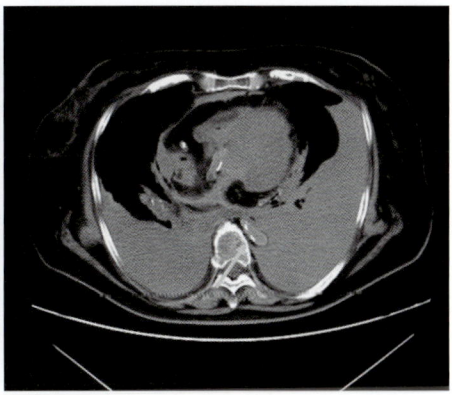

図2　胸腹部骨盤CT所見

脱，上縦隔の血腫があることから，CPAの原因は急性大動脈解離破裂と考えられた(図2).

診断

急性大動脈解離破裂

解説

　本来画像撮影は，診断・治療のために行うものですが，本例で行ったCT撮影は死後に行ったもので，わが国ではautopsy imaging(Ai：エーアイ)と呼ばれています．AiにはCT以外にも単純X線，MRI，超音波検査も含まれますが，わが国ではCTの設置台数が世界一であり，CTは短時間で撮影でき情報量が多いため，最も普及しているモダリティです．死後CTは，① 死因のスクリーニング，② 必ず解剖しなければならない症例のフィルタリング，③ 解剖のガイド，の3つの意義をもち，とりわけ救急医療領域では死因の究明に役立つ可能性があります．Ai自体は2000年頃より提唱されたものですが，実際に死後CT撮影は1985年より救急病院で来院時CPA症例に対して行われていました．診断率は内因性急死ではおおよそ30% 程度とされ，診断しうる主な疾患は表1のとおりです．外傷については90% ぐらいの症例で致死的損傷が検出できると報告されています．

表1　診断できる症例などの特徴について

1．診断可能な疾患：出血性疾患
　　・例：脳出血，急性大動脈解離，大動脈瘤破裂など
2．診断が難しい症例，不可能な症例
　　・不整脈，薬物中毒など画像的特徴のないもの
　　・心筋梗塞など急激なpump失調による間接所見によって判断する必要がある症例
3．脳梗塞
　　・MRIが有用である可能性がある．
4．外傷では約90% の症例で致死的損傷を検出しうる．

CASE 05 患者にできる最後の画像検査

　さて，本症例を振り返ってみましょう．手術室内でのCPA，しかもBystander CPRが行われたにもかかわらず心拍再開は得られませんでした．家族にとっては見えないところでの急変です．まして手術室という特殊な環境ですから，麻酔や手術による医療事故とも疑われかねない状況です．しかし，最も客観的といえる画像診断において急性大動脈解離の破裂が認められ，家族にも納得のいく説明がなされました．

　Aiの最も大きな特徴は「非破壊検査」であると考えられます．そして，客観的であり，即時的です．わが国に限らず解剖率は低下の一途をたどる昨今，死亡時の医学検索として画像診断が大きな役割を担っていくことになるのではないでしょうか．しかし，画像診断は万能ではないということも，知っておかなければいけません．やはり解剖が死亡時医学検索のゴールデンスタンダードであることは異論を挟む余地はありません．だからといってAiは解剖の補助検査でもありません．それぞれの検査の特徴，欠点を理解し，互いに補完しあうものであることがわかれば，「鬼に金棒」とでも言いましょうか，大変有用であることは間違いありません．

　来院時CPA症例だけではなく，来院後診断がつかないままの死亡，予期せぬ突然死，などAiの活躍する可能性のある症例は多々あります．その場で画像が得られるので，救急医に対するフィードバックもできることも追記しておきます．

　解剖は患者にすることのできる最後の検査といわれています．では，患者にできる最後の画像検査として，Aiをしてみてはいかがでしょうか．

TIPS

- 原因不明の心肺停止（CPA）例にはぜひAiを！

■ 参考資料

1) 江沢英史，塩谷清司：オートプシー・イメージング．画像解剖．文光堂，2004
2) 日本放射線科専門医会・医会Aiワーキンググループ社団法人．日本放射線技師会Ai活用検討委員会（編）：Autopsy imagingガイドライン．ベクトル・コア，2009

（国立病院機構災害医療センター　放射線科　妹尾聡美）

（弘前大学大学院准教授・法医学　阪本奈美子）

| CASE 06 | 緊急度：★★★　重症度：★★★　対応医：後期研修医　転帰：心臓血管外科入院 |

多様な病歴をもつ急性大動脈解離

症例1　Aさん（75歳，女性）は，花見の帰り道で，突然「頭の芯が痛い」と言ってろれつが回らなくなり，まとまりのない会話をするようになった．来院時バイタルサインは安定していたが，GCS 14（E 4 V 4 M 6）でやや不穏状態．左片麻痺と右共同偏視を認めたため，頭部CTを施行するも明らかな異常所見を認めない．胸部単純X線で上縦隔拡大あり，D-dimerも著明に上昇していた．左頸動脈に及ぶStanford-Aの大動脈解離を認めた．

症例2　Bさん（74歳，女性）は，デイサービスより帰宅して，食事をした後にトイレに行った．その後，椅子に戻ってすぐに「何か胃のなかに落ちた！」と叫んだ．その後，顔色が悪くなり，白眼をむき，話しかけても反応がなくなったため，家族が救急要請した．来院時，GCS 12（E 3 V 3 M 6），脈拍98/分，血圧69/30 mmHg，ショックバイタルで末梢冷感も著明．胸部単純X線にて上縦隔86 mmの拡大が認められた．D-dimer 1.5 μg/mLと軽度上昇していた．CTにてStanford-A型の大動脈解離を認めた．

症例3　Cさん（69歳，男性）は，駅構内のカフェで娘とコーヒーを飲んでいたところ，急にうつ伏せになり，一時意識障害があったため店員が救急要請した．救急隊到着時には，ややボーとしている印象あるも会話可能．本人の自覚症状は倦怠感のみ．「長旅で疲れちゃったよ」と本人は言っていたが，GCS 14（E 3 V 5 M 6）であったが，脈拍108/分と血圧74/43 mmHgとショックバイタルであった．胸部単純X線や心電図異常は認めないものの，心エコーで心嚢液の貯留を認め，D-dimer 38.1 μg/mLと著明に上昇していた．Stanford-A大動脈解離だった．

症例4　Dさん（79歳，男性）は，妻が朝起こしに行ったところ，ベッド上に吐血痕あり意識障害があったため，妻が救急要請．昨晩は風邪気味であったが，それ以外に特に変わったことはなかった．来院時，GCS 8（E 2 V 1 M 5），脈拍130/分，血圧106/37 mmHgとショックバイタルだったので，急速輸液を開始した．NGチューブより暗赤色の液体が200 mL引けた．CTでは腕頭動脈および総頸動脈にまで波及するStanford-Aの大動

脈解離を認めた.

症例5 特に既往のないEさん(68歳, 男性). 深夜に右大腿頸部付近の痛みが生じ救急要請. 来院時バイタルサインは安定しており, 胸部および右大腿部の単純X線でも特記すべき所見なし. 右鼠径部のエコーでも明らかな異常所見を認めず. しかし, D-dimer 20 μg/dLと上昇あり, 血液ガスでpH 7.336, $PaCO_2$ 29.7 mmHg, BE −10 mmol/L, HCO_3^- 15.9 mmol/L, Lactate 10 mmol/Lと代謝性アシドーシスを認める. CTにてStanford-B大動脈解離を認めた.

診断

急性大動脈解離

解説

　症例1～5は, 実際に経験した急性大動脈解離の現病歴のなかから抜粋しました. 急性大動脈解離は典型的な病歴であれば誰もが考えるはずですが, 非典型的な病歴をもつこともある疾患です. 急性大動脈解離の96%では, ① 突然の鋭い裂けるような胸腹部の痛み ② 単純X線で上縦隔の拡大, ③ 脈拍の変化(四肢や頸動脈の脈拍欠損)もしくは血圧の変化(左右上腕の間で20 mmHg以上)の3つのいずれかが認められるというデータもありますが, 同様な症状を呈する疾患との鑑別をするうえで, 診断が遅れたり診断に悩まされたりする疾患でもあります. 例えば, ACS(acute coronary syndrome), 心膜炎, 肺塞栓症, 大動脈閉鎖不全症, 大動脈瘤, 筋骨格系の疾患, 胸膜炎, アテローム性動脈硬化もしくはコレステロール性の塞栓, 消化性潰瘍, 胃穿孔, 急性膵炎などの疾患があげられます.

　International Resistry of Aortic Dissection(IRAD)による研究では, 急性大動脈解離の6.4%にはまったく痛みがなく, 縦隔拡大など胸部単純X線の異常所見を認めたのは39%と報告されており, 上記の典型的な病歴をとらない場合があります. また, 失神は13%にみられ, ほとんどがStanford-A型に合併します.

　血清学的な特異的マーカーはまだ確立していませんが, D-dimerの高値(0.5 μg/mL以上)は, 感度100%, 特異度54%と報告されているものもあり, 疑った症例では重要な検査となります.

　以上のように, 典型的な症状を呈するも他疾患との鑑別に難渋する場合, もしくは典型的な所見を呈さない場合には,「意識障害・左半身麻痺」などの所見から脳卒中の疑いで頭部CTなどの精査を行われたり,「吐血・胃の痛み」というキーワードで上部消化管内視鏡をされたりするということになります. それぞれ, 解離が頸動脈に及んだ結果によるもの, ストレス潰瘍もしくは解離自体による腹痛という解釈で説明がつきますが, 初療の段階で

診断が遅れる例としてあげられるエピソードです．

　提示した症例は，上腹部痛，意識障害，不定愁訴を呈し，典型的な徴候や症状を示していませんでしたが，それぞれ血圧の変化，D-dimer の上昇，単純 X 線の異常，代謝性アシドーシスなどを呈していました．これらの所見を総合的に判断することで診断にたどりついています．6.4% には疼痛がないとの報告を上述しましたが，疼痛がない大動脈解離の患者は，糖尿病・大動脈瘤・心血管系の手術の既往がある傾向にあります．さらに失神，心不全，脳卒中の症状がみられることもしばしばです．胸痛がないが神経症状を示す患者は 10% に上るという報告もあり，これらのリスクがある患者は，大動脈解離を鑑別に入れる必要があります．また，原因不明の代謝性アシドーシスを呈する症例の鑑別に，大動脈解離を入れることも必要です．当院では意識障害の鑑別として「AIUEOTIPS：アイウエオチップス」に急性大動脈解離（DA：だ）を加え，「AIUEOTIPS だ！」を合言葉に常に注意を向けています．

TIPS

- 非典型的症状を呈する急性大動脈解離にも，それを疑う症候は必ず存在する．

■ 参考文献

1) 大動脈瘤・大動脈解離診療ガイドライン（2006 年改訂版）．Circulation Journal 70：S-4, 2006
2) UpToDate. Clinical manifestations and diagnosis of aortic dissection.

（大阪大学医学部附属病院 高度救命救急センター　竹川良介）

（東京都立小児総合医療センター 救命救急科　萩原佑亮）

CASE 07

緊急度：★★★　重症度：★★★　対応医：後期研修医　転帰：心臓血管外科入院

尿管結石だと思っていたら……

> **症例**
> Uさん(68歳,男性)は左腎結石を10年程前に指摘された既往があるが,それ以後は定期検診など病院には行っていなかったという.来院3日前から左側腹部に軽度の痛みがあり様子をみていたが,当日その痛みが強くなり救急車にて救急搬送となった.
> バイタルサインは意識レベルクリア,血圧142/78 mmHg,脈拍88/分,体温36.3℃,SpO_2 98%であった.

経過

救急車の要請を受けて後期研修医のS君は「既往症に尿管結石があるから左側腹部痛の原因は尿管結石かなあ?」と思いながら救急車を待っていた.間もなく救急車が到着し,Uさんが到着.顔面蒼白で冷や汗もかいていた.すぐにS君はバイタルサインが問題ないことを確認した後に採血・尿検査(表1)をオーダーした.

身体所見を取ると左側腹部に圧痛あり,肋骨脊椎角叩打痛 CVA tenderness(+)であった.次に腹部エコー検査を実施すると,左水腎症があり尿管を追っていくと結石も確認できた.「おっ,エコーで結石まで見えちゃった.これは左尿管結石だね.俺もかなりエコーの腕上がってきてるな……」と言ってジクロフェナク(ボルタレン®)坐薬を投与した.

その後,経過観察をしていたが,左側腹部痛はあまり改善してこない.その様子をみていた上級医のM先生は「冷や汗が出るような痛みが続いて様子がちょっとおかしいね.ほかの疾患の可能性があるからCT検査追加して」と言った.それを聞いたS君は「CT

表1　来院時の採血・尿検査結果

血液	Cre 1.05 mg/dL
WBC 14,200/μL	AST 17 IU/L
Hb 12.3 g/dL	ALT 10 IU/L
Plt 213/μL	尿
生化学	OB(+)
CRP 1.7 mg/dL	WBC(+)
BUN 14 mg/dL	

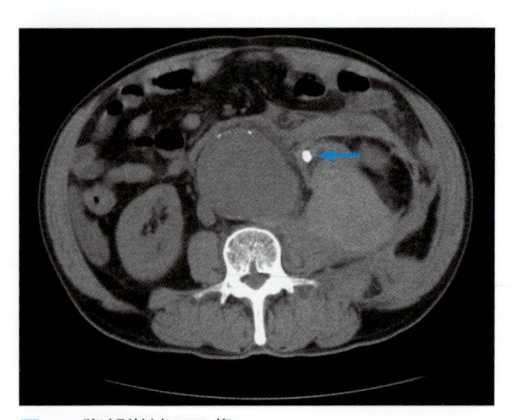

図1　腹部単純CT像
腹部大動脈瘤切迫破裂と左尿管結石の所見

なんて必要ないのになあ」と思いながら腹部CTを施行した.

すると腹部大動脈瘤の切迫破裂の所見あり(図1).すでに後腹膜腔内に出血が認められた.また,確かに左近位尿管に結石があり,左水腎症は認められたが,今回の左側腹部痛の原因は腹部大動脈瘤の切迫破裂だったのである.

S君は慌てて心臓血管外科医にコンサルテーションをし,緊急手術となった.幸い今回は一命を取り止めたが,もう少し遅れていたらどうなっていたか…….

診断

腹部大動脈瘤切迫破裂

解説

今回は尿路結石の既往のある腹部大動脈瘤切迫破裂の症例でした.救急室における診療では,見逃すと致死的な疾患がないかを常に頭に入れて診察しなければなりません.この症例でのS君の反省点は,診断を尿管結石だけと決めつけて,ほかの疾患の可能性を除外しなかったことです.

大動脈瘤破裂以外に左側腹部痛を主訴に来院するリスクの高い疾患としては心筋梗塞,肺塞栓症,自然気胸,消化管穿孔,脾梗塞,腎梗塞などがあります.しかしながらリスクの高い疾患を見逃したくないからといって,すべての症例に腹部CTを施行することはお勧めできません.Lameris Wらの報告[1]では急性腹症のCTの感度は89%,エコーの感度は70%と報告しています.そのうえでまず最初にエコーを行い,診断がはっきりしない場合にCTを追加するという段階を踏むことで,CT実施回数を半分程度にできると結論づけています.

今回は腹部大動脈瘤の症例でしたが,一般に腹部動脈瘤は動脈瘤全体の80%を占めるといわれており,動脈瘤のなかでは最も頻度の高い疾患です.そもそも動脈瘤の定義としては正常径の1.5倍以上のモノを動脈瘤と定義していますので,腹部の場合には約3cm(正常の大きさを2cmとしている)を超えると腹部大動脈瘤とすることが一般的です.また60歳以上の人に多く,主な原因として動脈硬化などの生活習慣病との関連が発症に関連しているといわれています(表2).

手術適応ですが,The UK small aneurysm trial participants(Lancet 352:1649-1655, 1998)によれば腹部大動脈瘤4.0～5.5cmを手術群と非手術群とで比較したが,6年間の

表2 動脈瘤の病因分類

先天性	後天性
Marfan症候群 Ehlers-Danlos症候群	動脈硬化性 感染性:黄色ブドウ球菌,梅毒,結核,サルモネラ 炎症性:Behçet's病,高安病,巨細胞性動脈炎など 外傷性など

観察中の死亡率に差はなかったとしています．また上記の報告では手術死亡率が5.8%と高いこともあり，わが国では非破裂動脈瘤の手術死亡率が1～2%程度であることから，動脈瘤径5 cmを手術適応とすることが一般的です．

また5年間経過観察中の破裂率を比較すると，瘤径4～5 cmでは破裂率1～7%に対して瘤径5 cm以上では破裂率25～40%と非常に高くなっています．なお嚢状瘤，仮性瘤，拡大速度の速いもの(5 mm/年)などは大きさによらず手術を検討します．

S君のようにならないためにも尿管結石を疑った場合でも必ず致死的な疾患は除外してください．

> **TIPS**
> - 必ず致死的な疾患の可能性を鑑別に入れて診察を！　既往症に騙されずにいかに的確な診断をつけれるかが救命のカギ

■ 参考文献

1) Lameris W, van Randen A, van Es HW, et al. Imaging strategies for detection of urgent conditions in patients with acute abdominal pain：Diagnostic accuracy study. BMJ 338：b 2431, 2009
   ☞急性腹症に対する画像検査をどう進めていくべきかについて書かれている．

（琉球大学大学院 救急医学　近藤 豊）

CASE 08

緊急度：★★★　重症度：★★★　対応医：後期研修医　転帰：心臓血管外科入院

ER処置室で行う緊急手術

症例

Kさん（73歳，男性）は毎年健康診断を受けてきたが，特記すべき既往はない．午前3時30分，就寝中に突然の背部痛を自覚したため，午前4時に救急車要請．救急隊到着時，意識清明，血圧170/103 mmHg，呼吸数19/分，SpO$_2$ 100%（10 L/分リザーバー），全身冷感あり，うめき声を上げている状態で，搬送となった．

経過

早朝の突然の背部痛，冷感ありとの連絡を受けた後期研修医S君は，これは急性大動脈解離に違いないと考え，慌てて起き上がり救急車を待った．午前6時20分に来院し，モニターを装着し，酸素の継続投与も行った．

血圧測定上，左右差あり（右137/93 mmHg，左171/60 mmHg）．静脈ラインを確保し，採血施行．心エコー上は，壁運動は問題なく，心嚢液の貯留なく，大動脈弁逆流も認められない．背部痛を訴え，血圧が上昇傾向であったため，モルヒネ3 mgを静注し，すぐに，胸部造影CTを施行．

「Stanford-A型の急性大動脈解離」と診断され，心臓血管外科医をコールした．解離性大動脈瘤は血栓閉塞型であったため，準緊急手術対応で可との判断で，集中治療室への入室の準備を進めていた．

動脈ラインも1回で挿入でき，降圧管理や鎮痛管理を行い，Kさんからは，「だいぶ楽になったよ」と感謝されて満足していた直後，午前7時40分ごろ，急に意識レベルの低下と，舌根沈下を認め，血圧が急に収縮期40 mmHg台に低下した．マスク換気から，気管挿管を施行し，心エコーを再検すると，心嚢液貯留の進行を認めた．

アスピレーションカテーテルで200 mLほどの心嚢液を吸引し，血圧が安定しないため昇圧薬（NAD 0.2γ）開始するも，反応なく，RCC（赤血球濃厚液），FFP（新鮮凍結血漿），アルブミンをオーダーし，ポンピングしてやっと血圧が収縮期90 mmHg台に保てる状態であった．緊急手術が必要．しかし，この時点で午前8時30分．今日の朝一番の予定手術患者はすべて入室しており手術室は満室．手の空いている麻酔科もいない．

しかし，この状態で転院させるわけにはいかない．

心臓血管外科医は，処置室で開心術を施行することにした．

救急医としてまず何を準備しましょうか．

診断

急性大動脈解離，Stanford-A 型再解離に伴う心タンポナーデ

解説

　急性大動脈解離の Stanford-A 型は，1 時間に死亡率が 1% 高くなるといわれていますが，早期に降圧と rate control 管理をしたほうが再解離の発生率を下げるといわれています．集中治療にもかかわらず，バイタルサインが急変したときには，緊急手術が必要です．本症例のように，急性大動脈解離は人手の少ない早朝に来院することが多いです．ここで急変時の対応を考えておきましょう．急性大動脈解離の手術では，術式が何であれ，人工心肺が確立されるまで心臓を動かしておくことが重要です．

　いずれかの時点で，麻酔科医の介入が必要になりますが，麻酔科医の必要としている薬剤や物品を揃えておくことができればその後の治療の流れは格段にスムーズになります．体外循環が確立されるまでの動きと，準備物をまとめてみました．

- **Airway**：挿管チューブ，気管挿管するための薬剤
  フェンタニル(100 μg/2 mL)〔導入時 4〜8 μg/kg 分と術中 total 25 μg/kg(0.25 mL/kg)使用します〕
  ミダゾラム(10 mg/2 mL) + N/S 8 mL→1 mg/mL
  ベクロニウム臭化物(10 mg/A) + N/S 10 mL→1 mg/mL
- **Breathing**：麻酔器
- **Circulation**：循環作動薬とライン・モニター
  - 循環作動薬：DOA(3 mg/mL：50 mL)・DOB(3 mg/mL：50 mL)・NAD(1 mg/mL) + N/S 19 mL→0.05 mg/20 mL
  - 降圧薬
    ジルチアゼム塩酸塩(50 mg/A) 1 A + N/S 50 mL→50 mg/50 mL
    ニコランジル(48 mL/A) 1 A + N/S 48 mL→48 mg/48 mL
    hANP ヒト心房性利尿ペプチド(1,000 μg/V) + 5% D/W 40 mL→25 μg/mL
      シリンジポンプ 6 + α 個
      輸液・輸血(RCC 20 単位，FFP 20 単位，PLT 20 単位)．PLT(血小板)は最後の止血で使うので，保存しておいてもらいます．
  - ライン：A ライン(大動脈を遮断するので左右)トリプルルーメンの中心静脈カテーテル・スワン-ガンツ・カテーテル
  - モニター：心電図・非侵襲型血圧(NIBP)，動脈血圧(ABP 左右)，中心静脈圧(CVP)，肺動脈圧(PAP)，直腸温，膀胱温，経食道心エコー，経皮的動脈血酸素飽和度(SpO_2)，終末呼気炭酸ガス濃度($EtCO_2$)
  - 抗凝固薬：ヘパリン total 25 単位/kg(0.25 mL/kg)，ACT(activated clotting time)測定機器

・止血剤：トラネキサム酸注 250 mg/5 mL 10 A
- 手順
  ① A-line を挿入します．
  ② 十分酸素化した後，バイタルサインをみながら，フェンタニル，ミダゾラム，ベクロニウムで導入し気管挿管をします．
  ③ 中心静脈カテーテルとスワン-ガンツ・カテーテルを挿入します．
  ④ 経食道心エコーを挿入します．
  ⑤ 昇圧薬・降圧薬を中心静脈カテーテルとスワン-ガンツ・カテーテルに接続します．
  ⑥ 冠動脈保護のため，ジルチアゼムを 1γ，ニコランジルを 1γ，腎保護のため hANP を 0.025γ で持続投与します．
  ⑦ 執刀する前に，ベクロニウム，ミダゾラム，フェンタニルを追加投与します．
  ⑧ 胸骨中切開前までに，フェンタニル：total 25 μg/kg(0.25 mL/kg) のうち，半量は入るようにします．胸骨切開時のみ，人工呼吸は中止し，manual mode にし，APL valve（ポップオフ弁）は開いておきます．
  ⑨ 開胸され，心臓が術野に見えたら，心臓の壁運動と経食道心エコーとモニターを見ながら，循環管理をしましょう．
  ⑩ 心膜が切開されたら，送血管・脱血管を入れるために抗凝固が必要です．ヘパリン total 25 単位/kg(0.25 mL/kg) を静注し，ACT が 400 秒以上になることを確認します．
  ⑪ トラネキサム酸注 250 mg/5 mL 10 A を投与し，血小板保護作用を期待します．
  ⑫ 体外循環が完全に確立されたら，人工呼吸を manual mode にし，酸素 0.5 L/分は流しておきましょう．

> **TIPS**
> ・急性大動脈解離の手術では，術式が何であれ，人工心肺が確立されるまで心臓を動かしておくことが重要です．

■ 参考文献

1) Feldman M, Shah M, Elefteriades JA：Medical management of acute type A aortic dissection. Ann Thorac Cardiovasc Surg 15：286-293, 2009
   ☞手術適応や，薬剤の使用に関しての表があります
2) Hurford WE, Bailin MT, Davison JK, et al：Clinical Anesthesia Procedures of the Massachusetts General Hospital, 6th ed. Philadelphia, Lippincott Williams & Wilkins, 2002
   ☞開心術の際の留意点が書かれています

（前・聖路加国際病院 救急部　佐久間麻里）

| CASE 09 | 緊急度：★★★　重症度：★★　対応医：後期研修医　転帰：ICU入院 |

併用注意薬剤による徐脈

症例

今日も朝のカンファレンスが終わった直後に早速ホットラインが鳴った．Ｉさん（76歳，男性）は今朝から全身倦怠感を自覚しておりその後，汗をかきながらソファで横になっていた様子．長男が父親の様子がおかしいのではないかと思い，呼びかけたところ反応がなかったため救急車を要請したとのことであった．救急隊現着時，意識レベルJCS 30，瞳孔 2/2（＋/＋），呼吸回数 18/分，SpO₂ 90％（室内気），脈拍 36/分，血圧 58/40 mmHg とショック状態．まだ初療にも不慣れな後期研修医のＳ君は「朝からショックか．しかも徐脈ってさらにイヤな予感」と首をうなだれながら，徐脈・ショックの原因を頭のなかでめぐらせていた．

救急車が到着．当院搬送時にも脈拍 40/分，血圧 56/45 mmHg と徐脈，ショックは継続していた．「とりあえずショックだから点滴取れたら生理食塩水を急速投与して．徐脈があるから心電図をすぐに取ろう！」と言って初療を開始した．心電図ではブロックなどの徐脈性不整脈ではなく洞性徐脈であった（図 1）．Ｓ君が，「不整脈じゃなければそんなに急がなくてもいいか．でもアトロピン硫酸塩は使うべきか……」を考えていると，血圧上昇と徐脈の改善を認め，ちょっと冷静さを取り戻した．しかし，そこに追い討ちをかける上級医のＭ先生．「早く原因検索を続けろ」．「そうですよね．このまま終わりではないですよね」と考えをめぐらせたＳ君は，まず現病歴から確認することとした．

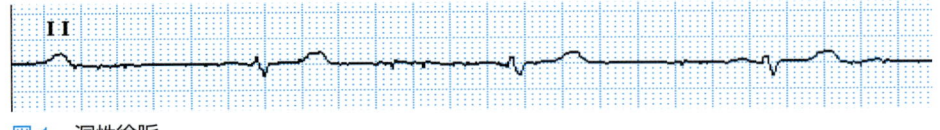

図 1 洞性徐脈

経過

現病歴では，2 日前に自宅で血圧を測定したところ 80/40 mmHg で，高血圧を既往にもつ本人はいつもよりかなり血圧が低いことを心配に思ったこと，手指に冷感を自覚したため近所の病院を受診しており，頭部 CT を撮影したが異常を認めず脱水との診断で点滴のみ施行され帰宅となっていた．そして本日は徐脈，ショックで搬送となっていた．

ショックから離脱はしたものの，その原因検索のために採血，心電図，CT を施行した．また，徐脈の原因検索のため甲状腺機能を含めた採血，心臓超音波も行ったが異常所見は認めなかった．ここまで検査を行ったところで器質的疾患によるものではなくほかの原因

表1　患者が内服していた薬

・ファモチジン（ガスター®）	・アトルバスタチンカルシウム水和物（リピトール®）
・ベニジピン塩酸塩（コニール®）	・イトラコナゾール（イトリゾール®）
・テプレノン（セルベックス®）	・フロセミド（ラシックス®）
・カンデサルタン シレキセチル（ブロプレス®）	

が考えられたため，家族に内服薬の確認をしたところ表1の薬剤を内服をしていることが確認できた．

　この内服薬のなかでイトリゾール®のみが搬送3日前から内服開始となっていた．爪白癬に対しての加療をこの患者は行っており，内服開始翌日から全身倦怠感と眠気の症状が出現し自宅での血圧が80 mmHg台，脈拍40/分台であったという．「イトリゾール®の副作用で徐脈になることがあるのか．でも器質的な原因がなくて，この内服タイミングなら薬の影響を最も疑うべきだ」と考え入院後はすべての薬剤を内服中止とし，輸液による管理を継続．イトリゾール®の半減期が25時間であるということで2日間経過観察したが徐脈に至ることなく経過したため軽快退院となった．

診断

薬剤による徐脈からのショック状態

解説

　本症例は薬剤性による徐脈を起こしショックに至った症例でした．イトリゾール®の添付文書には副作用の項目に「徐脈」との記載はありましたが，ショックの原因となるか否かについては不明のままでした．もしイトリゾール®が原因であるならばと思い，製薬会社に直接問い合わせたところ「併用禁忌の薬剤としては添付文書にあげられていませんでしたが，併用注意薬剤としてカルシウム拮抗薬があげられています」とのことでした．本症例では患者本人がコニール®を内服しておりそれにかぶせる形でイトリゾール®の内服（しかも爪白癬加療のためにボーラス内服400 mg/日をしていた）を開始．カルシウム拮抗薬の影響で血中濃度が一時的に上昇し，脈と心収縮力の低下をきたしたことでショックに陥ったと考えられました．

　このように治療薬のなかには併用することで薬剤の影響がより強く出たり，逆に効果が減弱してしまったり，新たな副作用を発症するという思ってもないことが起こります．医薬品相互作用の有名なものとして，例えば以下があります．

① 　ニューキノロン系薬剤とNSAIDsの相互作用によるけいれん誘発
② 　H_2受容体遮断薬との相互作用（例：テオフィリン，フェニトイン，ワーファリン®など）
③ 　ACE阻害薬の相互作用（ループ利尿薬による降圧効果の増強，K保持利尿薬による高K血症，NSAIDsの効果減弱，アロプリノールによる発疹・発熱・関節痛の発現，食事による吸収遅延など）

表2 徐脈を誘発しやすい病態		
・偶発性低体温 ・急性薬物中毒 ・高K血症	・低酸素血症 ・迷走神経反射 ・頸髄損傷	・偶発性低体温

表3 徐脈を誘発する薬剤	
・ジルチアゼム ・βブロッカー ・ジギタリス製剤	・ベラパミル ・フェニトイン など

④ βブロッカーの相互作用と投与量

また,徐脈の原因として薬剤性であることを断定するのはとても難しいことです.そもそも徐脈の管理が必要となるのは,徐脈により引き起こされる症状のなかに,脳虚血症状やAMI（急性心筋梗塞）,SSS（上矢状静脈洞）,AV（房室）ブロックなどの致死的疾患が隠れていることがあり,それを見逃すことで死に至らしめることもあるためです.そのことを念頭においたうえで緊急度の高い疾患から鑑別していくことが重要となってくるので,その簡単な手順を下記に示しました.

① バイタルサインの測定
② 心電図を取り不整脈やAMIを示唆する所見の有無を確認

　この段階で速やかに治療すべき徐脈性不整脈（症候性の洞不全症候群,2度以上の房室ブロック,徐脈性心房細動）かどうかをすぐに確認するのがポイントです.

　上記所見が認められた場合には,アトロピン硫酸塩やカテコラミンの使用を試みながら,効果がないようであれば経皮的ペーシングを行いながら循環器医にコンサルテーションすることになります.

　AMIでも下壁梗塞や右室梗塞を起こし,徐脈になっている場合には1回拍出量が保てず血行動態が不安定となるため急速輸液を行いながら動脈解離の有無などの確認のため追加の検査・循環器医への連絡を行います.

③ ②まで行ったところで緊急性がなければ,そのほかの徐脈の原因検索を行っていくことになります.つまり徐脈を誘発しやすい上記以外の病態（表2）や薬剤（表3）をこの段階で検索していくこととなるのです.

　とにかく注意してほしいのはあくまで致死的なものが原因でないことを忘れずに鑑別し,薬剤による影響を考えるようにしてほしいということです.

TIPS

・原因検索の1つに医薬品相互作用を想起する.患者の服用薬のチェックも大切

■参考文献

1) 堀 美智子：医薬品相互作用ハンドブック.じほう,2002
2) 村上正人,大江 透：徐拍性不整脈.ICUとCCU 31：61-71,2007

(国立病院機構災害医療センター 放射線科　妹尾聡美)

III

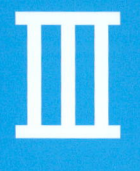

救急病棟，ICU，カンファレンスルーム

1 救急病棟 —————————— 248 頁

2 ICU ———————————————— 254 頁

3 カンファレンスルーム ——————— 267 頁

1 救急病棟

CASE 01

緊急度：★　重症度：★★　対応医：後期研修医　転帰：精神科外来

その患者　本当に awake ですか

症例

救急外来に患者受入の要請があった．会社経営者 W さん(52 歳，男性)，仕事上の問題から自殺を図り，刃渡り 20 cm の包丁で腹部を切りつけた．そのまま 1 時間眠ったが，一度覚醒し，自分で救急車を要請した．現在意識はほぼ清明．バイタルサインは安定しているが，腹部刺創であり，腹腔内臓器損傷も疑われている，との内容であった．

経過

患者 W さんの来院時，意識清明，呼吸数 20/分，心拍数 80/分，SpO$_2$ 100%（FiO$_2$ 100%），身体所見上，臍上に約 5 cm の刺入創あり．辺縁は鋭，創部から大網と思われる脂肪組織が脱出している状態であった．

腹部造影 CT 上，腹腔内に明らかな血管損傷を疑う所見なし．腹水はなく，腹腔内臓器に明らかな損傷を示唆する所見は認めなかった．しかしながら，創は腹膜に達しており，大網脱出の所見から，確実に刃物が腹腔内にも及んでいると思われた．これらの所見より腹腔内臓器損傷が完全に否定できなかったため，後期研修医の S 君は外科医をオンコールし，試験開腹術が企画された．

麻酔は全身麻酔（プロポフォール，レミフェンタニル，ベクロニウム）と硬膜外麻酔で行われた．術中出血は少量，手術時間は 1 時間であった．

手術終了後，麻酔科医が意識レベルを確認し抜管．しかしリカバリールームで経過観察中に，**舌根沈下し，気道が保てず再挿管**となった……．

麻酔科医は，薬剤使用量・経過時間を再度確認したが，麻酔薬は抜けているはずの状況であり，何が起きているのか理解できなかった．

再挿管直後の動脈血液ガス(ABG)：FiO$_2$ 100% 下　PaO$_2$ 268 mmHg, PaCO$_2$ 51.7 mmHg, HCO$_3^-$ 25.1 mmol/L, BE −0.8 mmol/L, Lactate 2.0 mmol/L であった．

その後，気道確保下で経過観察となったが，24 時間後に完全覚醒を確認したうえで再度抜管．今度は気道もきちんと保たれ，関係者一同，ほっと胸をなで下ろした．

その後 W さんにゆっくり話を聞いてみると，自殺を試みた際，短時間作用型ベンゾジアゼピン系薬のブロチゾラム 0.25 mg を 10 錠内服していたとのことであった．

診断

腹部刺創，急性薬物中毒

解説

　麻酔後に上気道が保てなくなる原因は，①咽頭筋のtone低下，②筋弛緩薬の残存，③喉頭けいれん，④上気道手術後の出血，⑤睡眠時無呼吸症候群(SAS)の既往であるといわれています．

　また，周術期に低酸素をきたす原因はさらに多く，表1に示すものが鑑別にあがります．

　今回，自殺企図患者に対する緊急手術の術後に，患者の内服していた薬が予期せぬ事態を引き起こしたわけですが，これは決して稀な話ではありません．

　米国で，外傷患者4,063人の血中アルコールを測定したところ，40％以上で陽性となり，薬物の使用も含めると，70％の患者に，1つ以上の薬物が検出されるとのデータがあります．薬物のなかでは多いのはコカイン(11％)，マリファナ(7％)，麻薬(10％)でした．

　わが国の現状を鑑みると，自殺企図患者は精神疾患を抱えていることが多く，医療機関に相談した経歴があれば，高率に睡眠導入薬・抗精神病薬の処方を受けているといってよいでしょう．わが国では米国で報告のあるコカイン，マリファナ，麻薬は法的規制の厳しい薬剤であり，現実的にはそれほど多く出回る薬剤ではありません．そのようななか，現実からの逃避願望の結果，過量内服に至る薬剤は，その入手の容易さからも睡眠導入薬・抗精神病薬であることが多いといえます．

　自殺企図患者を扱う際，救急現場をよく経験している医師は，本症例のような経過に違和感は感じないと思いますが，確定治療を依頼する先の専門診療科の医師には，このような事態を想定することは困難でしょう．自殺企図の手段が薬物過量内服であれば，その想定も容易ですが，外傷であった際も，潜在する薬剤使用をどこまで想定できるかが本症例のキーポイントでした．

　振り返ってみると，本当にこの患者が意識清明であったかは疑わしいところです．とりあえず，見当識障害のない受け答えをしたというだけで意識清明と評価した可能性も大です．

　現在，薬物検査キットとして，Triage DOA®(Sysmex)が知られています．これによって，ある程度は潜在する薬物服用状況を知ることができます(薬剤が代謝されて尿中に出

表1　術後の低酸素血症に影響する因子

・右左肺内シャント(無気肺)	・気胸
・VQミスマッチ(機能的残気量低下)	・酸素消費量の上昇(シバリングなど)
・うっ血性心不全	・敗血症
・肺水腫(輸液過多，再膨張性)	・輸液関連肺障害
・肺胞低換気(麻酔薬の影響・筋弛緩薬の残存)	・急性呼吸窮迫症候群(ARDS)
・胃内容の吸引(誤嚥)	・高齢
・肺塞栓	・肥満

ないと定性されませんが……）．

　いずれにせよ，自殺企図の外傷の場合，薬物使用を伴っていると考えていたほうがよいでしょう．

> **TIPS**
> ・自殺企図患者の緊急手術時は，患者の薬物内服を想定すべし．

■ 参考文献

1) Miller RD：Miller's Anesthesia, 7 th ed. in 2 Vols. The post anesthesia care unit. Edinburgh, Churchill-Livingstone, 2010
　　術後の全身麻酔管理上の問題点と対処法が記載されています．
2) Feliciano DV, Mattox KL, Moore EE：Trauma, 6 th ed. Alcohol and drug. New York, McGraw-Hill, 2008
　　外傷患者の薬物使用状況や，外傷管理上のポイントが記載されています．

（前・聖路加国際病院 救急部　佐久間麻里）

ワンポイントメモ—22

● 酸欠症の重症度の症状

酸素欠乏の重症度	吸入気酸素濃度（%）	PaO₂（Torr）	SaO₂（%）	症状
軽度	12〜16	45〜60	85〜89	脈拍・呼吸数の増加，集中力の低下，細かな作業能力の低下，頭痛，嘔気，耳鳴り
中程度	9〜14	40〜55	84〜87	判断力の低下，精神不安定，痛覚の低下，記憶障害，酩酊状態，全身脱力，チアノーゼ，体温上昇
高度	6〜10	20〜40	33〜74	意識消失，痙攣，中枢神経障害，Cheyne-Stokes呼吸，チアノーゼ
超高度	6〜10の持続またはそれ以下	<20	<33	昏睡，呼吸停止，6〜8分後心停止

〔日本救急医学会（監）：標準救急医学，第4版．p 510，医学書院，2009 より〕

| CASE 02 | 緊急度：★　重症度：★★　対応医：後期研修医　転帰：救急科入院 |

埋め込まれた時限爆弾

症例

　月曜日の朝8時．昨日の重症呼吸不全患者の人工呼吸器の調整に追われて寝不足気味だった後期研修医のS君は気分を入れ替えようとコーヒーを啜っていた．「そろそろ回診の時間だな」と病棟に戻ったとき，上級医のM先生から「なんだか整形外科に連絡があった外傷患者が運ばれてくるらしいんだ．初期対応を頼めるかな？」といつものごとくさらりと申し送られた．

　救急外来に赴くとBさん（70歳，男性）がオートバイで出勤中に乗用車とぶつかって負傷したとのことでストレッチャーに横たわり，整形外科医が診察していた．どうやら救急隊到着時には意識清明でバイタルサインには異常はなかったようだ．S君が横から覗くと，唇に軽い挫創があり顔面に固まった血液が付着していた．整形外科医が「ここ痛いですか」と言って右胸部を触ると，Bさんが顔をしかめて「痛いですね」と答えていた．

　Primary survey（初期評価）に問題なさそうだけれども，胸部外傷を疑ったS君が診察すると，右側胸部に皮下気腫があり，右第5～7肋骨に不安定性を認めたため，根っからの救命好きの血が騒いだのかテキパキとラインをキープしてCT室に電話をかけた．「多発肋骨骨折ですので内部損傷の評価を緊急でお願いします」．

経過

　後期研修医のS君は，CT室に行く前に外傷初期診療の鉄則に則って胸部単純X線を外来で行ったところ，診察どおりの所見だったが肺挫傷を疑う透過性低下があった．FASTも型どおり行ったが陰性．「やっぱり急いでCTだな」とテキパキと初療を進めてCTを見ると，肋骨骨折と中等度の肺挫傷のほかに腹部CTで肝右葉を中心に比較的広範囲の肝損傷があるのに気づいた．「最近は肝損傷でも腹を開けたら負けみたいな話が多いよね」などと外来看護師に最近覚えた知識をつぶやきながら，患者さんに緊急入院が必要だと伝えてS君は入院予定の病棟に戻っていった．病棟で昨日入院させた患者をチェックしながらBさんの採血結果が出てAST 355 IU/L，ALT 257 IU/L，ALP 178 IU/Lとトランスアミナーゼとの ALPの上昇を認めるほかは異常な所見がなく，「肝損傷のデータだな」と考えて経過フォローの予定を立てた．

　S君は循環動態の安定している肝損傷は保存的治療で経過をみることができると学んだばかりであったため，安静臥床をBさんに指示して経過をみる方針をとり，何事もなく7日が経過した．ところが，肝損傷後の合併症の有無が知りたくて7日目にfollow-up CTを

実施したS君は目を丸くした.「何だ, これ?」(図1). S君が見たものは動脈相で濃染し, 実質相で消退する「脾臓」の仮性動脈瘤であった. S君はまったく予想していなかった事態にたじろぎながらも, 急いで放射線科に駆け込んだ. 緊急血管造影検査が行われ脾動脈末梢枝に仮性動脈瘤を認めたためコイル塞栓術が実施された. 振り返ってよくよく入院時のCTを見てみると2mm大の低吸収域が脾臓にあることがわかり軽微な脾損傷が疑われることを知った

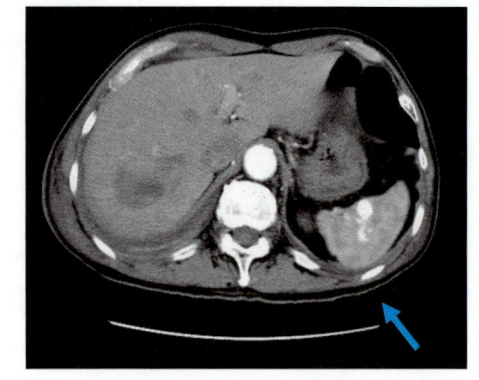

図1 7日目のfollow-up CT像

のであった. ともあれ患者は脾仮性動脈瘤が破裂することなく, 肝損傷も軽快し, 肺挫傷のフォローアップのため呼吸器外科へ転科した.

診断

遅発性脾仮性動脈瘤

解説

　外傷というと医療ドラマで出てくるような派手な手術が行われているのをイメージしてしまいがちですが肝損傷や脾損傷のような鈍的腹部外傷ではTAE(経動脈的塞栓術)と安静臥床が第一選択です.
　その成功率は血行動態が安定している患者であれば肝損傷・脾損傷ともになんと約80%ともいわれています. そのため今日では前述のように保存的に治療することが多いのですが, ただ安静にさせているだけでは十分な観察とはいえません. 肝損傷であれば保存的に観察する場合はICUのように十分なモニター管理ができる場所で行うことが推奨されますし, どのタイミングで合併症が起こりやすいかを予測して対策を考えておくことが必要です. 今回のBさんはベッド上に安静にしてもらって経過をみるわけですが, フォローアップの仕方が課題であり, 腕のみせどころでもあるのです.「出血もないしバイタルサインも安定しているからもう大丈夫」といった認識では不十分な治療になってしまいかねないわけです.
　鈍的腹部外傷において最もおそれられている病態の1つが遅発性出血(破裂)です. 表1では, 遅発性脾破裂または仮性動脈瘤症例の治療内容とその治療時期が示されていますが, おおむね受傷後3日以上経過してから治療介入したものが多いことがわかります. これは受傷時には特に治療介入を要しなかった症例でも, 2, 3日後に突然腹腔内に出血してくるというおそろしい経過が起こりうることを示しています.
　本症例で経験するように, 脾損傷であれば外傷の約1%に遅発性脾破裂という現象がみられ, その原因の大部分が仮性動脈瘤によるといわれています. 外傷によって動脈壁が変

表1 鈍的脾損傷後遅発性出血の治療レビュー[1]

文献	年	遅発性出血または仮性動脈瘤の治療		受傷から治療までの時期(日)
		塞栓術	手術	
Sclafani 他	1981～1993	3	1	特定不可
Cocanour 他	1993～1996	2	3	>3
Konstantakos 他	1991～1998	6	31	2.5
Dent 他	1998～2000	5	2	1～10
Haan 他	1997～2002	7	9	特定不可
Haan 他	1997～2002	6	18	特定不可
Gaarder 他	2002～2004	2	2	>3
Rajani 他	1998～2005	29	9	3.5
Wei 他	2001～2006	4	5	特定不可

性し，数日かけて囊状に膨れ上がり，あたかも時限爆弾のように破裂するなんて，実におそろしい．

　早期発見に有用なツールとしてはCTやカラードップラー超音波検査があげられます．ただ今回の症例のように軽微な外傷でも仮性動脈瘤が発生していることを考えるとどのような症例で(特に軽症の場合で)，しかもどのタイミングで積極的に画像検索を進めていくべきかということは難しい課題です．筆者は受傷後2～3日は超音波検査でフォローして問題がなければ1週間後にCTでチェックを考慮します．

TIPS
- 鈍的腹部外傷における遅発性出血の可能性を念頭におこう．

■ 参考文献
1) Krohmer SJ, Hoffer EK, Burchard KW：Transcatheter embolization for delayed hemorrhage caused by blunt splenic trauma. Cardiovasc Intervent Radiol 33：861-865, 2010

(国立病院機構東京医療センター 救命救急センター　上村吉生)

CASE 2 ICU

緊急度：★　重症度：★★　対応医：後期研修医　転帰：ICU入院

01 高度肥満患者の呼吸管理

症例

後期研修医のS君は1週間の夏休みを満喫して久しぶりの出勤だった．ICU内の患者を確認するためにフロアを歩いていると，いままでに見たこともないような巨漢が横たわっていた．Kさん(56歳，男性)はどうやら1週間前に虫垂炎で入院し虫垂切除術を受けたが，あまりの高度肥満であったため術後抜管できずICU入室となった．術後は呼吸状態もなかなか安定せず，カルテには困り果てたような記載が羅列してあった．BMIは47．高度肥満患者の呼吸管理だけでも簡単にはいかないだろうと他人事のように思いながら通りすぎようとしたところ，「おい，S君！ Kさんの全身管理をしてくれ．外科は忙しいから代わりに頼む」と上級医のM先生に呼び止められた．M先生の言うことにはもちろん逆らえない．白砂のビーチとトロピカルドリンクの思い出を振り払って，カルテをもう一度覗き情報収集にいそしんだのであった．

経過

カルテ内容を確認したところ，以下の内容であることがわかった．巨漢のKさんは突然の腹痛と腹部膨満感がみられ呼吸苦・悪心も出現したために救急外来受診した．救急外来受診時の血液検査は表1に示すとおりで，炎症反応の上昇と低酸素血症を認めていた．

腹部所見と造影CTより急性虫垂炎と診断．肥満を警戒した外科医は腹腔鏡下でトライしたが深すぎてやむなく全身麻酔下開腹虫垂切除術に変更，術中より低換気・低酸素が認

表1 救急外来受診時の血液検査

血液ガス(室内気)		
pH 7.385	Hb 19.9 g/dL	BUN 14.3 mg/dL
$PaCO_2$ 34.2 mmHg	Hct 58.6%	Cre 1.60 mg/dL
PaO_2 59.8 mmHg	Plt 21.5×10^4/μL	Na 147 mEq/L
HCO_3^- 20.0 mmol/L	生化学	K 4.6 mEq/L
BE −3.9 mmol/L	AST 22 IU/L	Cl 103 mEq/L
SpO_2 92%	ALT 25 IU/L	CRP 2.1 mg/dL
血算	LDH 185 IU/L	
WBC 9,100/μL	T-Bil 0.98 mg/dL	
	TP 4.6 g/dL	

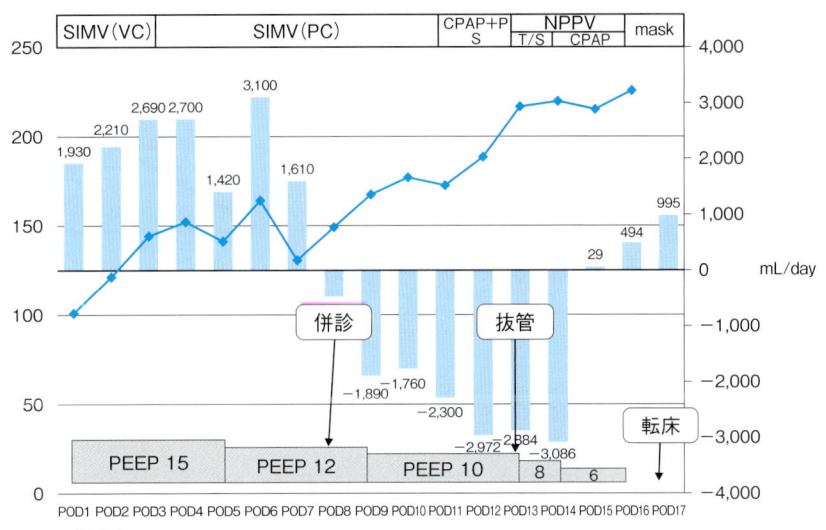

図1　経過

められていたため術後は人工呼吸管理を行う方針となった．SIMV（同期式間欠的強制換気）（VC）による呼吸管理を開始した．酸素化の改善が認められず体位変換の度にSpO$_2$が低下するなど術後から呼吸状態は不安定であった．術後の循環動態が不安定であるのは血管内脱水によるとの判断で連日1日1,500 mL以上のin overで経過しており，胸部単純X線では肺うっ血，胸水貯留を認めた．呼吸状態が不安定で経過しているのは水分管理による影響が大きいと考えられた．

　以上の考えから術後8日目より血管内脱水に注意しながらout overでの水分管理を行ったところP/F ratioの改善と肺うっ血の改善を認め，術後11日目よりCPAP（気道内圧持続陽圧）＋PS（プレッシャーサポート）の管理となり術後13日目に抜管をすることができた．ただし，高度肥満による影響としてPEEP（呼気終末陽圧）に大きく影響している状態であったため抜管後はNPPV（非侵襲的陽圧換気）による管理を開始し，鎮静の解除とADL upにより呼吸状態の改善を認め術後17日目にはNPPVより離脱．一般床へ転床・外科転科）となった（図1）．

診断

肥満患者，抜管困難例の呼吸管理

解説

　症例はBMI 47と日本肥満学会の分類では高度肥満に分類される超巨漢でしたが，その全身管理を行ううえでのポイントはまず水分管理にありました．循環動態が不安定であるということで正確なボリューム評価を行わずに入れ続けた結果，肺までも水びだしにしてしまい，呼吸状態にまで影響を及ぼしてしまっているのです．ただでさえ高度肥満患者の

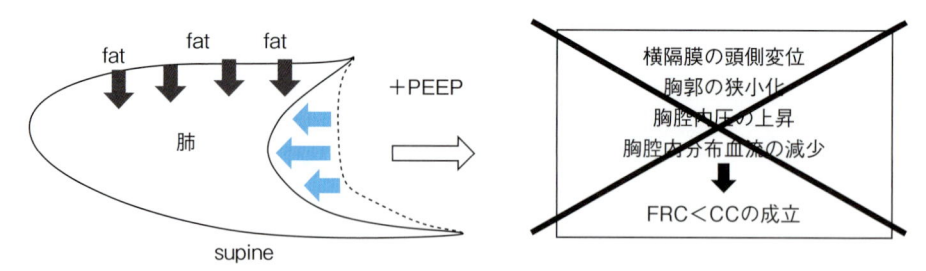

図2 PEEPを付加することで換気・酸素化能の悪化を防ぐ

　呼吸管理は難しく，抜管にこぎつけるにはひと手間もふた手間もかかります．術後は特に適切な水分管理に気をつけてほしいところですが，具体的な水分管理は成書に譲ることとして，この解説では肥満患者の呼吸についてまとめます．
　肥満患者は，その生理学的特徴により肺胞の血液酸素可能の悪化が起こりやすい状態にあります．
　仰臥位での管理
→横隔膜の頭側偏位，胸郭の狭小化，胸腔内圧の上昇，胸腔内分布血流の減少
→FRC（機能的残気量）が低下しclosing capacity（CC）（肺胞が虚脱し始める肺気量）を下回る関係が成立
→無気肺形成
→換気・酸素化不良

　これを未然に防ぐために活用するのが"PEEP"です．PEEPを付加することで末梢気道閉塞の改善，FRCとclosing capacityの関係の改善による無気肺形成の軽減・防止となり換気・酸素化能の悪化を防ぐことができます（図2）．今回のような肥満患者に対して考えられる呼吸管理方法を以下に示します．

- 挿管管理中……APRV（気道圧開放換気）やBILEVELの呼吸器設定の上recruitment maneuver（気道内圧：40 cmH$_2$Oを4ブレスとか，50〜60 cmH$_2$Oの高い圧を3ブレス行うなど）を行った後に高めのPEEPを付加することで肺虚脱を防ぎます．適切なPEEPについては肺容量や肺コンプライアンスの変化を患者の呼吸状態や全身状態とともに調節する必要がありますが，12〜15 cmH$_2$Oで管理しているという報告が多くみられました．ただし，high PEEPをかける際には適切な鎮静と血圧管理（high PEEPによる静脈還流量の低下から血圧低下を引き起こすため）を忘れないようにしてほしいと思います．

　WeaningについてはAPRVモードやBILEVELモードでhigh PEEP時間を短縮させ徐々にCPAP（+PS）モードでの換気へ変更していきます．つまり，肥満患者にとってPEEPもさることながら，無気肺の形成を予防するために自発での換気による背側横隔膜の運動も重要になるため自発呼吸を生かしたモードでの管理を積極的に行います．

- 抜管後（これも大きなポイントです）……抜管後もNPPVを使用することで肥満による無気肺形成からの酸素化・肺胞低換気を予防し抜管後の再挿管を回避できると考えられています．現在抜管後48時間以内にNPPVを導入することが抜管後の再挿管の予防になることは多数報告されており積極的に導入をするべきです[2〜4]．

> **TIPS**
> ・肥満患者には PEEP を付加することで換気・酸素化能の悪化を防ぐことができる．

■ 参考文献

1) Keenan SP, Powers C, Cormack Mc, et al：Noninvasive positive-pressure ventilation for postextubation respiratory distress：A randomized controlled trial. JAMA 287：3238-3244, 2002
2) Nava S, Gregoretti C, Fanfulla F, et al：Noninvasive ventilation to prevent respiratory failure after extubation in high-risk patients. Crit Care Med 33：2465-2470, 2005
3) 宮田和人，伊藤樹史，柳田国夫，他：急性呼吸不全を呈した肥満低換気症候群の呼吸管理について．ICU と CCU 31：691-696, 2007

(国立病院機構災害医療センター 放射線科　妹尾聡美)

ワンポイントメモ―23

● クモ膜下出血の神経学的重症度（WFNS 分類）

WFNS	GCS	神経症状 （片麻痺もしくは失語）
I	15	なし
II	14〜13	なし
III	14〜13	あり
IV	12〜7	有無は不問
V	6〜3	有無は不問

(Report of World Federation of Neurological Surgeons committee on a universal subarachnoid hemorrhage grading scale. J Neurosurg 68：985, 1988 より)

CASE 02 あなどるなかれ 肋骨骨折端も立派な凶器

緊急度：★★★　重症度：★★★　対応医：救命救急医　転帰：救急科入院

> **症例**　Yさん(40歳代,女性)は夫婦喧嘩の末ベランダより自ら墜落し受傷.ショック状態にて救命センター搬送となった.

経過

　来院時血圧 68/41 mmHg,脈拍 132/分とショック状態であり,全身 CT では左の多発肋骨骨折,気胸を認めたが,急速補液,胸腔ドレナージにて循環動態は比較的速やかに安定し経過した.しかし,入院3日目に右半側臥位に体向した直後に胸腔ドレナージチューブから突然 1,000 mL を超える出血があり,血圧も収縮期 40 mmHg 台まで低下した.急速輸液,輸血を行うと同時にベッドサイドで緊急開胸を行った.

　開胸すると,凝血塊を含む大量の血液が流出した.血腫を除去したところ,肋骨骨折端に接する部位で血管損傷がありそこからの持続性の出血を認めた(図1).可及的に縫合止血および圧迫止血を行い閉胸した.翌日セカンドルック手術を施行したところ止血は得られており,その際に骨折端を先端が鈍になるように処理し閉胸した.

　術後の経過安定し,第14病日に抜管,第30病日に独歩退院となった.

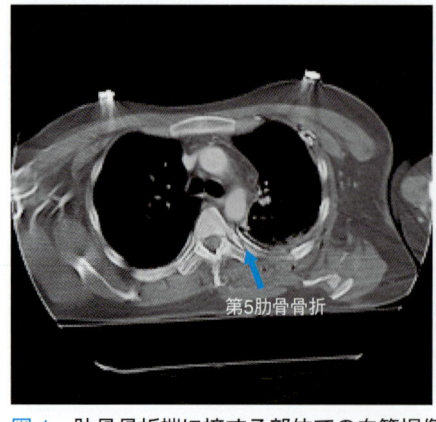

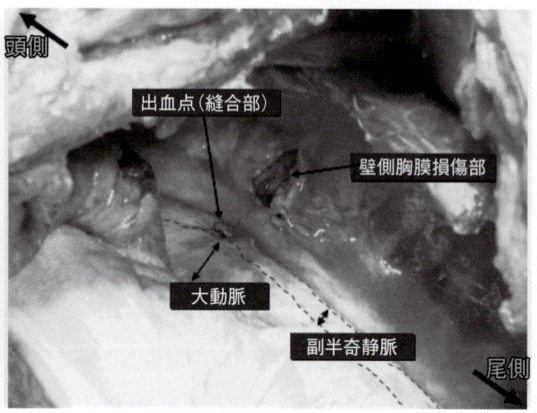

図1　肋骨骨折端に接する部位での血管損傷所見　(☞右図はカラー口絵)
入院時 CT を見直すと第5肋骨骨折端は大動脈および副半奇静脈に近接している.同部位に近接した部位で鋭利な肋骨骨折端が胸膜を貫いて胸腔に突出しており,これによる血管(副半奇静脈)損傷と考えられた.

診断

肋骨骨折端による副半奇静脈損傷

解説

　胸部外傷において，肋骨骨折は高頻度に遭遇する損傷です．血気胸を併発していればドレナージを行い，多発であればフレイルチェストを呈して人工呼吸器管理が必要となることもあり，確かにあなどりがたい損傷ではあります．しかし，入院時のCTや翌日のフォローアップのCTで，緊急手術となるような状況がなければ，その後は治療に苦慮することも少ないと思います．しかし，本症例では遅発性に大量血胸をきたし，criticalな状態に陥っています．主に図2の①②の原因で生じることがあり，注意が必要です．本症例に関していえば，出血した当日の午前中にCTを撮影しているのですが，胸腔内に液体貯留も血腫も認められませんでした．したがって，かなり稀ですが③の骨折端により新規に損傷したものと考えられます．正確には左胸腔ですので，副半奇静脈損傷ですが，奇静脈系は大血管系に属し，損傷すると一気に出血することが知られています．体位交換がきっかけで血管が損傷し，大量血胸につながったものと思われます．入院時CTを見直してみると第5肋骨の骨折端は副半奇静脈や下行大動脈に近接し，大血管損傷の危険性をはらんでいたことがわかります．予防的な肋骨固定術なども考慮されるべきであったかもしれません．

　また，本症例においてはベッドサイドでの緊急開胸術を行っており，可及的に止血が得られた後，翌日に再手術をしています．『外傷初期治療ガイドライン　第3版』によれば，大量血胸に対する開胸術の適応としては，以下のようなものがあります．

①胸腔ドレナージ施行時1,000 mL以上の血液を吸引
②胸腔ドレナージ開始後1時間で1,500 mL以上の血液を吸引
③2～4時間で200 mL/時以上の出血の持続

　バイタルサインの不安定な大量血胸に対して，ICUでの蘇生的緊急開胸と速やかな閉胸，状態安定化を図った後の再手術を行ったことになります．本症例は，遅発性血胸の存在と，胸部外傷に対するダメージコントロールストラテジーを教えてくれました．

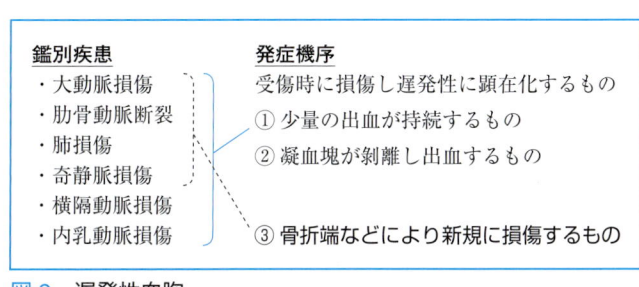

鑑別疾患	発症機序
・大動脈損傷 ・肋骨動脈断裂 ・肺損傷 ・奇静脈損傷 ・横隔動脈損傷 ・内乳動脈損傷	受傷時に損傷し遅発性に顕在化するもの ①少量の出血が持続するもの ②凝血塊が剥離し出血するもの ③骨折端などにより新規に損傷するもの

図2　遅発性血胸

TIPS

・肋骨骨折端による血管損傷により発症する遅発性血胸があることを知る．

■ 参考文献

1) 日本外傷学会．日本救急医学会(監)，日本外傷学会外傷初期診療ガイドライン改訂第3版編集委員会(編)：外傷初期診療ガイドライン，改訂第3版．へるす出版，2008
2) Karmy-Jones R, Jurkovich GJ, Nathens AB, et al：Timing of urgent thoracotomy for hemorrhage after trauma：A multicenter study. Arch Surg 136：513-518, 2001
3) Bruno VD, Batchelor TJ：Late aortic injury；A rate complication of a posterior rib fracture. Ann Thorac Surg 87：301-303, 2009

(心臓病センター榊原病院 循環器内科　髙橋 生)

(弘前大学大学院准教授・法医学　阪本奈美子)

ワンポイントメモ—24

● 外傷時の破傷風の免疫学的予防対策

	破傷風になりやすい創傷		破傷風になりにくい創傷	
	①受傷6時間以上経過，②1cm以上の深さ，③挫滅・虚血・異物を伴う，④土・唾液・糞尿の汚染		左記の創傷以外(受傷6時間以内，汚染なく，挫滅・異物のない創)	
	トキソイド	TIG	トキソイド	TIG
基礎免疫3回終了，<10年 (12～22歳)	する	不要	不要	不要
免疫不明・不完全，>10年 (22歳～)	する	する	する	不要

TIG：破傷風ヒト免疫グロブリン

(Rhee P, Nunley MK, Demetriades D, et al：Tetanus and trauma；A review and recommendations. J Trauma 58：1084, 2005)

CASE 03

緊急度：★★　重症度：★　対応医：後期研修医　転帰：ICU入院→死亡

挿管したら抜けません？

> **症例**　Oさん（78歳，男性）は，肺気腫によるⅡ型の慢性呼吸不全で在宅酸素療法を行っているが，最近はだいぶやせてしまいほぼ家のなかで臥床している．数日前から風邪症状で発熱し在宅往診医から内服の抗菌薬などをもらったが，自宅で意識障害をきたしたため妻が救急要請，救命センターに搬送された．

経過

来院時JCS 100，呼吸は浅く20/分ほど，SpO_2 は90%（50% O_2 のフェースマスク）であった．血液ガス検査，胸部単純X線写真など一連の検査の結果より，肺炎による呼吸不全の悪化およびCO_2ナルコーシスによる意識障害と判断された．「抜管困難が予想される場合には事前に伝えなければいけないんだ」と少し余裕の出た後期研修医のS君は，初期研修医のJ君にしばらくマスク補助換気を続けるよう指示して，奥さんと治療方針を相談することにした．

「重症の呼吸不全です．よくならない限り一度呼吸器をつけてしまうと外せないんですが，それでもいいですか」と，S君は以前に何度も聞いたことのあるフレーズを奥さんに伝えた．奥さんは「それならかわいそうなので，このまま自然な治療にしてあげてください」と答えた．S君は「……わかりました」と一呼吸おいて頷き，SpO_2 が90%になる程度の酸素投与と抗菌薬の投与を開始し，DNR（do not resuscitate）の指示を書いた．Oさんはその夜遅く呼吸停止し息を引き取った．

翌朝のカンファレンスで，上級医のM先生から「どうして奥さんと，『一度始めた抗菌薬はよくならない限りやめられないけど』って相談はしなかったの？ そうしたら『抗菌薬も始めない』ってことになったかもしれないね」と質問をされ，意地が悪いなと思いながらもS君は急に自分の判断が頼りないもののように思えてきた．

診断

肺炎，肺気腫と肺炎によるⅡ型呼吸不全の増悪

解説

皆さんは一度つけた呼吸器は必要な限り外せないが，呼吸器をつけなくて患者が死亡す

表1　厚生労働省：終末期医療決定のプロセスに関するガイドライン[1]（抜粋）

1．患者の意思の確認ができる場合
　1）専門的な医学的検討を踏まえたうえでインフォームド・コンセントに基づく患者の意思決定を基本とし，多専門職種の医療従事者から構成される医療・ケアチームとして行う．
　2）治療方針の決定に際し，患者と医療従事者とが十分な話し合いを行い，患者が意思決定を行い，その合意内容を文書にまとめておくものとする．上記の場合は，時間の経過，病状の変化，医学的評価の変更に応じて，また患者の意思が変化するものであることに留意して，その都度説明し患者の意思の再確認を行うことが必要である．
　3）このプロセスにおいて，患者が拒まない限り，決定内容を家族にも知らせることが望ましい．

2．患者の意思の確認ができない場合
　　患者の意思確認ができない場合には，次のような手順により，医療・ケアチームの中で慎重な判断を行う必要がある．
　1）家族が患者の意思を推定できる場合には，その推定意思を尊重し，患者にとっての最善の治療方針をとることを基本とする．
　2）家族が患者の意思を推定できない場合には，患者にとって何が最善であるかについての家族の判断を参考にして，患者にとっての最善の治療方針をとることを基本とする．
　3）家族がいない場合および家族が判断を医療・ケアチームに委ねる場合には，患者にとっての最善の治療方針をとることを基本とする．

ることは容認されるのか，その理由を説明できますか．

　現在の医療倫理では治療を差し控える（呼吸器をつけない）ことと，中止する（いったんつけた呼吸器を外す）ことに本質的な差異はないと考えられているようです．しかし，倫理的に正しいことが必ずしも合法とはいえないのが世の常でもあります．この症例のように人工呼吸器などの生命維持治療を開始せずに患者が死亡しても，終末期患者の人工呼吸器を中止したケースと同様の厳しさで追及されることは，まずないのも現実です．

　救命救急では臨死の患者にどこまで頑張るのか，といった問題に日常的に直面しますが，一体何が駄目で何がよいのか，突き詰めて考えようとすると判断基準のモヤモヤとした不確かさが残ります．この混乱を受けて2007（平成19）年に厚生労働省の終末期医療ガイドライン[1]（表1に抜粋）が作成されました．ガイドラインでは白黒をつける基準より，その判断プロセスの妥当性を重視しました．

　よく読むと1.-3）などは「（がんなども含め）末期とわかったらまず患者に告知するべし」と解釈できます．わが国でも時代は医療者のパターナリズムから患者のオートノミー（自己決定）へ移り変わってきていることを感じます．

　ガイドラインに則って本症例を振り返ると，①医学的な状況把握と治療の妥当性の検討，②家族への医学的状況の十分な説明，③事前指示の有無なども含めた本人の意思の確認，④本人の意思が明確でない場合，家族による患者の意思の推定，などのプロセスがまだまだ不十分と考えられます．

　しかし，救急の場ではこの症例のように現実的には十分な確認や検討，相談の時間がとれないことも往々にしてあります．緊急の場合には生命の尊重を基本とし，いったん生命維持治療（この場合は気管挿管，人工呼吸）を開始しながら状況に応じて後追いで上記のプロセスをたどらなければならないことも多くあります．

　そのような救急の状況を踏まえ，日本救急医学会の終末期医療ガイドライン[2]では，救

急における妥当な判断プロセスを提唱しています．このガイドラインでは生命維持装置に永久に依存する状況も終末期であると定義し，倫理的に妥当なプロセスで到達した結論ならば生命維持治療を終結することも妥当であるという立場をとっています．もちろん一定の手順さえなぞれば生命維持治療を中止しても法的に問題がないといっているわけではありません．しかし，結果が不確実だという理由で必要な生命維持治療を差し控えるよりも，まず必要な治療を開始し，頑張ってもやはりうまくいかないときには中止撤退も相談するというほうが人間的だという考え方もあることは知っておくべきでしょう．

要は「医療者による医学的な妥当性の判断」と「患者(家族)の意思や価値観」をお互い十分理解しあい，よく相談して治療方針を決めよう，そしてその際には，「意思決定の主体は患者自身」であることをお忘れなく．そうやって倫理的に「正しいプロセスで決まった治療方針は倫理的に正しいはず」ということのようです．これはインフォームド・コンセントの考え方であり，治療全般に共通することです．そして倫理的に正しい道筋でたどりついた結論ならば，法律的に責められるべきでないとガイドラインでは判断しています．

ついでに DN(A)R：do not (attempt) resuscitate という言葉にふれておきます．ひょっとすると耳慣れない方もいるかもしれませんが，本来の意味は「心停止時に蘇生治療を希望しないという『患者の意思』を医師が医療チームに向けて指示する」ことです．それ以外の治療を省略する意味はないのですが，これも曲解されていることが多い用語です．

TIPS

- 生命維持治療の開始と中止は，基準そのものではなく判断するプロセスの妥当性が問われる．医学的な妥当性＋患者の意思が判断の基本

参考文献

1) 厚生労働省：終末期医療決定のプロセスに関するガイドライン
   http://www.mhlw.go.jp/shing/2007/05/s0521-11.html
2) 日本救急医学会(監)，日本救急医学会，救急医療における終末期医療のあり方に関する委員会(編)：救急医療における終末期医療に関する提言(ガイドライン)．へるす出版，2010

（東京大学大学院 公共健康医学　森 朋有）

| CASE 04 | 緊急度：★　重症度：★　対応医：救命救急医　転帰：ICU入院 |

点滴回診始めました

症例
Fさん(40歳, 男性)はもともとアルコール依存症の既往があり，大量のウイスキーの空容器がちらかっている部屋で倒れているところを，家人に発見され意識障害にて搬送された．

経過

来院時JCS 300，脈拍140/分，拡張期血圧70 mmHg，SpO_2＝86％(15 L/分リザーバーマスク)，腋下温37.2℃．後期研修医のS君が血中エタノール濃度を測定したところ，958 mg/dLと致死量をはるかに超える量であった．急性アルコール中毒とショック，呼吸不全に対してカテコラミンサポート，人工呼吸器管理としていたが，徐々に全身状態が悪化しCPA(心肺停止)となった．CPR(心肺蘇生)によりすぐに心拍再開し，その後CHDF(持続的血液濾過透析)，PCPS(経皮的体外心肺補助)，IABP(大動脈バルーンパンピング)などの集学的治療を開始．また採血にてDIC(播種性血管内凝固症候群)，低K血症を認めレミナロン®，KClの持続投与を開始した．確保した動静脈路は以下のとおりであった(図1)．

第2病日の深夜に看護師が右前腕に小さな水疱形成があるのに気づいた．点滴漏れと判断しKClシリンジを中止し，左前腕にルートを取り直し投与再開した．上級医のM先生に相談したところ，ガーゼ保護し翌朝に形成外科にコンサルテーションするように指示を受けた．ところが翌朝ガーゼを外し観察したところ，右肘上2 cm程度までの皮膚は変色

(V)レート
1. イノバン®(DOA)
2. ガベキサートメシル酸
3. ショットルート

末梢維持輸液
側管：塩化ナトリウム

エラスポール®

PCPS+CHDF　IABP

右内頸静脈のバスキュラーアクセス(トリプルルーメン)→①イノバン®(DOA) ②レミナロン®(ガベキサートメシル酸) ③ショットルート．右大腿動静脈からPCPS＋CHDF．左大腿動脈からIABP．末梢静脈路としては，以下．
　①右前腕末梢静脈路
　・フィジオ®35 20 mL/時
　・側管よりKCl 10 mL/時(低K血症の進行に伴い徐々に増量傾向にあった)
　②左前腕末梢静脈路
　・エラスポール®

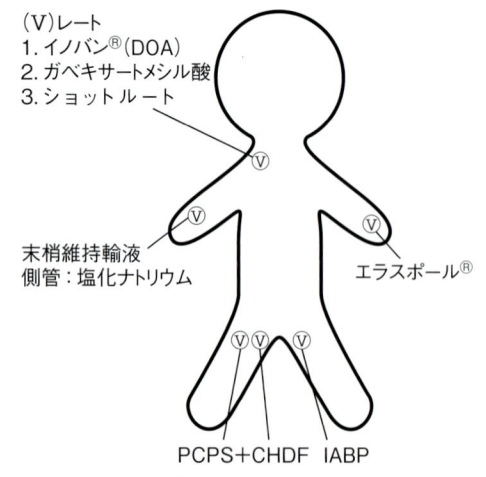

図1　確保した動静脈路

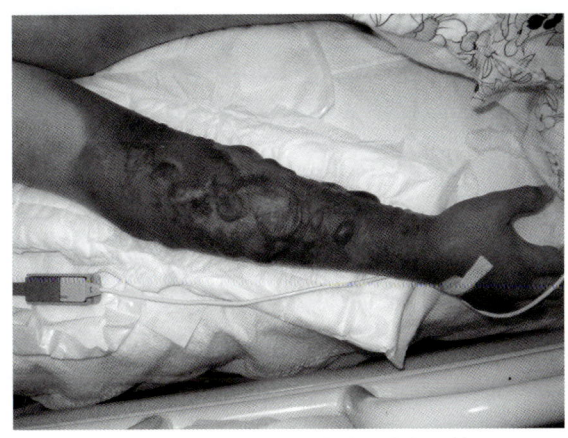

図2 右肘上2cm程度までの皮膚は変色し壊死
(☞カラー口絵)

し壊死していた(図2).Fさんは全身状態の増悪のために第3病日に永眠された.

診断

急性アルコール中毒,多臓器不全,KClの血管外漏出に伴う組織壊死

解説

　本症例においては,器械的補助装置の使用と単独投与が望ましい薬剤が多かったことから,KClが末梢静脈路より投与されていました.さらにメインの点滴流量を10mL/時と減量していたことでKClが高濃度となり,血管外漏出を認知するのに時間がかかったことが高度組織障害に至った一因でもありました.予防のためには,例えばもう1本の中心静脈やPICC(末梢挿入中心静脈カテーテール)を確保したり,CHDFの送血路から投与する方法も考えられました.報告を受けた医師の対処も遅く,投与ルートに対する検討や危険薬剤が血管外漏出したときの影響についての認識が不足していたといえます.

　本来であれば一般的な対処法として,薬剤の投与を中止した後に針をすぐに抜去せずにそこからシリンジを用いて漏出した薬剤をできるだけ回収したり,ステロイドの局所投与などがありますがエビデンスのある方法ではありません.また,最初は組織障害がどの程度進行するかの予想が難しいため綿密に観察し,障害が高度に進行することが予想される場合にはデブリドマンを早期に考慮する必要がありました.薬剤によっては中和剤の局所投与がなされることもありますが,多くの薬剤と同じようにKClが血管外漏出したときの特殊な対処法はないようです.

　特にICUにおいては,意識がなく痛みを訴えることができない患者や感覚異常のある患者も多く医療従事者による定期的な観察以外では血管外漏出を早期に認識する手立てがない場合もあります.現在,国立病院機構東京医療センターICUでは看護師による通常の観察に加え,主治医以外の医師(第三者的立場という意味合いで),看護師,薬剤師を交え

表1　ICUで頻用される薬剤のうち，血管外漏出に特に注意するもの

高浸透圧薬	20％以上のブドウ糖液，ビーフリード®，マンニトール，ジアゼパム，ヒドロキシジン（アタラックスP®）
電解質補正薬	グルコン酸カルシウム，塩化カルシウム，塩化カリウム
抗生物質	バンコマイシン，シプロフロキサシン
強アルカリ性薬剤	フェニトインナトリウム，炭酸水素ナトリウム，フロセミド，アシクロビルなど
その他	カテコラミン，プロポフォール，ガベキサートメシル酸，ナファモスタットメシル酸

表2　ICUで頻用される薬剤のうち，配合変化に注意するもの

単体投与が望ましいもの	ナファモスタットメシル酸，ガベキサートメシル酸，ハンプ®，ディプリバン®，エラスポール®，ステロイド
強酸と強塩基の組み合わせでは配合禁忌を確認	酸：カテコラミン，ドルミカム®，プリンペラン®，ペルジピン® 塩基：ラシックス®，アレビアチン®，重炭酸ナトリウム，オメプラゾール，ランソプラゾール

た合同での点滴回診を毎朝行っています．医師は担当医のプレゼンテーションを聞きながら投与薬の妥当性を判断し，看護師はルート留置期間，接続部のチェック，点滴の血管外漏出や血管炎の有無などを指さし確認します．薬剤師は投与されている薬剤の配合変化に問題がないかをチェックするようにしています．

TIPS

・血管外漏出が危険な薬剤を知る．① 血管外漏出に特に注意すべき薬剤（表1），配合禁忌の薬剤（表2）などをリストアップして共通認識する．② 安全な投与経路を確保する（関節部や頻回の穿刺部を避ける，必要であれば24時間以内に中心静脈路を確保する）．③ 1日1回は点滴回診を行い，多職種の視点でチェックする．④ 問題が起きた場合には，漏出薬剤をできるだけ回収し，綿密に観察し対処する

■参考文献

1) 東海林 徹, 松山賢治(監), 阿南節子：注射薬配合変化Q&A―根拠でわかる注射・輸液配合変化時の事故防止対策．じほう，2006
2) 赤瀬朋秀, 中村 均：根拠からよくわかる　注射薬・輸液の配合変化　基礎から学べる，配合変化を起こさないためのコツとポイント．羊土社，2009

（心臓病センター榊原病院　循環器内科　髙橋　生）
（国立病院機構東京医療センター　救命救急センター　鈴木　亮）

3 カンファレンスルーム

CASE 01 　緊急度：★　重症度：★★　対応医：後期研修医　転帰：救急部入院

開口障害のある患者
外傷の既往がなくても……

症例

Bさん（25歳，男性）は，コンビニで働くフリーターでアトピー性皮膚炎の通院歴あり．9月のある日，朝から首すじのコリを感じていた．午後になってもおさまらず，さらに噛み合わせが悪いような不快感があるため，午後3時ごろにかかりつけの歯科を受診したが，歯科の問題はないとのことだった．帰宅後，口が開きづらくなり，頸部痛に加えて上腹部痛も出てきたため午後6時ごろ近くの内科診療所を受診した．診療所の医師はこのとき，後頭部痛や項部硬直を認めたためクモ膜下出血を疑って総合病院へ転送を要請し，救急車で移動した．頭部CTを施行したが異常を認めず，ひきつって笑っているように顔を歪めており，痙笑および筋攣縮をきたしていると判断し，破傷風の可能性があるために，当院へ転院搬送となった．

経過

搬送後，バイタルサインは安定していたが，開口障害があり，また痙笑，項部硬直を含めて全身が硬直していた．そのほかの身体診察では，全身のアトピー性皮膚炎を認めるほかは特に異常を認めず，血液検査上も白血球が13,000/μLと上昇している以外には異常値を認めなかった．項部硬直を認め，髄膜炎の可能性も考慮し，診断のために腰椎穿刺を行った．その直後，突然体を後ろにのけぞるように硬直し，全身性強直間代性のけいれんが出現した．すぐにジアゼパム（ホリゾン®）10 mgと，Mg 2 gを静注したところ，けいれんは消失した．髄液検査で細胞数の上昇など異常を認めず，**破傷風と診断した**．Mg 1 g/時の持続静注を行い，ペニシリンG® 400万単位，破傷風トキソイド，破傷風テタノブリン5,000単位を筋注し，救急科へ入院となった．

入院後の基本的方針としては，通常行うミダゾラム（ドルミカム®）持続投与での鎮静に加えて，Mgの持続投与にて破傷風の自律神経症状をコントロールするというものであった．経過中，長期臥床による無気肺・誤嚥性肺炎の合併，鎮静による舌根沈下などのため呼吸状態の悪化もあり，気管挿管のうえ人工呼吸管理となった．極期を過ぎるとけいれんの出現はなくなり，呼吸状態も安定化し，約2か月後にリハビリテーション目的に他院へ転院となった．

診断

破傷風

解説

　偏性嫌気性菌である破傷風菌は好気的な環境下では生育できないので，通常，熱や乾燥に対し高い抵抗性を示す芽胞の形態で世界中の土壌に広く分布しています．破傷風菌はその芽胞が創傷部位より体内に侵入し感染します．現在でも転倒などの事故や土いじりによる受傷部位からの感染が多いといわれています．しかし，破傷風菌の芽胞は極めて些細な創傷部位からでも侵入すると考えられており，侵入部位が特定されていない報告事例もあります．破傷風菌が産生する毒素には，神経毒(破傷風毒素，別名テタノスパスミン)と溶血毒(テタノリジン)の2種類があり，破傷風の主症状である強直性けいれんの原因は，主に神経毒である破傷風毒素によると考えられています．

　患者は通常3〜21日の潜伏期を経て特有の症状を呈しますが，その段階は次の4期に分けられます．

　第1期：潜伏期の後，口を開けにくくなり，歯が噛み合わされた状態になるため，食物の摂取が困難となる．首筋が張り，寝汗，歯ぎしりなどの症状もでる．

　第2期：次第に開口障害が強くなる．さらに顔面筋の緊張，硬直によって前額に「しわ」を生じ，口唇は横に広がって少し開き，その間に歯牙を露出し，あたかも苦笑するような痙笑(ひきつり笑い)といわれる表情を呈する．このような顔貌を破傷風顔貌と称する．

　第3期：生命に最も危険な時期であり，頸部筋肉の緊張によって頸部硬直をきたし，次第に背筋にも緊張，強直をきたして発作的に強直性けいれんがみられ，腱反射の亢進，Babinski反射などの病的反射，クローヌスなどがこの時期に出現する．

　第4期：全身性のけいれんはみられないが，筋の強直，腱反射亢進は残っている．諸症状は次第に軽快していく．

　1999〜2000年に報告があった破傷風症例(157例)のなかで，臨床材料から菌が分離されたのは1例であり，ほかの156例は臨床症状から診断されました．このように，破傷風は細菌学的な証拠をとらえることは難しく，強直性けいれんなどの特有な症状により臨床的に診断されます．同時に髄膜炎などを除外診断することも重要です．また，実際に破傷風毒素が侵入した創部が特定されていない場合も少なくありません．そこで，外傷の有無にかかわらず開口障害や嚥下困難などが認められた場合には破傷風を疑う必要があります．抗破傷風ヒト免疫グロブリン(TIG)療法は，発症初期に実施することが望ましく，まず疑って早期に診断することが重要です．

　破傷風患者における筋のスパズムや自律神経障害に対し，Mg持続投与の効果について検討が重ねられています．気管切開を施行した破傷風患者256人を対象とした研究において，硫酸マグネシウム持続投与とプラセボを比較しマグネシウム投与群で鎮静薬の投与量を有意に減らすことができたとの報告があります．

　マグネシウム持続投与中の注意点としては，筋弛緩作用による呼吸筋力低下や不整脈，

血圧低下などであり，投与中には患者のバイタルサインや身体所見（特に膝蓋腱反射），血中濃度のモニタリングが重要です．

　わが国では1952年に破傷風トキソイドワクチンが導入され，さらに1968年には予防接種法によるジフテリア・百日咳・破傷風混合ワクチン（DTP）の定期予防接種が開始されました．以後，破傷風の患者・死亡者数は減少し，1991年以降の報告患者数は1年間に30〜50人にとどまっていますが，発症すると長期の集中管理が必要になり，診断が遅れると死亡する場合もあります．10年以内に予防接種が行われていない接種歴不明の成人外傷患者に対する破傷風予防としては，破傷風トキソイドワクチンの接種を当日を含め3〜4回行うことが推奨されています．

> **TIPS**
> ・開口障害のある患者は外傷の既往がなくても破傷風を疑い，早期診断，早期治療に結びつける！

■ 参考文献
1) 厚生省保健医療局結核感染症課（監），小早川隆敏（編）：改訂・感染症マニュアル．マイガイヤ，1999
2) Thwaites CL, Yen LM, Loan HT, et al：Magnesium sulphate for treatment of severe tetanus：A randomised controlled trial. Lancet 368：1436-1443, 2006

〈国立国際医療研究センター病院　救急科　伊中愛貴〉

| CASE | 緊急度：— | 重症度：— | 対応医：後期研修医 | 転帰：— |

02 日曜の午前2時 あなたの施設の実力は？

症例

日曜の午前2時．救急車搬送の連絡が入った．「ショック状態の外国人の搬送依頼です．倒れているところを発見された外国人ですが，橈骨動脈触知せず，血圧測定不能．総頸動脈がわずかに触れる程度です．意識レベルはJCS 300で詳細不明です．直近は貴院ですので対応お願いします」．

Bさん（推定30歳，男性）は来院時ショック状態継続．後期研修医のS君はとりあえずラインを確保し急速輸液を開始．身体診察を開始し，着衣を脱がせたら図1に示すような傷が確認できた．

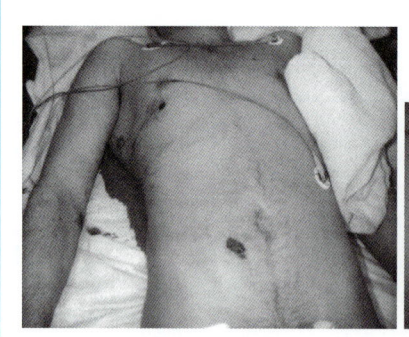

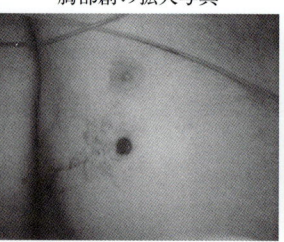

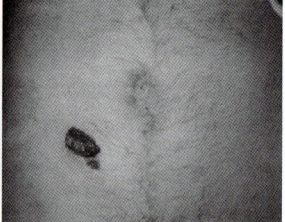

胸部創の拡大写真　　　腹部創の拡大写真

図1　身体診察で傷を確認　（☞左図はカラー口絵）

経過

「何かで刺されたか」と思ったが，ポータブルのX線を撮ったら……（図2）．

何か金属と思われる小さな固まりが確認できた．A-P viewでは体表の傷とは少し場所がずれていそうであった．右の胸腔内はおそらく大量血胸だろうか．そういえば，胸部の傷はほぼ正円形（刺創では一般的ではない創）で，そういう目で見れば，周囲に軽度の熱傷があるようにも見える．

診断

銃創による出血性ショック

救急車の入電からすべてが正確に想定できるわけではない．外傷・非外傷の判断も必ずしも正確ではない．本症例でも，救急車搬入後に脱衣を行った結果，初めて上に提示した

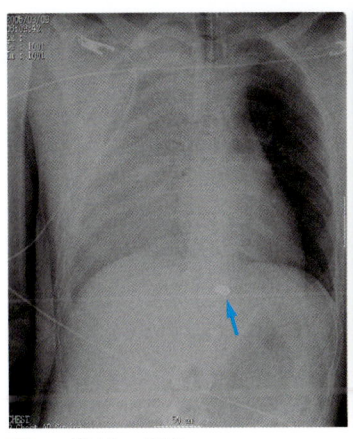

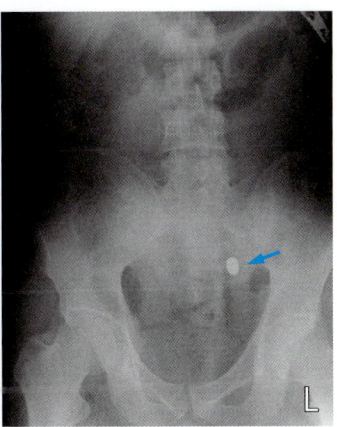

図2　単純X線像

所見が確認できた．まさに「聞いてないよ〜」という状況である．
　さて，今後の治療戦略に関しては十分議論の余地がある．しかし，ここではあえて別の視点から本症例を考えてほしい．

解説

　さて，どうしましょう．ここまでは誰でも到達するでしょう．しかし，ここからいろいろな人やモノを集め，各種調整をしなくてはなりません．
　きっと緊急輸血は即刻大量に必要でしょう．外科医も呼ぶ必要があるでしょう．手術室へはどのくらいで入れるでしょうか．いま手持ちの駒はどれだけあるでしょうか．医師は足りますか．看護師は足りますか．
　外傷と最初からわかっていれば準備のしようもあったでしょうが，ERとは不測の事態のオンパレードです．
　リーダーとして適切なdecision makingと人員配置を行うためには，まず，その時点での自施設の能力を知っていることが必要です．

● あなたの施設の現状を考えてみましょう．いまは，日曜の午前2時です．
　Q1　重症救急車の電話を直接受けるのは誰ですか．
　Q2　いざ重症患者が来院する際，対応人員はどのような医師ですか．
　Q3　重症救急車に対応する看護師の状況
　　1）この時間帯のER勤務看護師は何人ですか．
　　2）通常1人の患者に対応する看護師は何人ですか．
　　3）1人の患者に対応できる最大看護師は何人ですか．
　Q4　患者診察後，初療医がただちに手術が必要と判断した場合
　　1）専門診療科医師が患者を診察するまでに要する時間は．
　　2）手術室に入るまでに要する時間は．

表1 本書を執筆した4施設のERの状況

		国際医療研究センター	東京医療センター	成育医療研究センター	聖路加国際病院
Q1. 重症救急車の電話を受けるのは誰ですか		3年目以上の後期研修医	初期研修医	小児科医(7年目)	救急部医師
Q2. 重症救急患者対応人員	1年目医師	1〜2人	1人	0人	1人
	2年目医師	1人	1人	1人	0人
	3年目以上, 各科専門医未満	―	―	1人	1人
	救急科専門医	―	―	―	0〜1人
	救急指導医	(バックアップで1人)	―	(10分で救急指導医到着)	0人
	他科専門医	―	1人(内科)	1人(小児科専門)	0人
Q3. ホットライン対応看護師	この時間帯のER勤務看護師数	2人	7人	2人	2人
	通常1人の患者に対応する看護師数	1人	2人	1〜2人	1人
	1人の患者に対応できる最大看護師数	2人	3人	1〜2人	2人
Q4. 患者診察後, 初療医がただちに要手術と判断した場合	専門診療科医師が患者を診察するまでに要する時間	30〜60分	10分	外傷コード発令*救急医10分胸部外科30〜60分	20〜30分
	手術室に入るまでに要する時間	60分	30〜60分	40〜60分	2時間
	手術開始までに要する時間	90分	40〜60分以上	45〜60分	2.5時間
Q5. 外傷患者準備の際, ERでの各種器材は誰が準備しますか		医師, 看護師	研修医	看護師, 医師	救急部医師, 看護師
Q6. ERでの記録は誰が行いますか		医師, 看護師	看護師	看護師	看護師
Q7. ERでの手技介助は誰が主に行いますか		研修医	看護師	医師	看護師 or 医師
Q8. 輸血の準備にはどのくらい時間がかかりますか		O+ 10〜20分	未照射で20分	O+ 外傷コード発令直後	45分
		適合輸血40〜60分		同型血15〜30分	
				クロスマッチ血30分以上	

(注:上記内容は2005年に4施設でのカンファレンスにおいて3〜4年目医師を中心にワークショップ形式で行われたものです.回答内容は現場医師の認識に基づくもので,実状と異なる部分もありました.また,あくまで当時の回答の内容であり,現在は各施設とも状況が変化しています.)

3）手術開始までに要する時間は．
Q5 外傷患者来院がわかっていた場合，ERでの各種器材は誰が準備しますか．
Q6 ERでの記録は誰が行いますか．
Q7 ERでの手技介助は誰が主に行いますか．
Q8 輸血の準備にはどのくらい時間がかかりますか．

　参考までに本書を執筆した4施設の状況を表1に提示します．
　今回提示した症例のような患者のコーディネートは，施設ごとで当然異なるものでしょう．よりよい診療コーディネートを行うことを考えれば，最も患者の近くにいて，最も患者状態をよく知る初療医こそが，治療戦略を立てる適任者です．しかし，前提条件として，自施設の能力をある程度正確に知ることが必要です．「それは現場医師の仕事ではない！」というお叱りもあるかもしれませんが，リーダーとしての素養を磨くことでより多くの患者を救えることは間違いありません．

> **TIPS**
> ・不測の事態への対応はまず，自施設の能力を正確に知っているところから始まる．身の丈を知っていれば，それなりの対応が可能となる．
> ・初療医に求められるものは，初期診断・治療の能力もさることながら，リーダーとしての素養である．

（聖路加国際病院 救急部　大谷典生）

索引

【欧文】

A
Ai　218, 233
AIA　6
AIUEOTIPS　107, 119
AR　84
autopsy imaging　218, 233

B
BCP　19
Boerhaave 症候群　13, 227
bowel obstruction　27

C
C1 INH　73
CA　214
CDS　18
child abuse　214
CIN　230
continuous diaphragm sign　13
CO 中毒　205
CPA　121, 122, 155
　――, 偶発低体温による　172
　――, 低酸素血症による　155
CPPD　19
Crowned dens syndrome　18
CVT　165
　――の危険因子　167

D
D-dimer　236
danger space　133
DHP　142
DIC　224
DKA　115
DNAR　263
DNR　261
do not resuscitate　261
doctors delay　106

double wall sign　221

E
early goal-directed resuscitation　93
early goal-directed therapy　43, 116
EGDT　43, 116

F
falciform ligament sign　221
FAST　180
fatigue 現象　121
free air　220

H
HAE　73
Hamman's sign　12
HD　142
heel knock pain　39
HES　160

J・K
JATEC　180

KCl の血管外漏出　265

L・M
Le Fort type Ⅲ　184

MMT　32
Mobitz Ⅱ型2度房室ブロック　121

N
NOMI　158
NPPV　148, 255
NSAIDs 誘発性の気管支喘息　6

P
PALS　50
PAT　41, 50
PEEP　255
pericardial lucent sign　13

PICU　215
PTE　201
PTP 誤飲　15
PTP シート　14

R
refeeding syndrome　86
Rigler's sign　221
rotation pain　39
RPLS　102

S
S-B tube　183
SAMPLE　51
SBI, 虐待による　215
SCAN　215
sepsis　225
septic shock　115
SIRS　44, 93, 224
SMA　157
SPM　12
SSCG　115
SSEH　168
Stanford-A　83, 108, 235, 242
Stanford-B　236
Surviving Sepsis Campaign
　Guidelines　115
suspected child abuse and neglect　215

T
TAE　252
TEVAR　187
thin-slice CT 撮影　14
Torsades de pointes, 三環系抗うつ
　薬中毒で生じる　209
toxic shock syndrome　96
TSS　96

Z
Z 縫合止血　178

【和文】

あ

アイウエオチップス　107, 119
アスピリン喘息　6
アスピリンによる抗血小板療法　31
アトロピン　119
アドレナリンの反復投与　76
アナフィラキシー　72, 95
アナフィラキシーショック　6, 78
　──，食物依存性運動誘発　76
　──の初期治療　77
アルコール依存症　197, 264
アルコール性肝障害　189
アルコール性ケトアシドーシス
　（AKA）　189
赤ちゃんの発熱　46
安息香酸ナトリウム　6

い

イビキ様呼吸　198
インフォームド・コンセント　263
医薬品相互作用　245
医療倫理　262
意識混濁　119
意識消失　101
意識障害
　──，飲酒後の　196
　──，抗精神病薬内服中患者の
　　　　200
　──，子どもの　57
　──，心電図変化のある　110
　──，睡眠薬による　118
　──，妊婦の　124
　──の鑑別　59, 107
　──を呈する腸重積　59
意識清明の頭部外傷　174
遺伝性血管性浮腫　73
一酸化炭素中毒　205
　──，間欠型　206
咽頭後間隙　133
咽頭後膿瘍　133
院外CPA，警察に届ける義務　218
陰性感情　120
　──，飲酒患者に対する　196
飲酒　191, 197
飲酒患者　194
　──に対する陰性感情　196

飲酒後
　──の意識障害　196
　──の外傷　199
　──の失神　194

う

ウイルス性胃腸炎による急性心筋炎
　　　　51
ウイルス性発疹　99
うつ病　189
うつぶせ寝，小児の　216

え・お

壊死性筋膜炎のリスクスコア　36
壊死性軟部組織炎　35
遠位優位，筋力低下　34
嚥下時の咽頭痛　11

オートノミー，患者の　262

か

カジキマグロの食中毒　79
下顎骨粉砕骨折　144
下肢静脈血栓　30
下腹部の鈍痛　26
下壁梗塞　194
化膿性血栓性門脈炎　9
可逆性後白質脳症症候群　102
仮性クループ　62
過換気症候群　189
過呼吸発作　189
開腹歴のない腸閉塞　26, 28
解離性脳動脈瘤による脳梗塞　130
外傷初期診療ガイドライン　180
外傷性クモ膜下出血　174, 175
脚気心　153
喀血　155
褐色細胞腫　151
完全房室ブロック　122
肝障害，鉄剤内服による　163
肝損傷　252
肝濁音界　220
肝膿瘍による敗血症　230
浣腸　64
患者のオートノミー　262
間欠型一酸化炭素中毒　206
感染性心内膜炎による脳塞栓症
　　　　105
眼球の下転障害　130
顔面外傷　183

き

ギャロップリズム　51
危険間隔　133
気管支異物（歯牙）　42
気管支拡張薬　142
気管支喘息　7, 88
　──，NSAIDs誘発性の　6
気腫性腎盂腎炎　224
気道狭窄症状　21
気道緊急　144, 145
気道出血　155
気道閉塞症状　62
奇異性脳塞栓　30
偽痛風
　──，首の　17
　──，軸椎歯突起の　19
虐待
　──によるSBI　215
　──による重症頭部外傷　215
　──の可能性，乳児の院外CPA
　　　　219
急性アルコール中毒　265
急性呼吸不全　3
急性硬膜下血腫　185, 215
急性硬膜外血腫　175, 181, 198
急性心筋炎　161
　──，ウイルス性胃腸炎による
　　　　51
急性心筋梗塞　194
急性心不全　151〜153
　──，左室拡張障害による　147
急性大動脈解離　83, 233, 236, 242
急性虫垂炎　254
急性中毒，テオフィリン　142
急性腸管虚血　158
急性腹症　137
急性発疹性疾患，代表的な　100
急性薬物中毒　172, 208
魚骨による腸管穿通　24
胸水　226
胸痛　83
　──のない大動脈解離　109
胸部大動脈損傷　186
強直性けいれん　141, 268
凝固亢進のリスク　31
近位優位，筋力低下　34
筋力低下
　──，遠位優位　34
　──，近位優位　34

――，四肢　34
――，低K血症に伴う　33
緊急CAG　194
緊急度の高い大動脈解離　109

く

クモ膜下出血　110
――，外傷性　174,175
――に伴うタコつぼ心筋症　113
クループ　62
グリセリン浣腸　64
偶発低体温によるCPA　172
首の偽痛風　17

け

ケトン臭　115
けいれん　54,141,211,267
――，三環系抗うつ薬の中毒による　209
――，水中毒の合併症の　203
けいれん重積　211
経口避妊薬　29,165
経動脈的塞栓術　252
経皮的ステントグラフト術　187
軽度の意識障害患者　131
傾眠傾向程度の軽度意識障害　131
頸椎CTでの軸椎歯突起周囲の石灰化　18
頸椎X線　133
頸部硬直　268
警察に届ける義務，院外CPA　218
劇症型心筋炎　51
血圧低値の大動脈解離　84
血液吸着　141
――，DHP　142
血液浄化(法)　141,142
血液透析，HD　142
血管外漏出が危険な薬剤　266
血管性浮腫の鑑別診断　74
血管浮腫の家族歴　73

こ

コハク酸アレルギー　6
コハク酸エステル型副腎皮質ステロイド　6
コプリック斑　99
呼気終末陽圧　255
呼吸管理，肥満患者の　254
呼吸困難　41
呼吸時の胸痛　11

股関節の痛み　38
誤診のハイリスク群，飲酒患者は　196
口腔内挫創　144
甲状腺機能低下(症)　89,90
甲状腺クリーゼ　152
向精神薬中毒　120
好酸球性心筋炎　161
好酸球増加症候群　160
抗凝固療法，ワルファリンでの　31
抗けいれん薬　55
抗血小板療法，アスピリンによる　31
抗精神病薬内服中患者の意識障害　200
抗ヒスタミン薬が無効の血管浮腫　74
後頸部痛　17
――，発熱を伴う　19
高エネルギー外傷　180,185
高度肥満　254
高齢者
―― の意識障害　118
―― の原因不明の発熱　94
―― の頭皮挫創　177
―― の腹痛　157
喉頭外傷　21,22
喉頭粘膜下血腫　21
喉頭ファイバースコープ　21
硬膜外血腫，急性　175
硬膜外膿瘍　133
硬膜下血腫　181,215
骨髄炎　93

さ

サバ中毒　79
左室拡張障害による急性心不全　147
嗄声　20
再栄養症候群　86
細菌感染症　105
細菌性髄膜炎　212
三環系抗うつ薬中毒　209

し

ショック　244
ショック患者　82
子癇以外の病態を疑わせる徴候，妊婦の　102
子癇発作　102

四肢近位筋優位　32
四肢筋力低下　34
四肢の腱反射減弱　32
市中肺炎　2
死因検索　218
自殺企図　205,208,249
―― の外傷　250
自殺未遂　205
軸椎歯突起の偽痛風　19
失語　110
失声　21
若年性脳梗塞　30
終末期医療ガイドライン，日本救急医学会の　262
終末期医療決定のプロセスに関するガイドライン　262
集団ヒスタミン中毒　79
十二指腸潰瘍穿孔　221
重症クループ　62
重症頭部外傷，虐待による　215
重症敗血症　35,116
縦隔炎　192
縦隔気腫　11,192
初期治療，アナフィラキシーショックの　77
女性の右下腹部痛　25
徐脈　244
―― を誘発しやすい病態　246
―― を誘発する薬剤　246
除細動　208
小腸捻転　26
―― による腸閉塞　26
小児
―― のEGDT　44
―― のGlasgow Coma Scale　57
―― の意識障害　57
―― のうつぶせ寝　216
―― の心肺蘇生　216
―― の咳　42
―― の頭部打撲　68
―― の腹痛　64
―― の麻疹の経過表　99
―― の看取り　217
小児SIRS　44
小児重症頭部外傷　214
小児集中治療室　215
小児敗血症ショックアルゴリズム　45
小児腹痛のアルゴリズム　66
小脳梗塞　127

索引　277

小脳障害　130
小脳の損傷部位別症状　131
消化管異物　24
上気道狭窄　61
上行性網様体賦活系　119
上腸間膜動脈　157
上腸間膜動脈閉塞症　158
静脈血栓のリスク　31
食道炎　145
食道潰瘍穿孔　192
食物依存性運動誘発アナフィラキシーショック　76
褥瘡　92
褥瘡感染　94
　　── の管理アルゴリズム　93
心因性多飲症　203
心窩部痛　136, 138
心筋炎　50
心筋梗塞　84
心筋症
　　──, タコつぼ型　111
　　── の原因　153
心原性失神　194
心室細動　209
心臓マッサージ　121
心タンポナーデ　84, 89, 242
心電図異常　113
心電図変化のある意識障害　110
心肺蘇生, 小児の　216
心肺停止　121
　　──, 低酸素血症による　155
神経性食欲不振症　86
深頸筋膜後葉　133
深頸筋膜中葉　133
診療コーディネート　273
腎結石　238

す

スコポラミン　119
スワン-ガンツ・カテーテル　243
睡眠薬による意識障害　118
髄液検査　213
髄膜炎　212

せ

生命維持治療, 中止　263
精神疾患　249
咳　41
仙骨部褥瘡による敗血症　93
全身性炎症反応症候群　44, 93, 224

全身性けいれん　54, 211
全身性硬直間代性けいれん　101
前頸部の局所的な外傷　20
前立腺膿瘍　116
喘息　141
喘鳴　61

そ

蘇生行為　217
早期血栓閉塞型の大動脈解離　108
早期目標指向蘇生　93
造影CT, 急性腹症　137
造影剤腎症　230
側頭骨骨折　198
続発性副腎不全　88

た

タートラジン　6
タコつぼ型心筋症　111
　　──, クモ膜下出血に伴う　113
多臓器不全　265
大腿骨頸部骨折　39
大腿骨骨幹部骨折　185
大動脈解離　82, 108
　　──, 早期血栓閉塞型の　108
大動脈弁閉鎖不全症　82
大動脈瘤破裂　84
大網脱出　248
代表的な急性発疹性疾患　100
単純型熱性けいれん　54

ち・つ

チョウセンアサガオ中毒　119
地図状の膨疹　75
遅発性血胸　259
遅発性出血　252
遅発性脳症　206
遅発性脾仮性動脈瘤　252
遅発性脾破裂　252
中心静脈カテーテル　243
中毒疹様の皮疹　98
腸管穿通　23
腸重積　58
　　──, 意識障害を呈する　59
腸閉塞, 小腸捻転による　26
直腸指診　140

椎間板炎　133

て

テオフィリン中毒　141
デフェロキサミンメシル酸塩　164
低K血症　32
　　── に伴う筋力低下　33
低Na血症の鑑別　203
低栄養状態　86
低血糖性昏睡　86
低酸素血症　249
　　── による心肺停止　155
低体温　172
鉄剤内服による肝障害　163
鉄中毒　163
電解質異常, 筋力低下の原因　34

と

徒手筋力テスト　32
糖尿病　88, 115, 116, 224
糖尿病性ケトアシドーシス　115
頭蓋骨骨折　175
頭蓋内圧亢進　125
頭蓋内出血, 妊娠中の　124
頭皮挫創, 高齢者の　177
頭部CT, 小児の　68
頭部外傷　181
　　──, 意識清明の　174
　　──, 小児の　70
頭部打撲, 小児の　68
動脈瘤の病因分類　239
特発性好酸球性心筋炎　161
特発性縦隔気腫　11
特発性食道破裂　13, 227
特発性脊髄硬膜外血腫　168
鈍的腹部外傷　252

に

乳児の院外CPA, 虐待の可能性　219
尿管結石　238
尿路感染症　46
　　── による敗血症性ショック　44
妊娠中　124
妊娠の可能性　101
妊婦　124
　　── の意識障害　124

ね・の

熱性けいれん　54

能動的加温　172
脳梗塞
　　——，解離性脳動脈瘤による　130
　　——，脳静脈・静脈洞血栓症による
　　　　　166
脳挫傷　174
脳出血　124
脳静脈・静脈洞血栓症による脳梗塞
　　　166
脳塞栓症，感染性心内膜炎による
　　　105
膿胸　227
膿性鼻汁　95

は

パニック発作　29
破傷風　268
破傷風顔貌　268
破傷風トキソイドワクチン　269
背部痛のない大動脈解離　109
肺炎　88，261
肺炎球菌性髄膜炎　212
肺気腫　261
肺血栓塞栓症　201
肺塞栓　30，31
肺野に異常陰影をきたす急性呼吸不
　　全　4
配合禁忌の薬剤　266
敗血症
　　——，肝膿瘍による　230
　　——，仙骨部褥瘡による　93
敗血症性ショック
　　　　　43，46，116，224，227
　　——，尿路感染症による　44
激しい腰痛　168
橋本病　89
発熱
　　——，乳児の　46
　　——　を伴う後頸部痛　19
抜管困難例の呼吸管理　255

ひ

ヒスタミン中毒　79

肥満患者　254
非侵襲的陽圧換気　148，255
非典型的な大動脈解離　109
非閉塞性腸間虚血　158
脾仮性動脈瘤，遅発性　252
脾梗塞　137
脾損傷　252
鼻出血　183

ふ

不顕性骨折　39
浮腫性紅斑　78
婦人科疾患　138
腐食性喉頭炎　145
副腎機能低下　90
副腎クリーゼ　88
副半奇静脈損傷，肋骨骨折端による
　　　259
副鼻腔炎　96
腹腔内出血　181
腹痛　65
　　——，小児の　64
腹部CT　239
　　——，腸管穿痛　24
腹部刺創　248
腹部身体所見に乏しい激しい腹痛
　　　137
腹部大動脈瘤切迫破裂　239
複数科にまたがる疾患　125

へ

ヘパリン，出血傾向　185
ヘリカルCT　186
ベッドバスによる復温　172
併用注意薬剤　245
便秘　64

ほ

膨疹，地図状の　75
奔馬調律　51

ま・み

麻痺，両下肢の　168

看取り，小児の　217
水中毒　203
　　——の合併症のけいれん　203

め

めまい　126
酩酊患者　197

も

網状チアノーゼ　43
門脈血栓症　9

や・ゆ

薬疹　99

有毒植物による中毒　119

よ

酔っぱらい　197
幼児虐待　214
腰椎穿刺　211
腰痛，激しい　168

ら

ラリンジアルマスク　16
卵円孔開存　29
卵巣出血　139
卵巣膿腫茎捻転　65

り

リン酸エステル型副腎皮質ステロイ
　　ド　7
両下肢の麻痺　168

る・ろ

るい痩　85

肋骨骨折　259
肋骨骨折端による副半奇静脈損傷
　　　259

わ

ワルファリンでの抗凝固療法　31